营养素与疾病改善
——科学证据评价

Nutrients and Disease Alleviation:
Evidence-based Review

声明

本书提供了营养素补充与疾病改善的新证据，推荐意见和强度来自作者对 2012－2017 年期间公开发表的相关科研文献的分析评价。因为研究涉及不同国家和地区、不同治疗目的，所纳入文献中营养素剂量及其使用范围仅供参考，而非作者的推荐剂量，作者也不对其效果做任何保证。在实际应用中，临床工作者应根据患者的实际情况和营养评价结果确定剂量和治疗效果。

营养素与疾病改善
——科学证据评价

Nutrients and Disease Alleviation：
Evidence-based Review

中国营养学会营养与保健食品分会　编著

主　编　孙桂菊　杨月欣
副主编　刘烈刚　王少康

北京大学医学出版社

YINGYANGSU YU JIBING GAISHAN——KEXUE ZHENGJU PINGJIA

图书在版编目（CIP）数据

营养素与疾病改善：科学证据评价/中国营养学会
营养与保健食品分会编著. —北京：北京大学医学出版
社，2019.4（2022.11重印）
ISBN 978-7-5659-1963-3

Ⅰ. ①营…　Ⅱ. ①中…　Ⅲ. ①营养素－关系－疾病－
研究　Ⅳ. ①R1514.4 ②R4

中国版本图书馆 CIP 数据核字（2019）第 044197 号

营养素与疾病改善——科学证据评价

编　　著：中国营养学会营养与保健食品分会
出版发行：北京大学医学出版社
地　　址：（100191）北京市海淀区学院路 38 号　北京大学医学部院内
电　　话：发行部 010-82802230；图书邮购 010-82802495
网　　址：http://www.pumpress.com.cn
E - mail：booksale@bjmu.edu.cn
印　　刷：中煤（北京）印务有限公司
经　　销：新华书店
责任编辑：董采萱　　责任校对：靳新强　　责任印制：李　啸
开　　本：787 mm×1092 mm　1/16　印张：13.25　字数：322 千字
版　　次：2019 年 4 月第 1 版　2022 年 11 月第 4 次印刷
书　　号：ISBN 978-7-5659-1963-3
定　　价：68.00 元
版权所有，违者必究
（凡属质量问题请与本社发行部联系退换）

编委会名单

主　编　孙桂菊　杨月欣

副主编　刘烈刚　王少康

编　委　（按照姓名汉语拼音排序）

郭长江　军事科学院军事医学研究院环境医学与作业医学研究所
蒋与刚　军事科学院军事医学研究院环境医学与作业医学研究所
李珮芸　华中科技大学同济医学院公共卫生学院
李昕怡　北京大学医学部公共卫生学院
李　颖　哈尔滨医科大学公共卫生学院
刘烈刚　华中科技大学同济医学院公共卫生学院
刘　琰　北京大学医学部公共卫生学院
彭小波　华中科技大学同济医学院公共卫生学院
苏宜香　中山大学公共卫生学院
孙桂菊　东南大学公共卫生学院
孙建琴　复旦大学附属华东医院
王　敌　东南大学公共卫生学院
王　锋　军事科学院军事医学研究院环境医学与作业医学研究所
王少康　东南大学公共卫生学院
王兆丹　东南大学公共卫生学院
吴景欢　中国疾病预防控制中心营养与健康所
薛长勇　中国人民解放军总医院
杨　超　东南大学公共卫生学院
杨丽琛　中国疾病预防控制中心营养与健康所
杨月欣　中国疾病预防控制中心营养与健康所
张　婷　东南大学公共卫生学院
张玉梅　北京大学医学部公共卫生学院
朱亚伦　华中科技大学同济医学院公共卫生学院

秘　书

王　鑫　北京市营养源研究所
魏九玲　北京市营养源研究所
柳和春　东南大学公共卫生学院

前　言

　　随着近年来慢性病的猖獗，从事营养学、医疗、生物、食品等不同领域工作的专家研究营养素对疾病影响的文章多了起来，但很多研究结论不一致，引起诸多争议，特别是消费者的茫然。有必要搜集、梳理近年来营养素补充对人体健康的作用，尤其是探讨营养素传统功能以外在众多慢性病防治中的作用，这对认识营养素的新功能及营养学科的建设和发展具有重要意义。本书收集了 2012—2017 年国内外的相关研究，评价了营养素补充可能给机体健康带来的有益影响或不良风险，获得了大量关于营养素补充与疾病关系的科学结论，为居民合理补充营养素，降低各种疾病的发病风险提供合理指导，也为医务工作者、科研人员开展疾病的营养治疗提供科学依据。

　　工作组按照循证医学原则，选择当前最佳证据，采用国际权威机构推荐的评价方法，分析评价了维生素 A、维生素 D、维生素 E、维生素 B_1、维生素 B_2、叶酸、维生素 C、钙、铁、锌、硒补充与疾病的关系；综合评价和推荐了 40 余条营养素补充与疾病关系的科学结论，形成了科学证据，推荐意见共分为四级。然而，在循证过程中，工作组发现仍有许多居民以及医务工作者关心的营养素补充与疾病问题，目前国内外研究的证据不足，不能得出结论，尚需积累研究数据。随着科学技术的不断发展和进步，研究不断深入，现在已有明确结论的科学陈述可能仍需要不断修正和完善。

　　中国营养学会召集了全国 23 位不同研究领域的专家，组成营养素补充与疾病科学证据技术工作组，结论经过多次外请专家的讨论，完成营养素补充与疾病科学循证工作和本书的编著。在此，向所有支持、帮助本书编写和出版工作的领导、专业同行和所有编者表示衷心感谢。希望本书的出版能给大家带来新的参考。

　　同时由于水平和时间有限，文献的收集可能有所遗漏，本书难免有不尽如人意的地方和错误之处。书中内容或结论如有不足，诚恳希望广大读者及时提出宝贵意见（cns@cnsoc.org 或 shaokangwang@seu.edu.cn），以便今后更好地修改完善。

编委会

2019 年 1 月

目　　录

第一部分　证据收集及分析方法

第二部分　维生素补充与疾病改善

第三部分　矿物质补充与疾病改善

第一部分 证据收集及分析方法

营养素对人体而言的必需性在20世纪20年代就得到科学证实。缺乏一种或多种必需营养素将导致儿童生长发育迟缓，以及一种或多种疾病发生。随着经济发展和食物的充足，营养缺乏病越来越少。在现代化的人类生活当中，必需营养素的作用以及与慢性病的关系成为研究的重点。近年来，关于服用营养素补充剂的研究越来越多，研究结果的一致性如何，以及如何指导临床实践和消费者的生活，成为大家广泛关注且重要的话题。中国营养学会在"膳食与科学证据"的工作基础上，开始了对补充单一营养素与慢性病关系的循证研究，以期通过总结和梳理近年发表的科学文献，针对现有问题给出一些解释和理论探索。

一、目标

按照循证医学原则，采用国际权威机构推荐的评价方法，选择最佳证据，分析评价营养素补充与疾病的关系，获得营养素补充可能给机体健康带来有益影响或不良风险的推荐建议和证据等级，为居民合理补充营养素、降低各种疾病的发病风险提供合理指导，也为科研人员和医务工作者开展疾病的营养治疗提供科学依据。

二、范围

检索国内外的中英文专业数据库，收集2012—2017年期间营养素补充与疾病关系的相关人群研究，选择涉及人群研究资料较为丰富的微量营养素进行分析评价。最终确定的11种营养素包括维生素A、维生素D（含维生素D＋钙）、维生素E、维生素B_1、维生素B_2、叶酸、维生素C、钙、铁、锌和硒。

三、证据收集方法

本证据收集及分析评价方法主要参照中国营养学会编著《食物与健康——科学证据共识》的证据收集方法。其具体内容包括：

1. 查阅相关文献，分析、整理并提出问题

2. 收集文献证据，形成证据体

（1）检索数据库

1）外文数据库包括：Cochrane Library、PubMed、MEDLINE、EMBASE、EBSCO、OVID、SCIENCE DIRECT等。

2）中文数据库包括：中国知网（http://www.cnki.net/）和万方数据库（http://g.

wanfangdata. com. cn/）。

（2）检索时间和范围

1）统一规范起止时间：自 2012 年 1 月 1 日开始，截止时间为 2017 年 11 月 30 日。

2）国内外的相关研究：尽量包括国内的研究。有大量随机对照研究（randomized controlled trial，RCT）、病例对照研究和队列研究时，可以不考虑横断面研究，除非是为了填补国内研究的空白。

3）扩大"补充"的英文检索词：包括 supplement，fortified, fortification, intervention，effect。

（3）纳入和排除标准

1）营养素衍生物：如该衍生物具有原营养素的营养作用，应纳入；若该衍生物失去了原营养素的营养作用，应排除。

2）应排除的研究文献：动物实验，细胞实验，纯膳食的摄入，除肠内营养（包括经口、管饲、造瘘等途径，仅限于营养素直接摄入）和肠外营养（包括静脉注射和滴注等途径）以外的其他接触途径（如滴眼液、局部外敷等）。

3. 证据（文献）及证据体评价

（1）证据等级不应仅以 RCT 研究作为最高证据等级，同时应考虑大人群长期观察研究。

（2）证据体评价限定在 3～5 个（最多不能超过 8 个）。

（3）严格遵照统一的评价方法。

4. 结论推荐

（1）必须给出推荐意见，并规范书写语言和描述方式。

1）预防性作用

【例】 ×补充可降低×疾病的发病风险。

×补充与×疾病的发病风险呈负相关。

×补充与×疾病的发病风险无关。

2）治疗性作用

3）营养缺乏病：可以说"×补充对×疾病有治疗作用"。

4）慢性病：应说辅助作用（功能）或改善作用（参照保健食品评价）。

【例】 ×补充具有改善血脂异常（血糖、血压）的作用。

×补充对高血脂患者有辅助降血脂（血糖、血压）作用。

×补充对×损伤有辅助保护作用。

×补充具有增强、提高、缓解、改善×的作用。

×补充具有改善营养性贫血作用（功能）。

×补充可改善营养性贫血。

（2）必须给出推荐剂量。

（3）必须给出推荐等级（A/B/C/D），并在推荐意见中用相应的语言描述方式体现。

【等级举例】

A 级：**有确信的证据证明**，维生素 C（500 mg/d）补充可降低高尿酸血症患者血尿酸水平，综合评价等级为 A 级。

  B 级：维生素 C（500 mg/d）补充**很可能**降低高尿酸血症患者血尿酸水平，综合评价等级为 B 级。

  C 级：维生素 C（500 mg/d）补充**可能**降低高尿酸血症患者血尿酸水平，综合评价等级为 C 级。

  D 级：**有不充足的证据证明**，维生素 C（500 mg/d）补充可降低高尿酸血症患者血尿酸水平，但证据尚少，综合评价等级为 D 级。

（4）必须给出具体的健康效应指标：是患有某疾病？是该疾病的某项指标？还是该疾病的某并发症？不能用笼统的疾病来概括。

四、证据分级评价

对营养素补充与疾病关系研究中所检索的证据需要进行质量评价。本评价系统将通过证据等级、一致性、健康影响、研究人群与中国人群的相似性及适用性等一系列方法去评价证据体的质量，并以此为基础进行讨论和制订营养素补充剂健康共识。

本评价系统包括以下主要内容：证据等级、一致性、健康影响、研究人群与中国人群的相似性及适用性。证据等级的评价是通过对每篇文献的试验设计、研究质量、效应量及结局变量的临床相关性进行评价，将该营养素补充剂与疾病包含的所有研究的平均得分进行分级。推荐强度的评价是将营养素补充剂与疾病包含的所有研究的证据等级、一致性、健康影响、研究人群与中国人群的相似性及适用性进行分级评价，从而得出推荐强度。其评价的具体流程见图 1。

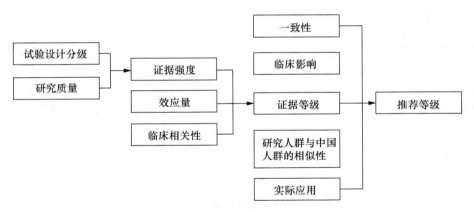

图 1　营养素补充与疾病证据评价流程图

（一）证据等级评价

证据等级的评定是在世界卫生组织推荐的有关研究方法制定的证据等级标准的基础上，对每一项研究的证据强度（试验设计水平、研究质量）、效应量（统计学意义及临床意义）和结局变量的临床相关性进行评价，进而得出其证据等级的过程。

一项 meta 分析研究仅涉及同一类研究（试验）设计类型时，作为一项研究进行证据等级评价；若同时涉及不同研究（试验）设计类型，则作为多项相应研究（试验）设计类型进行证据等级评价。

1. 证据强度评价

证据强度是通过对试验设计水平和研究质量进行综合评价而得出的。

（1）试验设计分级：研究（试验）设计水平是评价研究证据强弱的重要因素之一，由高到低依次为：系统综述（或 meta 分析）、随机对照研究（RCT）、有对照研究、无对照研究、个人经验（或专家意见、个例报告等）（表 1）。

表 1　研究（试验）设计分级及评分表

等级	试验设计	赋分标准
Ⅰ	Ⅱ级研究的系统综述	4
Ⅱ	随机对照试验	3
Ⅲ-1	半随机对照试验（即交替分配或其他方法分配） 例如：按照日期的奇数、偶数分组	2
Ⅲ-2	非随机对照的比较性研究和这些研究的系统综述 ● 非随机的同期对照研究 ● 队列研究 ● 病例对照研究 ● 有平行对照的间断时间序列研究	2
Ⅲ-3	无同步对照的比较研究： ● 历史性对照研究 ● 非同期的两组或多组研究 ● 无平行对照组的间断时间序列研究	2
Ⅳ	包括仅有治疗后果的病例系列和治疗前后对照的病例系列 横断面研究	1

注：大人群长期观察研究在原评分的基础上加 1 分。

（2）研究类型质量评价：文献类型包括随机对照试验研究、队列研究、病例对照研究以及横断面研究（表 2 至表 5），而动物实验研究、细胞学研究及分子生物学研究文献不予采用。

相同研究类型的 meta 分析文献质量评价，根据其所纳入的相应研究类型对每项研究进行单独评分，然后计算平均得分，用平均得分作为该 meta 分析文献的质量评分。

表 2　随机对照试验研究质量评价

评价项目	分级	赋分标准
样本量	试验组超过 50 人	1
	试验组小于 50 人	0
盲法	双盲（或三盲）	2
	单盲	1
	无盲	0

续表

评价项目	分级	赋分标准
失访率	≤20%	1
	>20%	0
干预时间	≥2 个月	1
	<2 个月	0

表 3　队列研究质量评价

评价项目	分级	赋分标准
新发病例	随访每年出现新病例或事件超过 100 例	1
	随访每年出现新病例或事件小于 100 例	0
盲法	盲法	1
	未采用盲法	0
失访率	≤20%	1
	>20%	0
混杂因素（试验设计或统计分析时）	控制	1
	未控制	0
随访时间	≥2 个月	1
	<2 个月	0

表 4　病例对照研究质量评价

评价项目	分级	赋分标准
样本量	病例组人数超过 100 人	1
	病例组人数 50～100 人	0.5
	病例组人数小于 50 人	0
盲法	盲法	1
	未采用盲法	0
病例与对照的匹配	匹配	1
	不匹配	0
混杂因素（试验设计或统计分析时）	控制	1
	未控制	0
统计分析	研究对象均参与	1
	研究对象不是全部参与	0

表5　横断面研究质量评价

评价项目	分级	赋分标准
资料来源	明确	1
	不明确	0
样本量	调查人数超过 5000 人	1
	调查人数 1000～5000 人	0.5
	调查人数小于 1000 人	0
失访率	≤20%	1
	>20%	0
纳入及排除标准	有	1
	无	0
混杂因素（试验设计或统计分析时）	控制	1
	未控制	0

2. 效应量评分标准

效应量可以补充假设检验不能准确探测到的变量关系强度大小的信息，不依赖样本量，可用于不同研究之间的比较。本次研究的效应量是通过统计学意义和临床意义来评价的（表6和图2）。

表6　效应量分级标准

效应量	赋分标准
结果具有统计学意义，且整个置信区间的数值都具有临床意义	4
结果具有统计学意义，但置信区间中包含无临床意义的值	3
结果具有统计学意义，但整个置信区间都不具有临床意义	2
结果无统计学意义，但置信区间包含具有临床意义的值	1
结果无统计学意义	0

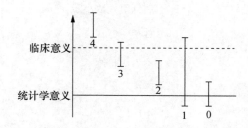

图2　统计学意义和临床意义关系示意图
注：图中数字显示了根据统计学意义和临床意义对研究进行赋值的标准（另见表6）

3. 证据的临床相关性

证据的临床相关性主要指研究检测的结局是否恰当。结局类型可分为替代结局、临床结局和病人相关结局。

替代结局是指能完全反映干预所引起的主要结局指标的变化，并在临床结局指标不可行时对其进行替代的间接指标。主要是指单纯的生物学指标，包括实验室理化检测和体征发现，如血脂、血糖、血压等。

临床结局指标是指对病人影响最大、最直接，病人最关心、最想避免的临床事件。最常见的是死亡，以及急性心肌梗死、脑卒中、猝死、心力衰竭加重等。

病人相关结局是指综合评价病人的主观感受、功能状态、生存质量等指标。目前该指标受到越来越多的关注，被认为是与病人最直接相关、病人最关心的结局指标。

证据的临床相关性评分示例见表 7。

表 7　证据的临床相关性评分举例

结局类型	举例：冠心病	赋分标准
病人相关结局	同时包括临床结局、临床症状（心绞痛）和生活质量	3
临床结局	心肌梗死、生存	2
替代结局	血液胆固醇水平	1

（二）证据体评价

证据体评价是指在综合考量各项研究的证据等级、一致性、健康影响、人群外推及适用性的基础上，形成推荐意见强度的过程。

1. 证据等级

证据等级是在综合考量每项研究的证据强度、效应量和结局变量的临床相关性的基础上，划分证据强弱。根据上述证据评价方法对每篇文献进行评分，然后对证据体包含的所有研究得分进行平均：13～16 分为优，9～12 分为良，5～8 分为中，1～4 分为差。证据等级的划分标准见表 8。

表 8　证据等级划分标准

研究证据	平均得分	等级标准
证据体包含的所有研究	13～16	优
	9～12	良
	5～8	中
	1～4	差

2. 一致性

本证据评价系统的一致性是指证据体包含的所有研究的基本特征或者特性相同或类似。简单讲，即文献研究结果与推荐结论的一致性。一致性评价等级划分标准见表 9。

表 9　一致性等级划分标准

一致性	等级标准
所有研究结果均一致	优
≥70%的研究结果一致	良
50%～70%的研究结果一致	中
≤50%的研究结果一致	差

3. 健康影响

健康影响的大小是根据结局指标来评定的。健康影响等级划分标准见表 10。

健康影响非常大：是指所有研究结果均显示某营养素补充剂对健康存在影响，包括对健康人（或患者）健康水平的正向和负向影响。例如，某营养素补充剂的摄入（量）会降低（或增加）结直肠癌的发病风险，即该营养素补充剂摄入（量）与结直肠癌发病有关（正相关或负相关）；某营养素补充剂的摄入（量）可增强（或减弱）癌症患者的免疫力，即该营养素补充剂摄入（量）与癌症患者的免疫力有关（正相关或负相关）。

健康影响大：≥70%的研究结果显示某营养素补充剂对健康存在影响。

健康影响中：50%～70%的研究结果显示某营养素补充剂对健康存在影响。

健康影响不明（较差）：≤50%的研究结果显示某营养素补充剂对健康存在影响。

表 10　健康影响等级划分标准

健康影响	等级标准
非常大（所有研究结果均显示某营养素补充剂对健康存在影响）	优
大（≥70%的研究结果显示某营养素补充剂对健康存在影响）	良
中（50%～70%的研究结果显示某营养素补充剂对健康存在影响）	中
轻微或有限制性（≤50%的研究结果显示某营养素补充剂对健康存在影响）	差

4. 研究人群与中国人群的相似性

将本次研究结果外推至中国人群需要注意研究人群与共识目标人群的差异。研究人群与中国人群相似性等级划分标准见表 11。

表 11　研究人群与中国人群相似性等级划分标准

研究人群与中国人群的相似性	等级标准
构成证据体的人群与共识目标人群一致（中国人群、东南亚人群）	优
构成证据体的人群与共识目标人群相似（亚洲人群）	良
虽然构成证据体的人群与共识目标人群相异，但该证据的种族和年龄差异较小，故可以合理应用（欧美人群）	中
构成证据体的人群与共识目标人群相异，很难判断在临床上应用于目标人群是否合理	差

5．适用性

本评价系统的适用性需要注意研究结果是否适用于中国人群，以及在应用于中国人群时需要注意的问题。适用性等级划分标准见表12。

表12　适用性等级划分标准

适用性	等级标准
直接适用	优
适用，但有个别注意事项	良
适用，但有许多注意事项	中
不适用	差

（三）推荐强度

推荐强度即坚持该推荐意见的重要性。本评价系统的推荐强度是通过对证据体的证据等级、一致性、临床影响、研究人群与中国人群的相似性及适用性的综合评价，研究者最终做出是否采用该证据以及使用该证据的程度和范围的决定。推荐强度等级划分标准见表13。

表13　推荐强度等级划分标准

推荐等级	适用性	评价标准
A	证据体指导实践是可信的	5项均为优秀
B	在大多数情况下证据体指导实践是可信的	3～5项为优秀或良好
C	证据体为推荐意见提供了一些支持，但是在应用时应加以注意	1～2项为优秀或良好
D	证据体弱，在应用建议时必须要非常谨慎或不使用该证据	5项评价指标中无1项评为优秀或良好

在证据评级系统基础上，由专家委员会对某一（类）证据体的综合评价等级进行综合考量，以考虑综合评价等级是否合适；如不合适，则由专家委员会对该证据体的等级进行升级或降级。

五、营养素的基本生理功能与缺乏病

本书对营养素补充与疾病关系进行了评价，重点研究的是营养素补充与慢性病的关系，而这些营养素与相关营养缺乏病的证据多年来已经有肯定的研究结论，本次进行的评价工作不再对其进行证据研究。评价涉及的营养素的传统生理功能及营养素补充对营养缺乏病的预防和治疗作用总结见表14。

表 14　营养素的基本生理功能与典型营养缺乏病

营养素	基本生理功能	典型缺乏病
维生素 A	维持正常视觉 维持细胞生长和分化 维护上皮组织细胞健康 维持正常免疫功能	● 暗适应能力下降、夜盲症、眼干燥症、皮肤干燥、容易感染等
维生素 D	促进小肠对钙的吸收 促进肾小管对钙、磷的重吸收 维持血液中钙、磷水平 促使骨及牙齿矿化	● 儿童佝偻病、中老年人的骨质软化症、骨质疏松症
维生素 E	抗氧化作用 维持生育能力 调节免疫系统 调节血小板的黏附力和聚集作用	● 溶血性贫血（多见于低体重的早产儿、血 β－脂蛋白缺乏症患者和脂肪吸收障碍患者）
维生素 B$_1$	辅酶功能：参与 α－酮酸的氧化脱羧反应和磷酸戊糖途径的转酮醇反应 非辅酶功能：维持神经、肌肉的正常功能，维持正常食欲、胃肠蠕动和消化分泌	● 脚气病（分干性、湿性和混合性，也有婴儿脚气病）
维生素 B$_2$	以辅酶形式参与体内生物氧化与能量代谢、烟酸的代谢，维持体内还原型谷胱甘肽水平 影响铁的吸收、转运过程，同时有利于维持肠黏膜的结构和功能	● "口腔生殖系统综合征"，早期表现为疲倦、乏力、口腔疼痛，眼睛出现瘙痒、烧灼感，继而出现口腔和阴囊的炎性病变
叶酸	以辅酶形式发挥一碳单位传递体的作用，参与嘌呤和胸腺嘧啶的合成，进一步合成 DNA 和 RNA，参与氨基酸代谢，参与血红蛋白及甲基化合物如肾上腺素、胆碱和肌酸等的合成	● 巨幼红细胞贫血 ● 孕早期叶酸缺乏可引起胎儿神经管畸形 ● 高同型半胱氨酸血症
维生素 C	抗氧化作用 参与胶原蛋白的合成，促进类固醇代谢，参与合成神经递质 促进钙、铁、叶酸的利用 提高机体免疫力	● 坏血病
钙	构成骨骼和牙齿的成分 维持神经和肌肉的活动 参与细胞信息传递 参与血液凝固 调节机体酶的活性 维持细胞膜的稳定性 参与激素分泌 维持体液酸碱平衡等	● 儿童佝偻病 ● 肌肉痉挛症
铁	血红蛋白、肌红蛋白、细胞色素、细胞色素氧化酶及触媒的组成部分，还可激活琥珀脱氢酶、黄嘌呤氧化酶等酶的活性，直接或间接参与体内氧的运送和组织呼吸过程 维持正常的造血功能 参与维持正常的免疫功能	● 缺铁性贫血

营养素	基本生理功能	典型缺乏病
锌	众多金属酶的组成成分或酶的激活剂，参与组织呼吸、能量代谢及抗氧化过程，维持 RNA 多聚酶、DNA 多聚酶及反转录酶等活性 促进生长发育 提高机体免疫功能 维持细胞膜结构 促进食欲，对皮肤和视力具有保护作用	● 锌缺乏常见的症状是味觉障碍、偏食、厌食或异食，生长发育不良，腹泻（肠病性肢皮炎），伤口愈合不良，反复性口腔溃疡，免疫力减退（反复感染）等
硒	谷胱甘肽过氧化酶的组成部分，具有抗氧化功能 保护心血管和心肌的健康 增强免疫功能 有毒重金属的解毒作用	● 克山病、大骨节病等疾病明确的危险因素

第二部分 维生素补充与疾病改善

第一章 维生素A补充与疾病改善

一、引言

维生素A（vitamin A）又称视黄醇或抗干眼病因子，是具有脂环的不饱和一元醇，为人类必需的一种脂溶性维生素[1]。维生素A既可来自动物性食物，也可来自植物性食物。动物性食物来源的维生素A分为维生素 A_1 和维生素 A_2 两种。维生素 A_1 多存于哺乳动物及咸水鱼的肝中，熔点64℃，分子式 $C_{20}H_{30}O$；而维生素 A_2 常存于淡水鱼的肝中，熔点只有17~19℃，分子式 $C_{20}H_{28}O$。由于维生素 A_2 的活性比较低，所以通常所说的维生素A是指维生素 A_1。常见植物性食物来源有胡萝卜、番茄、绿叶蔬菜、玉米等。这些植物富含 α-胡萝卜素、β-胡萝卜素、β-隐黄质、叶黄素等物质，其中有些类胡萝卜素具有与维生素A相同的环结构，在体内可转变为维生素A，故称为维生素A原。

膳食维生素A的来源包括动物性食物的类视黄醇和植物性食物的维生素A原类胡萝卜素，两者具有不同的维生素A活性。为了准确评价膳食维生素A的营养价值，此前一直将植物性食物中的维生素A原类胡萝卜素（如 α-胡萝卜素、β-胡萝卜素等）换算为视黄醇当量（retinol equivalent，RE）来表达：1 μg RE=6 μg 膳食全反式 β-胡萝卜素=12 μg 其他膳食维生素A原类胡萝卜素。

近年来的研究显示[2]，混合膳食来源的 β-胡萝卜素与油剂纯品 β-胡萝卜素的营养当量比值为 6:1，而不是早期研究的 3:1。使用 RE 可能会高估膳食维生素A原类胡萝卜素的维生素A贡献。因此，近年来逐渐采用视黄醇活性当量（retinol activity equivalents，RAE）来代替 RE 评估膳食维生素A活性。采用 μg RAE 表示膳食中维生素A原类胡萝卜素的维生素A活性时，所得数值仅为 μg RE 数据的一半。膳食 RAE 的计算方法为：RAE=膳食或补充剂来源全反式视黄醇（μg）+1/2 补充剂纯品全反式 β-胡萝卜素（μg）+1/12 膳食全反式 β-胡萝卜素（μg）+1/24 其他膳食维生素A类胡萝卜素（μg）。

维生素A具有维持正常视觉[3]、维持皮肤黏膜的完整性、促进免疫、促进生长发育和维持生殖等功能[4]。人体缺乏维生素A易患夜盲症、干眼病（眼干燥症）等。夜盲症是指在黑暗中看不见物体，是维生素A缺乏的早期临床表现。干眼病是维生素A缺乏的典型临床特征。《中国居民膳食营养素参考摄入量（2013 版）》中指出特殊人群维生素A的摄入量：婴儿（7~12 个月）为 350 μgRAE/d，孕妇为 57 μgRAE/d，乳母为 600 μgRAE/d，儿童和青少年为 210~560 μgRAE/d[1]。

本章通过充分检索国内外相关文献，综合评价分析维生素 A 补充对贫血、儿童腹泻、儿童呼吸道感染、多发性硬化、慢性阻塞性肺疾病、呼吸窘迫综合征、癌症、听力损失、疟疾、肠虫病、急性肾盂肾炎的影响，旨在为合理进行维生素 A 补充提供参考依据。

二、证据收集方法

本章围绕维生素 A 补充与贫血、儿童腹泻、儿童呼吸道感染、多发性硬化、慢性阻塞性肺疾病、呼吸窘迫综合征、癌症、听力损失、疟疾、肠虫病、急性肾盂肾炎的关系进行系统性文献检索，中英文文献均检索自 2012 年 1 月 1 日至 2017 年 11 月 30 日国内外公开发表的相关研究文献。共检索查阅 3251 篇文献，对维生素 A 补充与相关疾病的关系进行总结。

根据总体要求和排除标准，排除动物实验、细胞实验、单纯膳食摄入、仅直接供给自然食物的肠内营养、滴眼液或局部外敷等非肠外营养接触途径、质量较低的文献后，共有 27 篇文献作为本次研究的主要证据，其中英文文献 23 篇，中文文献 4 篇。维生素 A 补充与相关疾病，如贫血、儿童腹泻、儿童呼吸道感染、多发性硬化、慢性阻塞性肺疾病、呼吸窘迫综合征、癌症、听力损失、疟疾、肠虫病、急性肾盂肾炎的中英文检索词、文献数量整理结果见表 1-1。

三、维生素 A 补充与疾病的关系

参照世界卫生组织（World Health Organization，WHO）推荐的证据评价方法和标准[5]，对维生素 A 补充与贫血、儿童腹泻、儿童呼吸道感染关联的文献进行综合评价，而对维生素 A 补充与多发性硬化、慢性阻塞性肺疾病、呼吸窘迫综合征、癌症、听力损失、疟疾、肠虫病、急性肾盂肾炎的关系进行简要描述，其结果如下。

（一）维生素 A 补充与贫血

维生素 A 补充与贫血的关系研究共有 6 篇文献，其中 3 项为随机对照试验（Randomized controlled trials，RCT），2 项为队列研究，1 项为横断面研究。2 项 RCT 研究认为补充维生素 A 可改善贫血的发病症状，1 项 RCT 研究认为无改善作用；2 项队列研究认为补充维生素 A 对贫血有辅助治疗作用；1 项横断面研究认为维生素 A 补充可降低贫血的发病风险。

综合研究结果显示，对缺铁性贫血的儿童，1 次高剂量补充维生素 A（200 000 IU/d，60 000 µgRAE）观察 3～6 个月或每 14 天补充维生素 A（25 000 IU/d，7500 µgRAE）1 次，持续 6 个月，很可能辅助改善儿童贫血症状，综合评价等级为 B 级。具体研究证据的质量及价值评价结果见表 1-2。

表 1-1　维生素 A 补充与相关疾病文献检索情况

| 疾病 | 检索词 | | 文献数（纳入/总） | | |
	中文检索词	英文检索词	中文	英文	合计
贫血	维生素 A，视黄醇，胡萝卜素，贫血	vitamin A；retinol；carotene；anemia；anaemia；supplement or fortified or intervention	0/891	6/222	6/1113
儿童腹泻	维生素 A，视黄醇，胡萝卜素，儿童腹泻	vitamin A；retinol；carotene；diarrhea，diarrhoea；children；supplement or fortified or intervention	1/501	3/49	4/550
儿童呼吸道感染	维生素 A，视黄醇，胡萝卜素，儿童呼吸道感染	vitamin A；retinol；carotene；respiratory tract infection；children；supplement or fortified or intervention	1/231	2/36	3/267
多发性硬化	维生素 A，视黄醇，胡萝卜素，多发性硬化	vitamin A；retinol；carotene；multiple sclerosis；supplement or fortified or intervention	0/13	2/322	2/335
慢性阻塞性肺疾病	维生素 A，视黄醇，胡萝卜素，慢性阻塞性肺疾病	vitamin A；retinol；carotene；chronic obstructive pulmonary disease；supplement or fortified or intervention	1/85	0/95	1/180
呼吸窘迫综合征	维生素 A，视黄醇，胡萝卜素，呼吸窘迫综合征	vitamin A；retinol；carotene；respiratory distress syndrome；supplement or fortified or intervention	1/16	0/7	1/23
癌症	维生素 A，视黄醇，胡萝卜素，癌症	vitamin A；retinol；carotene；cancer；supplement or fortified or intervention	0/223	5/445	5/668
听力损失	维生素 A，视黄醇，胡萝卜素，听力损失	vitamin A；retinol；carotene；hearing loss；supplement or fortified or intervention	0/0	1/14	1/14
疟疾	维生素 A，视黄醇，胡萝卜素，疟疾	vitamin A；retinol；carotene；malaria；supplement or fortified or intervention	0/0	2/34	2/34
肠虫病	维生素 A，视黄醇，胡萝卜素，肠虫病	vitamin A；retinol；carotene；helminthiasis；supplement or fortified or intervention	0/0	1/15	1/15
急性肾盂肾炎	维生素 A，视黄醇，胡萝卜素，肾盂肾炎	vitamin A，axerophthol，biosterol；prepalin，afaxin，retinol；carotene；acute pyelonephritis；supplement or fortified or intervention	0/39	1/13	1/52
文献总合计			4/1999	23/1252	27/3251

　　在维生素 A 补充与贫血的研究中，Al-mekhlafi 等[6] 在马来西亚对 250 例贫血患者进行的维生素 A 与贫血关系的 RCT 研究显示，在对照组干预的基础上，单次补充高剂量（200 000 IU）维生素 A 干预 3 个月后，与对照组相比，治疗组血红蛋白、血清铁、转铁蛋白含量均有所增加，差异均具有统计学意义（$P < 0.05$）；治疗组缺铁性贫血患病率减少 22%。Chen 等[7] 在中国对 290 例学龄前儿童贫血患者进行的维生素 A 与贫血关系的 RCT 研究显示，连续 6 个月每 14 天补充维生素 A 25 000 IU 1 次或在补充维生素 A 25 000 IU

基础上加补 Zn（每周补充 5 次，周一至周五）或补充维生素 A 5000 IU 结合多种微量元素（每 3 天 1 次），三组儿童的血红蛋白含量显著增加；与其他两组相比，维生素 A 结合多种微量营养素组效果更好（$P<0.05$）。以上三种维生素 A 补充方式对降低贫血发病率均有效。Dougherty 等[8]在美国对 96 例贫血患者进行的补充维生素 A 与贫血关系的 RCT 研究显示，与安慰剂对照组相比，维生素 A 补充组（2～3.9 岁每天补充 1000 IU，4～8.9 岁每天补充 1333 IU，9～12.9 岁每天补充 2000 IU）和维生素 A 加 Zn 补充组血清中视黄醇的水平并未得到改善。Gebremedhin 等[9]在埃塞俄比亚进行了补充维生素 A 与贫血关系的队列研究，结果表明单次高剂量补充维生素 A（100 000 IU 和 200 000 IU）可以适度增加血红蛋白水平，降低贫血的发病率。Cao 等[10]在中国对 288 名学生进行了补充维生素 A 与血清血红蛋白水平关系的队列研究，结果表明，补充组（单次高剂量补充 200 000 IU 维生素 A 和鸡蛋）血红蛋白浓度增加 7.13 g/L，明显优于对照组的 1.38 g/L（$P<0.001$）。Pedraza 等[11]对巴西学龄前儿童进行补充维生素 A 与贫血关系的横断面研究，结果表明，补充维生素 A 的儿童血清视黄醇含量高于没有补充的儿童，维生素 A 缺乏儿童贫血患病率为 5.8%，没有补充维生素 A 的儿童同时患贫血与维生素 A 缺乏病的概率是补充维生素 A 儿童的 2.21 倍（95%CI 1.03～4.84）。所有纳入研究的详细信息见表 1-3。

表 1-2　维生素 A 补充与贫血关系证据分析

内容	评级	备注
证据等级	良	3 项关于贫血的 RCT 研究，2 项队列研究，1 项横断面研究
一致性	良	2 项 RCT 研究均认为增加维生素 A 的摄入很可能改善贫血的发病症状，1 项 RCT 研究认为无改善作用；2 项队列研究认为补充维生素 A 对贫血有辅助治疗作用；1 项横断面研究认为补充维生素 A 可能降低贫血的发病风险
健康影响	良	增加维生素 A 的摄入可改善贫血的发病症状
研究人群	中	中国、美国、巴西、马来西亚和埃塞俄比亚人群
适用性	优	可直接适用

（二）维生素 A 补充与儿童腹泻

维生素 A 补充与儿童腹泻关系的研究共有 4 篇文献，均为 RCT 研究。其中 3 项 RCT 研究认为补充维生素 A 对儿童腹泻有辅助治疗作用，1 项 RCT 研究认为补充维生素 A 对儿童腹泻无辅助治疗作用。

综合研究结果显示，1 次高剂量补充维生素 A（200 000 IU/d，60 000 μgRAE）观察 6～12 个月或每天补充维生素 A（1500 IU/d，450 μgRAE）1 次，持续 14 天，很可能辅助改善儿童腹泻症状，综合评价等级为 B 级。具体研究证据的质量及价值评价结果见表 1-4。

表 1-3　维生素 A 补充与贫血的研究

作者,年度	研究类型	例数	研究对象及年龄	摄入情况	结果	对疾病的影响
Al-mekhlafi, 2014[6]	随机对照试验	营养干预3个月	250例马拉西亚人群,学龄期儿童铁缺乏性贫血患者	随机分两组: 对照组:补充200 μl含有10 μg维生素E的花生油制成的胶囊1粒 治疗组:在对照组基础上,补充一次高剂量(200 000 IU)维生素A	与对照组相比,治疗组血红蛋白、血清铁、转铁蛋白含量均有所增加,差异均具有统计学意义($P<0.05$);治疗组缺铁性贫血患病率减少 22%	对疾病有辅助治疗作用
Chen, 2012[7]	随机对照试验	营养干预6个月	290例中国人群10~18岁学生	随机分三组: 维生素A组:每14天补充25 000 IU维生素A 1次 维生素A加Zn组:在维生素A基础上加10 mgZn,每周一至周五 维生素A结合多种微量营养素组:补充维生素A 5000 IU加多种微量营养素,每3天补充1次	三组儿童血红蛋白含量显著增加;与其他两组相比,维生素A结合多种微量营养素组效果更好($P<0.05$)。三组补充方式对减少贫血发病率均有效	对疾病有辅助治疗作用
Dougherty, 2012[8]	随机对照试验	营养干预12个月	96例美国人群,2~12.9岁贫血患者	随机分三组: 维生素A组:每天分别补充1000 IU(2~3.9岁)、1333 IU(4~8.9岁)和2000 IU(9~12.9岁) 维生素A加Zn组:在维生素A组基础上,补充Zn 10 mg/d(2~8.9岁)和20 mg/d(9~12.9岁) 安慰剂对照组:补充樱桃味果汁	与安慰剂对照组相比,维生素A组和维生素A加Zn组血清中视黄醇的水平并未得到改善	对疾病无辅助治疗作用
Gebremedhin, 2014[9]	回顾性队列研究	营养干预6个月	2297例埃塞俄比亚人群,学龄前儿童,年龄6~59个月	维生素A组:6~11个月大儿童单次补充100 000 IU,12~59个月大儿童单次补充200 000 IU 对照组:没有进行维生素A补充	在补充组和对照组,贫血的发病率分别是46.4%和53.9%,补充组贫血的发病率减少了9%[相对危险(relative risk,RR)=0.91,95%CI 0.86~0.96]	对疾病有辅助治疗作用
Cao, 2013[10]	队列研究	营养干预6个月	288例中国人群,10~18岁学生	非随机地分两组: 补充组:学生一次性口服200 000 IU维生素A胶丸,并且每天补充一个鸡蛋,持续6个月 对照组:不接受任何营养补充	补充组维生素A和鸡蛋组血红蛋白浓度增加7.13 g/L,明显优于对照组的1.38 g/L($P<0.001$)	对疾病有辅助治疗作用
Pedraza, 2014[11]	横断面研究	问卷调查,实验室检测	240例巴西人群,儿童,年龄12~72个月	—	没有补充维生素A的儿童同时患贫血与维生素A缺乏病的概率是补充维生素A儿童的2.21倍(95%CI 1.03~4.84)	降低疾病的发病风险

　　Wang 等[12]在中国对 160 例小儿腹泻患者进行的维生素 A 补充与腹泻关系的 RCT 研究显示，补充维生素 A（1500 IU）和补充维生素 A+Zn（1500 IU+10 mg 或 20 mg Zn）5 天使腹泻症状显著改善，其中补充维生素 A+Zn 的效果最好。经过 14 天的干预，两组总有效率分别为 93.94% 和 96.67%，明显高于非补充组（72.73%）。李杨等[13]在中国对 119 例小儿迁慢性腹泻（persistent diarrhea，PD）患者进行 RCT 研究，随机分成 4 组，进行维生素 A 和 Zn 制剂干预治疗 14 天。维生素 A 的补充剂量为 2500 IU/d，Zn 的补充剂量根据 WHO 推荐用量：小于 6 月龄儿童补充元素锌 10 mg/d、大于等于 6 月龄儿童补充元素锌 20 mg/d。A 组口服维生素 A 制剂，B 组口服 Zn 制剂，C 组同时口服维生素 A 和 Zn 制剂，D 组不补充维生素 A 和 Zn 制剂。研究发现干预 5 天、7 天、10 天、14 天后，各组间的疗效和总有效率的差异无统计学意义（$P>0.05$）。Chen 等[14]在中国对学龄前儿童进行的维生素 A 补充与腹泻关系的 RCT 研究表明，干预 6 个月后，与安慰剂对照组（无维生素 A 和铁补充）相比，维生素 A 组（1 次大剂量补充 200 000 IU 维生素 A）腹泻相关疾病发病率明显下降（$P<0.05$）。与其他三组相比，维生素 A 加 Fe 组（1 次大剂量补充 200 000 IU 维生素 A 加每天补充 Fe 1~2 mg/kg）腹泻相关疾病发病率明显下降（$P<0.05$）。Lima 等[15]在巴西对 167 例腹泻患者进行的维生素 A 补充与腹泻关系的 RCT 研究表明，与补充安慰剂组（9.5 *vs* 6.4，$P=0.007$）和 Zn+1 次补充 100 000 IU 或 200 000 IU 维生素 A 组（9.5 *vs* 6.5，$P=0.006$）相比，患腹泻女孩补充谷氨酰胺+Zn+1 次补充 100 000 IU 或 200 000 IU 维生素 A 后，在言语学习中成绩更好。所有纳入研究的详细信息见表 1-5。

表 1-4　维生素 A 补充与腹泻关系证据分析

内容	评级	备注
证据等级	优	4 项关于腹泻的 RCT 研究
一致性	良	3 项 RCT 研究认为补充维生素 A 的摄入很可能改善腹泻的发病症状，1 项 RCT 研究认为无改善作用
健康影响	良	增加维生素 A 的摄入可改善腹泻的发病症状
研究人群	良	中国人群、巴西人群
适用性	优	可直接适用

（三）维生素 A 补充与儿童呼吸道感染

　　维生素 A 补充与儿童呼吸道感染关系的研究共有 3 篇文献，其中有 2 项 RCT 研究和 1 项前瞻性队列研究。2 项 RCT 研究认为补充维生素 A 对儿童呼吸道感染有辅助治疗作用，1 项前瞻性队列研究也认为补充维生素 A 对儿童呼吸道感染有辅助治疗作用。

　　综合研究结果显示，1 次高剂量补充维生素 A（200 000 IU/d，60 000 μg RAE）观察 6~12 个月，很可能辅助改善儿童呼吸道感染症状，综合评价等级为 B 级。具体研究证据的质量及价值评价结果见表 1-6。

表 1-5　维生素 A 补充与腹泻的研究

作者，年度	研究类型	研究方法	例数	研究对象和年龄	摄入情况	结果	对疾病的影响
Wang，2016[12]	随机对照试验	营养干预 14 天	160 例	中国人群，儿童腹泻患者	随机分四组：维生素 A 组：每天补充 1500 IU，干预 14 天 补 Zn 组：补充 10 mg/d（<6 个月），20 mg/d（≥6 个月） 维生素 A 加 Zn 组：以上述两组结合的方式进行补充 对照组：无维生素 A 和 Zn 补充	补充 Zn 和维生素 A＋Zn 5 天显著改善排便，其中维生素 A＋Zn 的效果最好，经过 14 天的干预，三组总有效率分别为 93.94%、96.77% 和 96.67%，明显高于非补充组（72.73%）	对疾病有辅助治疗作用
李杨，2015[13]	随机对照试验	营养干预 14 天	119 例	中国人群，小儿迁慢性腹泻患者	随机分四组：A 组：口服维生素 A 制剂，补充剂量为 2500 IU/d B 组：口服 Zn 制剂。Zn 的补充剂量根据 WHO 推荐用量：<6 月龄补充元素锌 10 mg/d，≥6 月龄补充元素锌 20 mg/d C 组：同时口服维生素 A 制剂和 Zn 制剂 D 组：不补充维生素 A 制剂和 Zn 制剂	研究发现干预 5 天、7 天、10 天、14 天后，各组间的疗效和总有效率的差异无统计学意义（$P>0.05$）	对疾病无辅助治疗作用
Chen，2013[14]	随机对照试验	营养干预 6 个月	445 例	中国人群，学龄前儿童，年龄 3~6 岁	随机分四组：维生素 A 组：试验初始阶段，1 次大剂量补充 200 000 IU 维生素 A Fe 补充组：以硫酸亚铁形式补充（含 Fe 1~2 mg/kg），每天 1 次，持续 6 个月 维生素 A 加 Fe 组：以上述两组结合的方式进行补充 安慰剂对照组：无维生素 A 和 Fe 补充	与安慰剂对照组相比，维生素 A 组腹泻相关疾病发病率明显下降（$P<0.05$）。与其他三组相比，维生素 A 加 Fe 组腹泻相关疾病发病率明显下降（$P<0.05$）	对疾病有辅助治疗作用
Lima，2013[15]	随机对照试验	营养干预 12 个月	167 例	巴西人群，儿童腹泻患者	随机分八组：①安慰剂组，N=25；②Zn 40 mg，N=23；③Zn 40 mg，两周 1 次，N=18；④维生素 A 100 000 IU 或 200 000 IU，N=19；⑤谷氨酰胺 16 g/d，补充 10 天以上，N=23；⑥谷氨酰胺＋维生素 A，N=20；⑦谷氨酰胺＋Zn＋维生素 A，N=21；⑧谷氨酰胺＋Zn＋维生素 A，N=18	与补充安慰剂组（9.5 vs.6.4，$P=0.007$）和 Zn＋维生素 A 组（9.5 vs.6.5，$P=0.006$）相比，患腹泻女孩补充谷氨酰胺＋Zn＋维生素 A 后在言语学习中成绩更好	对疾病有辅助治疗作用

Chen 等[14]在中国对 445 例反复发生呼吸道感染的学龄前儿童患者进行维生素 A 营养干预 6 个月，研究结果表明，单独补充维生素 A 组（200 000 IU）呼吸道感染发病率（5.5%）与对照组（8%）相比明显下降。Kartasurya 等[16]在印度尼西亚对 826 名学前儿童进行的 Zn 和维生素 A 补充与呼吸道感染的 RCT 研究表明，Zn 补充可以缩短呼吸道感染的病程（缩短 12%，$P=0.09$），补充维生素 A（1 次大剂量补充 200 000 IU）后，对呼吸道感染的治疗效果更好（缩短 20%，$P=0.01$）。沈建华等[17]在中国对 3669 名 5 岁以下儿童进行的维生素 A 补充与呼吸道感染关系的前瞻性队列研究表明，急性呼吸道感染患儿口服维生素 A（100 000 IU 或 200 000 IU 补充 2 次）后患病率由 26.4% 降至 12.2%（$RR=2.2$，$\chi^2=170.8$），反复呼吸道感染的患病率在口服维生素 A 后明显低于服药前（$RR=1.2$），差异有统计学意义。所有纳入研究的详细信息见表 1-7。

表 1-6　维生素 A 补充与呼吸道感染关系证据分析

内容	评级	备注
证据等级	良	2 项关于儿童呼吸道感染的 RCT 研究，1 项前瞻性队列研究
一致性	优	2 项 RCT 研究和 1 项前瞻性队列研究均认为补充维生素 A 很可能改善儿童呼吸道感染的发病症状
健康影响	良	增加维生素 A 的摄入可改善儿童呼吸道感染的发病症状
研究人群	良	中国人群、印度尼西亚人群
适用性	优	可直接适用

（四）维生素 A 补充与其他疾病

其他疾病由于研究报道较少，尚不能得出较为可靠的结论，不再进行综合评价。

1. 维生素 A 补充与多发性硬化

维生素 A 补充与多发性硬化关系的研究共有 2 篇文献，2 篇文献为同一项人群研究，故实际为 1 项 RCT 研究。Bitarafan 等[18]在伊朗 101 例多发性硬化患者中进行 RCT 研究，结果表明，补充维生素 A（10 000～25 000 IU/d）可以提高多发性硬化患者的综合功能评分，但不会改变扩展病残状态评分、复发率和大脑病变。同时该研究还发现，与对照组相比，治疗组疲劳（$P=0.004$）和抑郁状况（$P=0.01$）明显改善，补充维生素 A（10 000～25 000 IU/d）有助于营养治疗的效果和抗炎过程中精神状态的改善[19]。

2. 维生素 A 补充与慢性阻塞性肺疾病

维生素 A 补充与慢性阻塞性肺疾病关系的研究有 1 篇文献，为 RCT 研究。汪俊等[20]对中国 100 例稳定期慢性阻塞性肺疾病患者进行 RCT 研究，干预组给予维生素 A 补充（5 000 IU/d 或 10 000 IU/d）后，患者血清维生素 A 水平明显升高。补充维生素 A 3 个月后，2 个干预组患者的肺功能［第 1 秒用力呼气量占预计值百分比（FEV1%）和第 1 秒用力呼气量占用力肺活量的百分比（FEV1/FVC）表示］及步行距离较基线时明显增加，圣乔治呼吸问卷（St. George's Respiratory Questionnaire，SGRQ）评分较基线时有所下降（$P<0.05$）；治疗 6 个月后，2 个干预组 FEV1%、FEV1/FVC 及步行距离分别较治疗 3 个月随访时有所增加，10 000 IU 组增加更明显（$P<0.05$）。而对照组试验前后各项指标均无显著变化，且维生素 A 干预组均未发现不良反应。

表 1-7   维生素 A 补充与呼吸道感染的研究

作者,年度	研究类型	研究方法	例数	研究对象及年龄	摄入情况	结果	对疾病的影响
Chen, 2013[14]	随机对照试验	营养干预 6 个月	445 例	中国人群,学龄前儿童,年龄 3~6 岁	随机分四组: 维生素 A 组:试验初始阶段,1 次大剂量补充 200 000IU 维生素 A Fe 补充组:以硫酸亚铁形式补充(含 Fe 1~2 mg/kg),每天 1 次,持续 6 个月 维生素 A 加 Fe 组:以上述两组结合的方式进行补充 安慰剂对照组:无维生素 A 和 Fe 补充	单独补充维生素 A 组呼吸道感染发病率(5.5%)与对照组(8%)相比明显下降。与其他三组相比,维生素 A 加 Fe 组呼吸道感染相关疾病发病率明显下降($P<0.05$)	对疾病有辅助治疗作用
Karta-surya, 2012[16]	随机对照试验	营养干预 14 天	826 例	印度尼西亚人群,学前儿童	随机分两组: 补充组:口服 Zn 10 mg/d,继续 4 个月 安慰剂组:口服苹果汁,持续 4 个月 分别在第二个月对两组所有儿童进行 1 次大剂量 200 000 IU 维生素 A 干预	Zn 补充可以缩短呼吸道感染的病程(缩短 12%,$P=0.09$);补充维生素 A 后,对呼吸道感染的治疗效果更好(缩短 20%,$P=0.01$)	对疾病有辅助治疗作用
沈建华, 2009[17]	前瞻性队列研究	营养干预 12 个月	3669 例	中国人群,分层抽样选取云南省 4 个县 3669 名 5 岁以下儿童	随机分四组: 对抽样人群中 5 岁以下儿童采用口服大剂量维生素 A 突击法,1 年内口服维生素 A 两次(双剂量),每次 10 万~20 万 IU,间隔 6 个月,在此期间不再补充其他维生素 A	急性呼吸道感染患儿口服维生素 A 后患病率降至 12.2%(RR=2.2,χ^2=170.8)。反复呼吸道感染的患病率在口服维生素 A 后明显低于服药前,RR=1.2,差异有统计学意义	对疾病有辅助治疗作用

3. 维生素 A 补充与呼吸窘迫综合征

维生素 A 补充与呼吸窘迫综合征关系的研究共有 1 篇文献，为 RCT 研究。朱琼等[21]在中国对 80 例新生儿呼吸窘迫综合征患者进行 RCT 研究，结果表明，对照组、治疗组（补充维生素 A 4500 IU/d）的总有效率分别为 72.6% 和 90.0%，两组总有效率比较差异具有统计学意义（$P < 0.05$）。

4. 维生素 A 补充与癌症

维生素 A 补充与癌症关系的研究共有 5 篇 meta 分析文献，分别对维生素 A 补充与胰腺癌、胃癌、肺癌、膀胱癌和宫颈癌进行了 meta 分析。Zhang 等[22]基于 10 项病例对照研究和 1 项队列研究、2705 例胰腺癌患者，对补充维生素 A 与胰腺癌发病风险进行 meta 分析，结果表明，与补充低剂量维生素 A 相比，补充高剂量维生素 A（原文没有明确剂量）可降低患胰腺癌的风险（RR＝0.839，95% CI 0.712～0.988），并且异质性较低（I^2＝17.8%，P＝0.274），且补充维生素 A 与胰腺癌发病风险呈负相关关系。Wu 等[23]基于 31 项研究，开展补充维生素 A 与胃癌发病风险的 meta 分析，研究结果表明，补充维生素 A 可以显著降低胃癌的发病风险（合并 RR＝0.66，95% CI 0.52～0.84），补充维生素 A 与胃癌发病风险呈负相关关系。Yu 等[24]基于 19 项研究、10 261 例肺癌患者进行 meta 分析，结果表明，补充高剂量维生素 A 可以降低肺癌的发病风险（RR＝0.855，95% CI 0.739～0.989），特别是亚洲人群和队列研究人群。Tang 等[25]基于 25 项研究，开展补充维生素 A 与膀胱癌发病风险的 meta 分析，结果表明，补充维生素 A 可以降低膀胱癌的发病风险（RR＝0.82，95% CI 0.65～0.95）。而另外 1 项 meta 分析表明[26]，补充维生素 A 可以降低宫颈癌的发病风险［比值比（Odds Ratio，OR）＝0.59，95% CI 0.49～0.72］，两者之间呈负相关关系。

5. 维生素 A 补充与听力损失

维生素 A 补充与听力损失关系的研究共有 1 篇文献，为 RCT 研究。Schmitz 等[27]在美国青少年、青壮年中开展的 RCT 研究表明，与对照组相比，在幼儿时期患有耳部感染的患者，补充维生素 A（200 000 IU/d）后可以减少听力损失的风险（OR＝0.58，95% CI 0.37～0.92）。

6. 维生素 A 补充与疟疾

维生素 A 补充与疟疾关系的研究共有 2 篇文献，均为 RCT 研究。Mwanga-Amumpaire 等[28]对乌干达 142 例脑性疟疾患者进行 RCT 研究，结果表明，与对照组相比，维生素 A 补充组死亡率明显下降（RR＝1.4，95% CI 1.0～2.1），但昏迷持续时间没有明显的改善。Owusu-Agyei 等[29]对加纳 200 例儿童进行 RCT 研究，结果表明，与对照组相比，干预组（补充维生素 A 200 000 IU/d）患疟疾的情况明显减少（P＝0.03），补充维生素 A 和 Zn 可明显降低疟疾发病率。

7. 维生素 A 补充与肠虫病

维生素 A 补充与肠虫病关系的研究只有 1 项 RCT 研究。Strunz 等[30]对马来西亚 250 名儿童进行 RCT 研究，结果表明，补充维生素 A（50 000～200 000 IU/d）对预防土壤传播肠虫病没有作用。

8. 维生素 A 补充与急性肾盂肾炎

维生素 A 补充与急性肾盂肾炎关系的研究共有 1 篇文献，为 meta 分析研究。该研究纳入 4 项 RCT 研究，其中伊朗 3 项、中国 1 项，248 例患者。研究表明，与对照组相比，维生素 A 补充与肾损伤呈负相关关系（RR＝0.53，95％ CI 0.43～0.67）[31]。

四、结论

目前研究结果提示，对缺铁性贫血的儿童，1 次补充维生素 A（200 000 IU/d，60 000 μgRAE）观察 3～6 个月或每 14 天补充维生素 A（25 000 IU/d，7500 μgRAE）1 次，持续 6 个月，很可能辅助改善儿童贫血的发病症状，证据的综合评价等级为 B 级；1 次高剂量补充维生素 A（200 000 IU/d，60 000 μgRAE）观察 6～12 个月或每天补充维生素 A（1500 IU/d，450 μgRAE）1 次，持续 14 天，很可能辅助改善儿童腹泻症状，证据的综合评价等级为 B 级；1 次高剂量补充维生素 A（200 000 IU/d，60 000 μgRAE）观察 6～12 个月，很可能辅助改善儿童呼吸道感染症状，证据的综合评价等级为 B 级。具体的推荐剂量要结合使用对象身体健康状况、年龄、性别等因素来确定。有研究表明，短期内补充 WHO 推荐的维生素 A 高剂量（6 个月以下婴儿补充 50 000 IU/d，6～12 个月婴儿补充 100 000 IU/d，12 个月以上幼儿补充 200 000 IU/d）是安全的[32]。建议健康人群采用《中国居民膳食营养素参考摄入量（2013 版）》的推荐剂量，而患病人群可采用临床剂量和 WHO 推荐维生素 A 补充剂量。

维生素 A 缺乏是一些欠发达国家和地区面临的重要营养问题，由此带来一系列的疾病和健康问题。补充维生素 A 对提高机体的免疫力，预防贫血、呼吸道感染等疾病的发生具有重要的现实意义，且已有临床应用的实例。建议相关政府部门密切关注社区人群营养状况，发现问题后及时进行干预。建议消费者多食用富含维生素 A 的动物性食物，特别是动物肝、鱼肝油等，以避免维生素 A 缺乏。

根据对维生素 A 补充与健康关系的研究文献所进行的综合分析评价，由于涉及不同地区和国家的人群、不同研究类型、不同研究周期和干预剂量等，故其应用存在一定的局限性。

（孙桂菊　王兆丹　王少康）

参考文献

[1] 中国营养学会. 中国居民膳食营养素参考摄入量（2013 版）[M]. 北京：科学出版社，2014.

[2] 汪之顼. 维生素 A [J]. 营养学报，2014，36（1）：8-12.

[3] Anastasakis A，Plainis S，Giannakopoulou T，et al. Xerophthalmia and acquired night blindness in a patient with a history of gastrointestinal neoplasia and normal serum vitamin A levels [J]. Doc Ophthalmol，2013，126（2）：159-162.

[4] Tanumihardjo S A. Vitamin A and bone health：the balancing act [J]. J of Clin Densitom，2013，16（4）：414-419.

[5] World Health Organization. WHO Handbook for Guideline Development [M]. 2012.

［6］ Al-Mekhlafi H M，Al-Zabedi E M，Al-Maktari M T，et al. Effects of vitamin A supplementation on iron status indices and iron deficiency anaemia：a randomized controlled trial ［J］. Nutrients，2014，6 （1）：190-206.

［7］ Chen L，Liu Y F，Gong M，et al. Effects of vitamin A，vitamin A plus zinc，and multiple micronutrients on anemia in preschool children in Chongqing，China ［J］. Asia Pac J Clin Nutr，2012，21 （1）：3-11.

［8］ Dougherty K A，Schall J I，Kawchak D A，et al. No improvement in suboptimal vitamin A status with a randomized，double-blind，placebo-controlled trial of vitamin A supplementation in children with sickle cell disease ［J］. Am J Clin Nutr，2012，96 （4）：932-940.

［9］ Gebremedhin S. Effect of a single high dose vitamin A supplementation on the hemoglobin status of children aged 6-59 months：propensity score matched retrospective cohort study based on the data of Ethiopian Demographic and Health Survey 2011 ［J］. BMC Pediatr，2014，14：79.

［10］ Cao J，Wei X，Tang X，et al. Effects of egg and vitamin A supplementation on hemoglobin，retinol status and physical growth levels of primary and middle school students in Chongqing，China ［J］. Asia Pac J Clin Nutr，2013，22 （2）：214-221.

［11］ Pedraza D F，Sales M C. Isolated and combined prevalence of anemia，vitamin A deficiency and zinc deficiency in preschool children 12-72 months for the government of Paraiba ［J］. Rev Nutr，2014，27 （3）：301-310.

［12］ Wang Y，Gao Y，Liu Q，et al. Effect of vitamin A and Zn supplementation on indices of vitamin A status，haemoglobin level and defecation of children with persistent diarrhea ［J］. J Clin Biochem Nutr，2016，59 （1）：58-64.

［13］ 李杨，刘泉波，王玉婷，等. 维生素 A 与小儿迁慢性腹泻关系的研究 ［J］. 四川大学学报（医学版），2015，46 （4）：657-659.

［14］ Chen K，Chen X R，Zhang L，et al. Effect of simultaneous supplementation of vitamin A and iron on diarrheal and respiratory tract infection in preschool children in Chengdu City，China ［J］. Nutrition，2013，29 （10）：1197-1203.

［15］ Lima A A，Kvalsund M P，Souza P P，et al. Zinc，vitamin A，and glutamine supplementation in Brazilian shantytown children at risk for diarrhea results in sex-specific improvements in verbal learning ［J］. Clinics，2013，68 （3）：351-358.

［16］ Kartasurya M I，Ahmed F，Subagio H W，et al. Zinc combined with vitamin A reduces upper respiratory tract infection morbidity in a randomised trial in preschool children in Indonesia ［J］. Brit J Nutr，2012，108 （12）：2251-2260.

［17］ 沈建华，仇赛云，忽丽莎，等. 对 4 个农村贫困县 5 岁以下儿童定期普服维生素 A 预防呼吸道感染和腹泻效果的前瞻性队列研究 ［J］. 中国妇幼保健，2009，24 （15）：2111-2115.

［18］ Bitarafan S，Saboor-Yaraghi A，Sahraian M A，et al. Impact of vitamin A supplementation on disease progression in patients with multiple sclerosis ［J］. Arch Iran Med，2015，18 （7）：435-440.

［19］ Bitarafan S，Saboor-Yaraghi A，Sahraian M A，et al. Effect of vitamin A supplementation on fatigue and depression in multiple sclerosis patients：adouble-blind placebo-controlled clinical trial ［J］. Iran J Allergy Asthm，2016，15 （1）：13-19.

［20］ 汪俊，余晓丹，刘晓，等. 维生素 A 对稳定期慢性阻塞性肺疾病患者肺功能及生活质量影响的随机对照研究 ［J］. 四川大学学报（医学版），2012，43 （3）：470-472.

［21］ 朱琼，陈小利，叶华. 维生素 A 联合牛肺表面活性物质治疗新生儿呼吸窘迫综合征的临床研究 ［J］. 现代药物与临床，2016，31 （8）：1268-1272.

［22］ Zhang T，Chen H，Qin S，et al. The association between dietary vitamin A intake and pancreatic cancer risk: a meta-analysis of 11 studies [J]. Bioscience Rep, 2016, 36 (6): e00414.

[23] Wu Y H, Ye Y, Shi Y, et al. Association between vitamin A, retinol intake and blood retinol level and gastric cancer risk: A meta-analysis [J]. Clin Nutr, 2015, 34 (4): 620-626.

[24] Yu N, Su X, Wang Z, et al. Association of dietary vitamin A and beta-carotene intake with the risk of lung cancer: a meta-analysis of 19 publications [J]. Nutrients, 2015, 7 (11): 9309-9324.

[25] Tang J E, Wang R J, Zhong H, et al. Vitamin A and risk of bladder cancer: a meta-analysis of epidemiological studies [J]. World J Surg Oncol, 2014, 12 (1): 1-9.

[26] Zhang X, Dai B, Zhang B, et al. Vitamin A and risk of cervical cancer: a meta-analysis [J]. Gynecol Oncol, 2012, 124 (2): 366-373.

[27] Schmitz J, West K P, Khatry S K, et al. Vitamin A supplementation in preschool children and risk of hearing loss as adolescents and young adults in rural Nepal: randomised trial cohort follow-up study [J]. BMJ, 2012, 344: 1-12.

[28] Mwanga-Amumpaire J, Ndeezi G, Tumwine J K. Effect of vitamin A adjunct therapy for cerebral malaria in children admitted to Mulago hospital: a randomized controlled trial [J]. Afr Health Sci, 2012, 12 (2): 90-97.

[29] Owusu-Agyei S, Newton S, Mahama E, et al. Impact of vitamin A with zinc supplementation on malaria morbidity in Ghana [J]. Nutr J, 2013, 12: 131.

[30] Strunz E C, Suchdev P S, Addiss D G. Soil-transmitted Helminthiasis and vitamin A deficiency: two problems, one policy [J]. Trends Parasitol, 2016, 32 (1): 10-18.

[31] Zhang G Q, Chen J L, Zhao Y. The effect of vitamin A on renal damage following acute pyelonephritis in children: a meta-analysis of randomized controlled trials [J]. Pediatr Nephrol, 2016, 31 (3): 373-379.

[32] Iannotti L L, Trehan I, Manary M J. Review of the safety and efficacy of vitamin A supplementation in the treatment of children with severe acute malnutrition [J]. Nutr J, 2013, 12 (125): 1-4.

第二章 维生素 D 补充与疾病改善

一、引言

维生素 D（vitamin D）又称抗佝偻病维生素，为固醇类衍生物。自然界中主要包括维生素 D_2（vitamin D_2）和维生素 D_3（vitamin D_3）两种形式，分别是植物中的麦角固醇和动物皮肤中的 7-脱氢胆固醇经日光中紫外线照射后的产物[1]。维生素 D 本身没有生物活性，经过肝和肾羟化而成的 1,25-二羟基维生素 D_3（1,25-$(OH)_2D_3$）和 24,25-二羟基维生素 D_3（24,25-$(OH)_2D_3$）则具有生物活性。维生素 D 的主要生理功能为维持血钙水平，促使骨、软骨及牙齿矿化，促进小肠钙吸收及促进肾对钙、磷的重吸收[1]。此外，维生素 D 的受体分布广泛，还具有调节钙磷代谢以外的诸多其他生理功能，如刺激胰岛素分泌、抑制肾素产生、抑制甲状旁腺激素的产生、刺激巨噬细胞抗菌肽产生等[1-3]。

维生素 D 缺乏主要引起儿童佝偻病（rickets）及中老年人的骨质软化症（osteomalacia）。维生素 D 缺乏的主要原因之一是膳食中缺乏维生素 D。维生素 D 在大部分天然食物中含量较低。少部分动物性食物（如鱼肝油、海鱼、肝、蛋黄、奶油和乳酪等）中维生素 D 的含量较高（22～8400 IU/100 g，0.55～210 μg/100 g），是维生素 D 的主要膳食来源，但种类有限；瘦肉、坚果、母乳和牛乳中维生素 D 含量较低，而蔬菜和谷物中几乎不含维生素 D。维生素 D 缺乏的另一个主要原因是日光照射不足。日光照射水平易受地域、气候、环境和季节等因素的影响。高纬度、多雨多雾及空气污染的地区和冬季，光照强度较低，容易引发维生素 D 缺乏。户外活动的时段及衣服遮盖皮肤的多少也可影响人们获得光照的水平，进而影响体内维生素 D 的合成。此外，肤色较深、年龄较大的人群往往需要接受更多的日光照射方可合成与肤色较浅、年龄较小的人群等量的维生素 D。因此，维生素 D 缺乏仍然是一个世界性的问题。另一方面，长期过量摄入维生素 D 又会导致维生素 D 中毒[1]。2013 年中国营养学会颁布的中国居民膳食营养素参考摄入量建议，0～64 岁和 65 岁及以上健康人群维生素 D 的推荐摄入量（recommended nutrient intake，RNI）分别为 400 IU/d（10 μg/d）和 600 IU/d（15 μg/d），可耐受最高摄入量（tolerable upper intake level，UL）为 2000 IU/d（50 μg/d）[2]。

通过检索国内外相关文献，本章综合评价分析了维生素 D 补充对 2 型糖尿病（type 2 diabetes mellitus，T2DM）、1 型糖尿病（type 1 diabetes mellitus，T1DM）、骨质疏松/骨折、哮喘、多发性硬化等疾病的影响。

二、证据收集方法

本研究围绕维生素 D 补充与 2 型糖尿病、1 型糖尿病、骨质疏松/骨折、哮喘、多发性硬化、超重/肥胖、乳腺癌、艾滋病、结直肠癌等的关系进行系统性文献检索，共查阅4196 篇文献。中文文献和英文文献均检索自 2012 年 1 月 1 日至 2017 年 11 月 30 日国内外公开发表的相关文献。

根据总体要求和排除标准，排除动物实验、细胞实验、纯膳食维生素 D 摄入、仅直接供给自然食物的肠内营养、滴眼液或局部外敷等非肠外营养接触途径、质量较低的文献后，共有 46 篇文献作为本次研究的主要证据，其中中文文献 7 篇，英文文献 39 篇。本研究对维生素 D 补充与相关疾病，如 2 型糖尿病、1 型糖尿病、骨质疏松/骨折、哮喘、多发性硬化、超重/肥胖、乳腺癌、艾滋病、结直肠癌等的中英文检索词、文献数量进行了整理分析，结果见表 2-1。

表 2-1　维生素 D 补充与相关疾病文献检索情况

疾病	检索词		文献数（纳入/总）		
	中文	英文	合计	中文	英文
2 型糖尿病	维生素 D，胆骨化醇，麦角骨化醇，骨化三醇，骨化二醇，补充剂，补充，2型糖尿病，非胰岛素依赖糖尿病	vitamin D, cholecalciferol, ergocalciferol, calcitriol, calcidiol, supplement, fortified, fortification, intervention, effect, type 2 diabetes, type 2 diabetes mellitus, T2D, T2DM, non-insulin-dependent diabetes mellitus, NIDDM	4/413	12/499	16/912
1 型糖尿病	维生素 D，胆骨化醇，麦角骨化醇，骨化三醇，骨化二醇，补充剂，补充，1型糖尿病，胰岛素依赖糖尿病	vitamin D, cholecalciferol, ergocalciferol, calcitriol, calcidiol, supplement, fortified, fortification, intervention, effect, type 1 diabetes, type 1 diabetes mellitus, T1D, T1DM, insulin-dependent diabetes mellitus, IDDM	0/33	4/248	4/281
骨质疏松/骨折	维生素 D，胆骨化醇，麦角骨化醇，骨化三醇，骨化二醇，补充剂，补充，骨质疏松，骨折	vitamin D, cholecalciferol, ergocalciferol, calcitriol, calcidiol, supplement, fortified, fortification, intervention, effect, osteoporosis, fracture	1/236	4/451	5/687
哮喘	维生素 D，胆骨化醇，麦角骨化醇，骨化三醇，骨化二醇，补充剂，补充，哮喘	vitamin D, cholecalciferol, ergocalciferol, calcitriol, calcidiol, supplement, fortified, fortification, intervention, effect, asthma, wheeze, wheezing	1/161	6/400	7/561
多发性硬化	维生素 D，胆骨化醇，麦角骨化醇，骨化三醇，骨化二醇，补充剂，补充，多发性硬化	vitamin D, cholecalciferol, ergocalciferol, calcitriol, calcidiol, supplement, fortified, fortification, intervention, effect, multiple sclerosis, MS	0/25	4/435	4/460

续表

疾病	检索词		文献数（纳入/总）		
	中文	英文	合计	中文	英文
超重/肥胖	维生素 D，胆骨化醇，麦角骨化醇，骨化三醇，骨化二醇，补充剂，补充，超重，肥胖	vitamin D，cholecalciferol，ergocalciferol，calcitriol，calcidiol，supplement，fortified，fortification，intervention，effect，overweight，obesity	1/91	2/332	3/423
乳腺癌	维生素 D，胆骨化醇，麦角骨化醇，骨化三醇，骨化二醇，补充剂，补充，乳腺癌，乳腺肿瘤	vitamin D，cholecalciferol，ergocalciferol，calcitriol，calcidiol，supplement，fortified，fortification，intervention，effect，breast cancer，breast carcinoma，breast tumors	0/44	3/355	3/399
艾滋病	维生素 D，胆骨化醇，麦角骨化醇，骨化三醇，骨化二醇，补充剂，补充，艾滋病（AIDS）	vitamin D，cholecalciferol，ergocalciferol，calcitriol，calcidiol，supplement，fortified，fortification，intervention，effect，HIV，AIDS	0/1	2/159	2/160
结直肠癌	维生素 D，胆骨化醇，麦角骨化醇，骨化三醇，骨化二醇，补充剂，补充，结直肠癌，结直肠肿瘤	vitamin D，cholecalciferol，ergocalciferol，calcitriol，calcidiol，supplement，fortified，fortification，intervention，effect，colorectal cancer，colorectal carcinoma，colorectal tumors，CRC	0/18	1/161	1/179
食物过敏	维生素 D，胆骨化醇，麦角骨化醇，骨化三醇，骨化二醇，补充剂，补充，食物过敏	vitamin D，cholecalciferol，ergocalciferol，calcitriol，calcidiol，supplement，fortified，fortification，intervention，effect，allergy，food allergy，hypersensitivity，food hypersensitivity	0/13	1/121	1/134
文献总合计			7/1035	39/3161	46/4196

三、维生素 D 补充与疾病的关系

参照 WHO 推荐的证据评价方法和标准[4]，对维生素 D 补充与 2 型糖尿病、1 型糖尿病、骨质疏松/骨折、哮喘、多发性硬化关联的文献进行综合评价，而对维生素 D 补充与超重/肥胖、乳腺癌、艾滋病、结直肠癌等的关系进行简要描述，结果如下。

（一）维生素 D 补充与 2 型糖尿病

维生素 D 补充与 2 型糖尿病（type 2 diabetes mellitus，T2DM）关系的研究共有 16 篇文献，包括 5 项 meta 分析和系统综述、11 项随机对照试验（randomized controlled trial，RCT）研究。有 9 篇文献显示维生素 D 补充对 T2DM 患者的血糖控制和（或）胰岛素抵抗及胰岛功能有改善作用，7 篇文献显示维生素 D 补充对血糖控制和胰岛素抵抗及胰岛功能均无作用或证据很不充分。

综合研究结果显示，维生素 D（1000～2000 IU/d，25～50 μg/d）补充很可能有助于

2 型糖尿病患者的血糖控制和（或）改善胰岛素抵抗及胰岛功能，综合评价等级为 B 级。具体研究证据的质量及价值评价结果见表 2-2。

在维生素 D 补充与 T2DM 的研究中，2016 年汪晓红等[5]进行了一项 RCT。该研究中总人数 160 人，平均年龄 70.34±4.23 岁，均为老年 T2DM 患者；试验组在常规降糖治疗基础上给予骨化三醇 0.5 μg/d，对照组为常规降糖治疗。结果显示，维生素 D 治疗 3 个月后与治疗前及对照组相比，空腹血糖（fasting plasma glucose，FPG）、糖化血红蛋白（glycated hemoglobin，HbA1c）、空腹胰岛素（fasting insulin，FIns）、胰岛素抵抗指数（HOMA-IR）均有显著改善（$P<0.05$），提示补充维生素 D 可改善老年 T2DM 患者的血糖控制和胰岛素抵抗。李菲等[6]和 Anyanwu 等[7]的研究结论与之相似，认为维生素 D 对 2 型糖尿病患者的血糖控制和（或）胰岛素抵抗及胰岛功能有改善作用。Nigil 等[8]于 2015 年综合了 17 项 RCT 和 7 项观察性研究的研究结果：总研究人数 1594 例，平均年龄 38～67 岁，均为 T2DM 患者；维生素 D 补充剂量为口服摄入 400 IU/d 至 60 000 IU/w，或单次肌内注射 100 000～300 000 IU，其中部分研究联合使用钙剂。结果显示，纳入的研究质量较低的短期干预（<3 个月）提示维生素 D 能改善血糖控制、胰岛素抵抗和胰岛功能，但长期研究显示补充维生素 D 对以上方面均无影响，整体上显示维生素 D 补充对 2 型糖尿病无作用。高伟等[9]和 Rashidi[10]等的研究结论与之相似，提示维生素 D 对 2 型糖尿病患者的血糖控制和（或）胰岛素抵抗及胰岛功能无影响。所有纳入研究的详细信息见表 2-3。

表 2-2   维生素 D 补充和 2 型糖尿病关联证据分析

内容	评级	备注
证据等级	良	5 项 meta 分析和系统综述，11 项 RCT
一致性	中	9 项研究发现维生素 D 补充有助于 2 型糖尿病控制
健康影响	中	9 项研究发现维生素 D 补充对 2 型糖尿病有影响
研究人群	良	中国、伊朗等国家成年人
适用性	良	适用，但有个别注意事项

（二）维生素 D 补充与 1 型糖尿病

维生素 D 补充与 1 型糖尿病（type 1 diabetes mellitus，T1DM）关系的研究共有 4 篇，均为 RCT。其中 3 篇文献显示补充维生素 D 对 T1DM 患者的血糖控制和（或）胰岛 β 细胞功能有改善作用，1 篇文献显示补充维生素 D 对血糖控制和胰岛 β 细胞功能均无作用或证据很不充分。

综合研究结果显示，维生素 D（2000 IU/w 至 2000 IU/d，50 μg/w 至 50 μg/d）补充很可能有助于 1 型糖尿病患者的血糖控制和改善胰岛功能，综合评价等级为 B 级。具体研究证据的质量及价值评价结果见表 2-4。

表 2-3 维生素 D 补充和 2 型糖尿病关系的研究

作者、年度	研究类型	调查方法	例数	研究对象及年龄	摄入情况	结果	对疾病的影响
Lee, 2017[11]	meta 分析（29 项 RCT）	试验干预	总人数 3324 例	2 型糖尿病患者，部分为亚洲人（伊朗、中国、印度、韩国等），部分为欧美人，少量为非洲和澳大利亚人，平均年龄 48~70 岁，男女不限	维生素 D 每日服 400 IU/d 至单次口服 450 000 IU，干预 8 周至 5.5 年	维生素 D 能轻度改善 HbA1c 水平（P<0.05），但对血糖控制无影响（P>0.05）	对疾病有辅助治疗作用
Krul-Poel, 2017[12]	meta 分析（23 项 RCT）	试验干预	总人数 1797 例	2 型糖尿病患者，大部分为亚洲人（伊朗、韩国、中国、印度等），少数为欧美人，平均年龄 44~67 岁，男女不限	试验组：服用维生素 D 400 IU/d 至单次口服 300 000 IU，干预 4 周至 12 个月	在血糖控制不佳的患者中，补充维生素 D 有利于血糖控制（P<0.05），但未发现补充维生素 D 对 HbA1c 的影响（P>0.05）	对疾病有辅助治疗作用
李菲, 2016[6]	meta 分析（22 项 RCT）	试验干预	总人数 1756 例	2 型糖尿病患者，大多数为亚洲人（伊朗、中国等），平均年龄 50~67 岁，男女不限	维生素 D 口服摄入 1000 IU/d 至 30 000 IU/w，治疗 2~12 个月或试验开始时单次肌内注射 100 000~300 000 IU	维生素 D 能显著改善胰岛素抵抗，具体表现为补充组 HOMA-IR 指标降低（P<0.05），但对血糖控制和胰岛 β 细胞功能无影响，补充组与对照组在 FPG、HbA1c 和 HOMA-β 指标上差异无统计学意义（P>0.05）	对疾病有辅助治疗作用
Nigil, 2015[8]	meta 分析（17 项 RCT，7 项观察性研究）	试验干预和临床观察	总人数 1594 例	2 型糖尿病患者，大部分为欧美人，小部分为亚洲人，平均年龄 38~67 岁，男女不限	维生素 D 口服摄入 400 IU/d 至 60 000 IU/w，治疗 1~18 个月或试验开始时单次肌内注射 100 000~300 000 IU	纳入的研究质量较低的短期干预（<3 个月）提示维生素 D 能改善血糖控制，胰岛素抵抗和胰岛 β 细胞功能，但长期研究显示补充维生素 D 对以上方面均无影响	对疾病无辅助治疗作用
高伟, 2013[9]	meta 分析（6 项 RCT）	试验干预	总人数 328 例	2 型糖尿病患者，平均年龄 51~63 岁，男女不限	维生素 D 口服摄入 1000 IU/d 至 40 000 IU/w，补充 3~6 个月	维生素 D 对血糖控制可能有作用，补充组 HbA1c 较对照组降低 0.54%，但对胰岛素抵抗系统有临界意义（P=0.05），但对胰岛功能无影响，两组 FPG，HOMA-IR 和 HOMA-β 指标上差异无统计学意义（P>0.05）	对疾病无辅助治疗作用
Farrokhi-an, 2017[13]	RCT	试验干预	总人数 60 例	维生素 D 缺乏的 2 型糖尿病合并冠状动脉疾病患者（伊朗），试验组平均年龄 60.5（SD=8.6）岁，对照组平均年龄 63.0（SD=10.7）岁，男女不限	试验组：服用维生素 D 50000 IU/2w；对照组用安慰剂，干预 6 个月	与对照组相比，补充维生素组空腹血糖浓度、胰岛素水平、HOMA-IR、β 细胞功能显著降低，定量胰岛素敏感性检测指数显著增加（P<0.05）	对疾病有辅助治疗作用

续表

作者，年度	研究类型	调查方法	例数	研究对象及年龄	摄入情况	结果	对疾病的影响
Rashidi，2016[10]	RCT	试验干预	总人数 94 例	2 型糖尿病患者，伊朗人，平均年龄 47 岁，男女不限	维生素 D 口服 5000 IU/w，补充 3 个月	补充维生素 D 对血糖控制和胰岛素抵抗无明显作用：补充组与对照组的 FPG、2hPG、HbA1c 和 HOMA-IR、HOMA-β 差异均无统计学意义（P>0.05）	对疾病无辅助治疗作用
Anyanwu，2016[7]	RCT	试验干预	总人数 33 例	维生素 D 缺乏的 2 型糖尿病患者，尼日利亚人，补充组平均 52.5（SD=2.2）岁，对照组平均 51.1（SD=1.9）岁	维生素 D 口服 5000 IU/d，补充 3 个月	维生素 D 可能有利于血糖控制：补充组比对照组的 FPG 显著降低（P<0.05），HbA1c 略降低但无统计学意义（P>0.05），然而维生素 D 补充组中血糖控制好转（HbA1c 从 6.5% 以上降至 6.5% 以下）率显著高于对照组（P<0.05）	对疾病有辅助治疗作用
涂萍，2016[14]	RCT	试验干预	总人数 210 例	绝经后 2 型糖尿病患者，均为女性，中国人，平均年龄 58.5（SD=7.5）岁	维生素 D 口服摄入 0.25 μg/d，补充 6 个月	补充维生素 D 有助于绝经后 2 型糖尿病患者的血糖控制并提高胰岛素敏感性：6 个月后，补充组相比对照组 FPG、HbA1c 显著降低、FIns 显著升高（P<0.05）	对疾病有辅助治疗作用
汪晓红，2016[5]	RCT	试验干预	总人数 160 例	老年 2 型糖尿病患者，中国人，平均年龄 70.34(SD=4.23)岁，男女不限	维生素 D 口服摄入 0.5 μg/d	维生素 D 有助血糖控制和改善胰岛素抵抗：维生素 D 补充 3 个月后与治疗前及对照组相比，FPG、HbA1c、FIns、HOMA-IR 均有显著改善（P<0.05）	对疾病有辅助治疗作用
Krul-Poel，2015[15]	RCT	试验干预	总人数 261 例	2 型糖尿病患者，荷兰人，补充组平均年龄 67(SD=8)岁，对照组平均 57.3（SD=6.7）岁，男女不限	维生素 D 口服摄入 每次 50 000 IU，每月 1 次，补充 6 个月	6 个月后，补充组与对照组血糖控制的各项指标包括 FPG、HbA1c、FIns、HOMA-IR 差异均无统计学意义（P>0.05），表明间歇性地补充维生素 D 不能改善血糖控制情况	对疾病无辅助治疗作用
Elkassaby，2014[16]	RCT	试验干预	总人数 50 例	新近（<1 年）诊断的 2 型糖尿病患者，澳大利亚人，平均年龄 54 岁，男女不限	维生素 D 口服摄入，前两周 10 000 IU/d，随后改为 6000 IU/d 至满 6 个月	6 个月后，补充组 C 肽、HbA1c 的改变量相比对照组无差异（P>0.05），而 FPG、PPG 比对照组更低（P<0.05）。维生素 D 能暂时改善血糖控制指标，但胰岛 β 细胞功能却未改善。总的来说，维生素 D 对血糖控制无作用或作用有限	对疾病无辅助治疗作用

续表

作者，年度	研究类型	调查方法	例数	研究对象及年龄	摄入情况	结果	对疾病的影响
Jehle, 2014[17]	RCT	试验干预	总人数55例	2型糖尿病患者，瑞士人，补充组平均年龄66.9(SD=3.1)岁，对照组平均年龄63.7(SD=3.5)岁，男女不限	维生素D单次肌内注射300 000 IU，3个月后若血清维生素D水平<80 nmol/L，再次肌内注射150 000 IU维生素D3	维生素D肌内注射对血糖控制和胰岛素抵抗有一定作用：6个月后，与安慰剂组相比，维生素D补充组的HbA1c和C肽降低，HOMA-IR较高，与安慰剂组差异显著($P>0.05$)，FPG，FIns无差别($P>0.05$)	对疾病有辅助治疗作用
Nasri, 2014[18]	RCT	试验干预	总人数60例	2型糖尿病患者，伊朗人，平均年龄55(SD=10.7)岁，男女不限	维生素D口服摄入5000 IU/w，补充3个月	补充维生素D有助男性2型糖尿病患者控制血糖：3个月后，在男性研究对象中，补充组比对照组HbA1c显著降低($P<0.05$)	对疾病有辅助治疗作用
Strobel, 2014[19]	RCT	试验干预	总人数86例	2型糖尿病患者，德国人，补充组平均年龄61岁，对照组平均年龄60岁，男女不限	维生素D口服摄入1904 IU/d，补充6个月	初始血清维生素D<50nmol/L者治疗后HbA1c显著降低，但整体而言治疗组与言治疗组、对照组在HOMA-IR，FIns和C肽上均无显著差异($P>0.05$)，而FIns与血清维生素D水平呈正相关。维生素D对血糖控制和胰岛素抵抗的作用还需进一步研究	对疾病无辅助治疗作用
Heshmat, 2012[20]	RCT	试验干预	总人数42例	2型糖尿病患者，伊朗人，补充组平均年龄56.2(SD=9.3)岁，对照组平均年龄56.2(SD=11)岁，男女不限	维生素D单次肌内注射300 000 IU，随访3个月	3个月后，补充组的FPG，HbA1c，HOMA-IR，FIns与安慰剂组均无显著差异($P>0.05$)，维生素D肌内注射对血糖控制和稳态模型胰岛素抵抗无明显作用	对疾病无辅助治疗作用

注：T2DM，2型糖尿病；FPG，空腹血糖；2hPG，餐后2小时血糖；PPG，餐后血糖；HbA1c，糖化血红蛋白；FIns，空腹胰岛素；HOMA-IR，稳态模型胰岛素抵抗指数；HOMA-β，胰岛素β细胞功能指数。

在维生素 D 补充与 T1DM 的研究中，Bogdanou 等[21]于 2016 年进行了一项随机对照试验。该研究中总人数 39 人，均为 T1DM 患者，平均年龄 36～48 岁；试验采用交叉设计，在胰岛素治疗基础上，其中一组先加维生素 D_3 4000 IU/d，3 个月后改空白对照，另一组先观察（空白对照），后加维生素 D，剂量同前。结果显示，3 个月及 6 个月后随访，维生素 D 补充组比对照组 HbA1c、胰岛素需求量均显著降低（$P < 0.05$），提示补充维生素 D 改善了 T1DM 患者血糖和胰岛功能。Ataie-Jafari 等[22]和 Gabbay 等[23]的研究结论与之类似。而 Shih[24]于 2016 年进行了一项随机对照试验。该研究中总人数 94 人，年龄 16.2 ± 1.8 岁，均为维生素 D 缺乏的 T1DM 患者（血清维生素 $D \leqslant 75$ nmol/L）；试验采用交叉设计，在胰岛素治疗基础上，其中一组先加维生素 D_3 20 000 IU/w，3 个月后改空白对照，另一组先观察（空白对照），后加维生素 D，剂量同前。结果显示，12 个月后随访，维生素 D 治疗组与对照组的 HbA1c 和所需胰岛素剂量等无显著差异（$P > 0.05$），提示补充维生素 D 对 T1DM 患者血糖和胰岛功能无明显作用。所有纳入研究的详细信息见表 2-5。

表 2-4   维生素 D 补充和 1 型糖尿病关联证据分析

内容	评级	备注
证据等级	良	4 项 RCT
一致性	良	3 项研究发现维生素 D 补充有助于 1 型糖尿病控制
健康影响	良	3 项研究发现维生素 D 补充对 1 型糖尿病有影响
研究人群	中	主要为欧美青少年患者
适用性	中	适用，但有许多注意事项

（三）维生素 D 补充与骨质疏松/骨折

维生素 D 补充与骨质疏松/骨折关系的研究共有 5 篇文献，包括 2 项 meta 分析、3 项 RCT 研究。2 项研究表明补充维生素 D 可以促进骨折愈合，1 项研究表明大剂量维生素 D 补充可降低骨折患者的跌倒率并减轻疼痛，2 项研究未发现补充维生素 D 与骨质疏松发病风险或骨折愈合存在相关性。

综合研究结果显示，维生素 D（单次 250 000 IU，6250 μg）补充可能对骨折有辅助治疗作用，综合评价等级为 C 级。具体研究证据的质量及价值评价结果见表 2-6。

在维生素 D 补充与骨质疏松/骨折关系的研究中，Reid 等[25]的 meta 分析综合了 23 项 RCT 研究共 4082 例未患骨代谢性疾病的成年人。结果显示，大多数研究未发现补充维生素 D 与骨密度之间存在相关性（$P > 0.05$），不宜在非维生素 D 缺乏者中补充维生素 D 来预防骨质疏松。Mak 等[26]对 218 例 65 岁以上髋部骨折术后患者的研究表明，大剂量补充维生素 D_3（250 000 IU）可以降低髋部骨折术后患者的跌倒率，并能减轻疼痛。杨杰[27]对 70 例绝经后女性骨质疏松性髋部骨折患者展开研究。结果表明，治疗组临床疗效优良率显著高于对照组（$P < 0.05$），治疗组与治疗前和对照组相比，骨代谢相关指标变化均有显著性差异（$P < 0.05$），说明阿仑膦酸钠联合骨化三醇能有效改善绝经后老年女性骨质疏松性髋部骨折患者的骨代谢，促进骨折愈合。所有纳入研究的详细信息见表 2-7。

表 2-5 维生素 D 补充和 1 型糖尿病关系的研究

作者,年度	研究类型	调查方法	例数	研究对象及年龄	摄入情况	结果	对疾病的影响
Bog-danou, 2016[21]	RCT	试验干预	总人数 39 例	1 型糖尿病患者,德国人,交叉设计的 AB 组年龄 48 岁,BA 组平均年龄 36.5 岁,男女不限	胰岛素治疗基础上,AB 组先加维生素 D₃4000 IU/d,3 个月后改加安慰剂;BA 组先加安慰剂,后加维生素 D,剂量同前	补充维生素 D 有助于控制血糖和保护胰岛 β 细胞功能;3 个月及 6 个月后随访,维生素 D 补充组比对照组 HbA1c、胰岛素需求量显著降低($P<0.05$)	对疾病有辅助治疗作用
Shih, 2016[24]	RCT	试验干预	总人数 22 例	维生素 D 缺乏的 1 型糖尿病患者,美国人,平均年龄 16.2(SD=1.8)岁,男女不限	胰岛素治疗基础上,AB 组先加维生素 D₃20 000 IU/w,3 个月后改空白对照;BA 组先空白对照,后加维生素 D,剂量同前	12 个月后随访,维生素 D 补充组与对照组的 HbA1c 和所需胰岛素剂量等无显著差异($P>0.05$),补充维生素 D 对血糖和胰岛功能无明显作用	对疾病无辅助治疗作用
Ataie-Jafari, 2013[22]	RCT	试验干预	总人数 54 例	新确诊(<2 个月)的 1 型糖尿病患者,伊朗人,补充组年龄 10.2(SD=2.5)岁,对照组年龄 11.1(SD=1.6)岁,男女不限	胰岛素治疗加 α-骨化二醇 0.25 μg/d,补充 6 个月	3 个月后随访,维生素 D 补充组 HbA1c 显著低于对照组;6 个月后随访,补充组的空腹 C 肽水平及单位体重每日胰岛素需求量显著低于对照组,且在男性患者中更为明显($P<0.05$)	对疾病有辅助治疗作用
Gabbay, 2012[23]	RCT	试验干预	总人数 38 例	新确诊(<2 个月)的 1 型糖尿病患者,巴西人,补充组年龄 13.5(SD=5.1)岁,对照组平均年龄 12.5(SD=4.8)岁,男女不限	维生素 D 口服 2000 IU/w,补充 18 个月	18 个月后随访,维生素 D 补充组的 C 肽水平较对照组低,而 HbA1c 和胰岛素需要量两组无显著差异($P>0.05$),补充维生素 D 可能有助于 T1DM 患者保护胰岛功能	对疾病有辅助治疗作用

注:HbA1c,糖化血红蛋白。

表 2-6 维生素 D 补充和骨质疏松/骨折关联证据分析

内容	评级	备注
证据等级	良	2 项 meta 分析，3 项 RCT
一致性	中	3 项研究发现维生素 D 补充对骨折有辅助治疗作用，2 项研究未发现维生素 D 补充与骨质疏松/骨折存在相关性
健康影响	中	维生素 D 补充对骨折有辅助治疗作用
研究人群	中	主要为欧美人群，还有中国人群与澳大利亚人群
适用性	良	适用，但有个别注意事项

（四）维生素 D 补充与哮喘

维生素 D 补充与哮喘关系的研究共有 7 篇文献，包括 2 项 meta 分析、5 项 RCT 研究。6 项研究显示维生素 D 补充对哮喘的控制和（或）肺功能的改善有一定的促进作用，1 项研究则未观察到该作用。

综合研究结果显示，维生素 D（500 IU/d 至 60 000 IU/m，12.5 μg/d 至 1500 μg/m）补充很可能有助于改善哮喘患者的临床症状和肺功能，综合评价等级为 B 级。具体研究证据的质量及价值评价结果见表 2-8。

在维生素 D 补充与哮喘的研究中，Riverin 等[30]综合了 8 项 RCT 研究的研究结果。该研究中总观察人数为 573 人。研究结果显示，补充维生素 D 可以降低哮喘患儿哮喘恶化的风险（RR=0.41，95％ CI 0.27～0.63），与诸多研究结果相似[31-33]。Castro 等[34]在 408 名有哮喘症状且血清维生素 D 水平低于 30 ng/ml 的成人中开展随机对照试验。试验组口服维生素 D_3（首次 100 000 IU，随后 4000 IU/d），对照组使用环索奈德气雾剂。干预 28 周后，并未发现维生素 D_3 补充对第一次治疗失败率造成影响（P=0.57）。所有纳入研究的详细信息见表 2-9。

（五）维生素 D 补充与多发性硬化

维生素 D 补充与多发性硬化（multiple sclerosis，MS）关系的研究共有 4 篇文献，包括 1 项 meta 分析、3 项 RCT 研究。3 篇文献显示补充高剂量或低剂量维生素 D 与多发性硬化的相关结局或复发风险之间没有明显的联系；1 篇文献指出，服用高剂量维生素 D 3 个月后，多发性硬化患者的精神生活质量可明显改善。

综合研究结果显示，补充高剂量维生素 D（20 000 IU/w 或 500 μg/w 共计 96 周，或者 12 000 IU/d 或 300 μg/d 共计 26 周）可能与多发性硬化相关结局或复发风险无关，综合评价等级为 C 级。具体研究证据的质量及价值评价结果见表 2-10。

James 等[37]于 2013 年进行的 meta 分析综合了 5 项 RCT 研究共 254 例多发性硬化患者，其中高剂量维生素 D 补充组包含 3 项维生素 D_3 补充、2 项维生素 D_2 补充和 1 项骨化三醇补充，对照组则为补充低剂量维生素 D 或给予安慰剂。结果显示，高剂量维生素 D 治疗与 MS 复发风险无明显关联（OR=0.98，95％CI 0.45～2.16）。Shaygannejad 等[38]对伊朗的 50 例 25～57 岁血清维生素 D 水平正常的复发缓解型多发性硬化（relapsing

表 2-7　维生素 D 补充和骨质疏松/骨折关系的研究

作者，年度	研究类型	调查方法	例数	研究对象及年龄	摄入情况	结果	对疾病的影响
Sprague, 2016[28]	meta 分析（4 项观察性研究，6 项 RCT 研究，1 项队列研究）	—	总人数 1088 例	大多数为欧美人。观察性研究中 1 篇文献为绝经后妇女，其余男女不限；RCT 研究中均为老年骨折患者，1 篇文献中人群为老年女性，其余男女不限；前瞻性队列研究的人群为 124 例老年髋部骨折患者，平均年龄 80.3（SD=8.6）岁	口服维生素 D 800 IU/d 至单次高于 1000 000 IU，干预 1 周至 24 个月	较大剂量的维生素 D 补充（比如高于 1000 IU 的日剂量）可能是安全增加血清 25-(OH)D_3 水平最有效的方式，有一项发表的初步研究表明，单次大剂量补充维生素 D 有改善骨折愈合的作用	对骨折有辅助治疗作用
Reid, 2014[25]	meta 分析（23 项 RCT 研究）	试验干预	总人数 4082 例	大多数为白种人，未患骨代谢性疾病的成年人，平均年龄 59 岁，男女不限	口服维生素 D 300 IU/d 至单次肌内注射 300 000 IU，平均干预时间 23.5 个月	纳入的研究对受试者进行了骨密度检测，检测部位涉及腰椎、股骨颈、全身，前臂及少量研究发现维生素 D 是骨密度的有利因素，少量研究未发现补充维生素 D 与骨密度之间存在相关性（$P>0.05$），大多数研究结果则相反（$P<0.05$）。不宜在非维生素 D 缺乏者中补充维生素 D 来预防骨质疏松	与骨质疏松的发病风险无关
Haines, 2017[29]	RCT	试验干预	总人数 50 例	美国人，维生素 D 缺乏的长骨骨折患者，男女不限。试验组 50 例，平均年龄 37.6（SD=13.3）岁；对照组平均年龄 34.2（SD=12.2）岁	试验组单次口服 100 000 IU 维生素 D_3，对照组口服安慰剂，为期 2 周	干预后，试验组与对照组骨不愈合率的差异无统计学意义（$P>0.05$）	对骨折无辅助治疗作用
Mak, 2016[26]	RCT	试验干预	总人数 218 例	澳大利亚人，65 岁以上髋部骨折术后患者，男女不限。试验组 111 例，平均年龄 83.7（SD=7.5）岁；对照组 107 例，平均年龄 84.1（SD=7.0）岁	试验组在术后 7 天内单次口服 250 000 IU 维生素 D_3，对照组口服安慰剂，两组同时提供日常维生素 D（800 IU）和钙（500 mg）补充，为期 26 周	两组的血清维生素 D 浓度均升高，试验组在第 2.4 周增加更明显（$P<0.05$）；第 4 周时，试验组比对照组有更低的跌倒的比例（96.4%）高于对照（88.8%）（$P<0.05$），试验组无疼痛或不适的比例（88.8%）（$P<0.05$），且有更高的生活质量得分（$P>0.05$）	对骨折有辅助治疗作用
杨杰, 2013[27]	RCT	试验干预	总人数 70 例	中国人，绝经后女性骨质疏松性髋部骨折患者。治疗组 35 例，平均年龄 67.14（SD=22.38）岁；对照组 35 例，平均年龄 68.98（SD=21.56）岁	治疗组给予常规治疗及对照组在基础上口服骨化三醇（一粒 0.25 μg），1 粒/次，1 次/天；对照组口服阿仑膦酸钠，共服 6 个月，且给予补钙剂常规治疗	治疗组临床疗效优良率（91.4%）显著高于对照组（54.3%）（$P<0.05$）；治疗组 BALP 和 BGP 水平显著上升，TRACP-5b 和 CTX 水平显著下降，与治疗前和对照组比较均有显著性差异（$P<0.05$）	对骨折有辅助治疗作用

注：BALP：骨碱性磷酸酶；BGP：空腹血钙骨素；TRACP-5b：抗酒石酸盐酸性磷酸酶异构体；CTX：胶原羟基末端肽。

表 2-8 维生素 D 补充和哮喘关联证据分析

内容	评级	备注
证据等级	良	2 项 meta 分析，5 项 RCT
一致性	良	6 项研究发现维生素 D 补充是哮喘的保护因素，1 项研究未发现维生素 D 补充与哮喘存在相关性
健康影响	良	维生素 D 补充是哮喘的保护因素
研究人群	中	主要为中国人群及亚洲人群
适用性	良	适用，但有个别注意事项

remitting multiple sclerosis，RRMS）患者进行随机对照试验，所有患者均接受常规治疗，25 例患者口服骨化三醇胶囊 0.25 μg/d，2 周后增加到 0.5 μg/d，持续 12 个月。结果发现，维生素 D 组与安慰剂组患者平均复发率均明显降低（$P<0.001$），维生素 D 组平均扩展残疾状态量表（expanded disability status scale，EDSS）评分无变化，试验结束时平均 EDSS 评分和复发率在两组间无差异，说明将低剂量维生素 D 加入常规疾病治疗中对 EDSS 评分或复发率无明显影响。Ashtari 等[39] 开展的 RCT 研究让维生素 D_3 组的 47 例 RRMS 患者每 5 天口服 50 000 IU 的维生素 D_3 并持续 3 个月，使用多发性硬化患者生存质量量表（Multiple Sclerosis Quality of Life-54，MSQOL-54）评估其生活质量。结果显示，3 个月后，维生素 D_3 组与安慰剂组相比，心理健康综合评分差异有统计学意义（$P=0.041$），两组的健康变化差异有统计学意义（$P=0.036$），说明服用高剂量维生素 D 3 个月后，可明显改善多发性硬化患者的精神生活质量。所有纳入研究的详细信息见表 2-11。

（六）维生素 D 补充与其他疾病

维生素 D 补充与以下疾病关系的研究报道较少，不再一一列表和进行综合评价。

1. 维生素 D 补充与超重/肥胖

维生素 D 补充与超重/肥胖关系的研究共有 3 篇文献，包括 1 项 meta 分析研究和 2 项 RCT。研究均表明补充维生素 D 有助于改善超重/肥胖人群的人体测量指标。寇广宁等[41] 综合了 13 项研究的结果，该研究的观察人数为 1137 名超重/肥胖者，其中试验组 586 例，对照组 551 例。结果表明，维生素 D 水平与肥胖评价指标体质指数（body mass index，BMI）具有相关性，维生素 D 补充可以改善肥胖者 BMI 值以及血脂状况。Vigna 等[42] 对意大利 400 例超重/肥胖成人展开研究，高剂量组、低剂量组和对照组三组人群在中低热量均衡饮食下，分别摄入维生素 D_3 100 000 IU/m、25 000 IU/m 和安慰剂 6 个月。结果显示，6 个月后三组的体重均减轻（分别减轻 5.4 kg、3.8 kg 和 1.2 kg），且三组间差异均有统计学意义（$P<0.05$）；三组的腰围均减少（分别减少 6.2 cm、4.0 cm 和 3.2 cm），差异也均有统计学意义（$P<0.05$）；高剂量组与对照组相比，体脂率下降，差异有统计学意义（$P<0.05$）。Salehpour 等[43] 对伊朗 77 例超重/肥胖女性进行的研究中，试验组和对照组分别服用维生素 D_3（25 μg/d）和乳糖（25 μg/d）12 周。结果显示，12 周后试验组与对照组体脂量分别下降 2.7 kg 和 0.47 kg，差异具有统计学意义（$P<0.001$）。

表2-9　维生素D补充和哮喘关系的研究

作者,年度	研究类型	调查方法	例数	研究对象及年龄	摄入情况	结果	对疾病的影响
Riverin, 2015[30]	meta分析(8项RCT)	试验干预	总人数573例	哮喘患儿,大部分为亚洲人(日本,印度等),年龄为3~18岁,男女不限	口服维生素$D_3$500 IU/d至60 000 IU/m,持续1~12个月	维生素D补可降低哮喘患儿哮喘恶化的风险(RR=0.41,95% CI 0.27~0.63),但是未发现维生素D补充对肺功能存在影响	对疾病有辅助治疗作用
Pojsupap, 2015[35]	meta分析(5项RCT)	试验干预	总人数625例	4项研究为哮喘患儿,1项研究为学龄儿童(其中26%为哮喘患儿),大部分为亚洲人(日本,印度等),年龄5~18岁,男女不限	口服维生素D 500 IU/d至60 000 IU/m,持续4~52周	维生素D补可降低哮喘患儿哮喘恶化的风险(RR=0.41,95% CI 0.27~0.63)	对疾病有辅助治疗作用
陈江, 2017[36]	RCT	试验干预	总人数83例	中国人;男童45例,女童38例;试验组平均年龄10.1(SD=2.1)岁,对照组平均年龄9.8(SD=2.3)岁	试验组口服维生素$D_3$800 IU/d,对照组口服安慰剂,共2个月	2个月后,维生素D组的哮喘控制水平明显高于安慰剂组(P=0.015),未发现两组患儿肺功能存在差异(P>0.05)	对疾病有辅助治疗作用
Kerley, 2016[32]	RCT	试验干预	总人数44例	爱尔兰人,城市纬度地区的白人哮喘患儿,年龄6~16岁	试验组口服维生素$D_3$2000 IU/d,对照组口服安慰剂,共15周	与对照组相比,试验患儿因哮喘请假天数显著降低(P=0.04),未发现两组患儿其他相关指标存在差异(均有P>0.05)	对疾病有辅助治疗作用
Tachimoto, 2016[33]	RCT	试验干预	总人数89例	日本人,哮喘患儿,年龄6~15岁	试验组口服维生素$D_3$800 IU/d,对照组口服安慰剂,共2个月	干预2个月后,与对照组相比,试验组哮喘控制(基于GINA)及儿童哮喘控制测试评分均明显改善(均有P<0.05)。在6个月时,试验组呼气峰值流速实测值低于干预分计值80%的比例显著低于对照组(P=0.032)	对疾病有辅助治疗作用
de Groot, 2015[31]	RCT	试验干预	总人数44例	荷兰人,非特异性哮喘成年患者,且中性粒细胞≥53%和(或)嗜酸性粒细胞≥3%;试验组平均年龄59.0(SD=9.7)岁,对照组平均年龄53.6(SD=16.7)岁	试验组单次口服400 000 IU长效维生素D_3制剂,对照组口服安慰剂,共9周	在嗜酸性粒细胞水平≥26.2%的患者中,试验组嗜酸性粒细胞的百分比显著降低,对照组则有所升高(P=0.034)。试验组的哮喘控制问卷评分略高于对照组(P=0.08)	对疾病有辅助治疗作用
Castro, 2014[34]	RCT	试验干预	总人数408例	美国人,有哮喘症状且血清维生素D水平低于30 ng/ml的成人;试验组平均年龄39.9(SD=13.1)岁,对照组平均年龄39.5(SD=12.7)岁	试验组口服维生素D_3首次100 000 IU,随后4000 IU/d;对照组使用环索奈德气雾剂;共28周	在28周的治疗期补充维生素D_3并改善哮喘第一次治疗失败率(试验组28%,对照组29%;P=0.57)	对疾病无辅助治疗作用

注:GINA:全球哮喘防治的创议。

表 2-10 维生素 D 补充和多发性硬化关联证据分析

内容	评级	备注
证据等级	良	1 项 meta 分析，3 项 RCT
一致性	良	3 项研究未发现维生素 D 补充与多发性硬化存在相关性，1 项研究发现维生素 D 补充对多发性硬化有辅助治疗作用
健康影响	差	1 项研究显示维生素 D 补充对多发性硬化存在影响
研究人群	中	半数为亚洲人群，此外还有英国人、挪威人
适用性	中	适用，但有许多注意事项

2. 维生素 D 补充与乳腺癌

维生素 D 补充与乳腺癌关系的研究共有 3 篇文献，包括 1 项 meta 分析和 2 项队列研究。Sperati 等[44]于 2013 年进行的 meta 分析综合了 2 项包括 5372 名绝经后妇女的随机对照试验，2 项研究均把绝经后妇女随机分为 4 组：单独补充维生素 D 组、单独补钙组、补充维生素 D 和钙组以及安慰剂组。结果发现，维生素 D 剂量和给药方式都不会显著影响乳腺癌的发病风险（$P=0.59$）。Cadeau 等[45]对法国 E3N 队列的 57 403 名绝经后妇女维生素 D 补充进行了前瞻性调查。结果显示，在进行过绝经激素治疗的绝经妇女中，补充维生素 D 与乳腺癌的风险降低有关。Zeichner 等[46]于 2015 年对非转移性 HER2 阳性乳腺癌患者进行回顾性研究，在曲妥珠单抗化疗中接受维生素 D 补充者有 134 例，未接受维生素 D 补充者有 112 例，60% 的维生素 D 补充者中维生素 D 的补充剂量小于 10 000 IU/w。结果显示，维生素 D 补充与无病生存（disease-free survival，DFS）的改善相关（HR=0.36，95% CI 0.15～0.88；$P=0.026$）。

3. 维生素 D 补充与获得性免疫缺陷综合征（艾滋病）

维生素 D 补充与艾滋病关系的研究有 2 项 RCT。Giacomet 等[47]于 2011 年对意大利米兰的 52 名 8～26 岁人类免疫缺陷病毒（艾滋病病毒）感染者进行了一项长达 1 年的随机对照试验，试验组每 3 个月口服维生素 D_3 100 000 IU，对照组口服安慰剂。结果显示，在第 3 个月时，试验组辅助性 T 细胞（Th17）与调节性 T 细胞（Treg）的比例有所下降（$P<0.05$），提示补充维生素 D_3 可能与 CD4$^+$ T 细胞表型的改变有关。Stallings 等[48]在美国费城儿童医院 2011 年 7 月至 2013 年 6 月收治的 58 名 5.0～24.9 岁艾滋病病毒感染者中开展了一项长达 12 个月的随机对照试验。该试验将不同感染途径的研究对象分别随机分配至试验组和对照组，试验组口服维生素 D_3 胶囊 7000 IU/d（无法吞咽胶囊者服用维生素 D_3 滴剂 400 IU/d），对照组口服安慰剂，并在试验初期记录研究对象艾滋病疾病状态［如接受高效抗反转录病毒治疗（Highly Active Antiviral Theropy，HAART）的情况等］。结果显示，仅试验组中接受了 HAART 治疗（鸡尾酒疗法）的研究对象，初始辅助性 T 细胞的百分数有所增加（$P<0.01$），艾滋病病毒载量有所降低（$P<0.05$）。提示补充维生素 D_3 可以在一定程度上改善接受 HAART 治疗的艾滋病病毒感染者的免疫状况。

表 2-11　维生素 D 补充和多发性硬化关系的研究

作者,年度	研究类型	调查方法	例数	研究对象及年龄	摄入情况	结果	对病病的影响
James, 2013[37]	meta分析(5项RCT)	试验干预	总人数254例	英国人,15~60岁MS患者,高剂量维生素D组129例,对照组125例(35例低剂量维生素D,90例安慰剂)	高剂量维生素D₃组给予高剂量维生素D₃(3项),维生素D₂(1项)或骨化醇(1项),对照组给予低剂量维生素D(2项)或安慰剂(3项),持续时间从26周到96周不等	高剂量维生素D治疗与MS复发风险无明显关联(OR=0.98,95%CI 0.45~2.16)	与MS的复发风险无关
Ashtari, 2016[39]	RCT	试验干预	总人数94例	伊朗人,18~55岁RRMS患者。维生素D₃组47例,平均年龄31.4(SD=7.6)岁;安慰剂组47例,平均年龄34.6(SD=10.1)岁	维生素D₃组每5天口服50 000 IU维生素D₃,持续3个月;安慰剂组口服安慰剂;所有患者继续常规干扰素-β治疗	3个月后,维生素D₃组和安慰剂组心理健康的差异有统计学意义(P=0.041)。两组间健康状况改变量有统计学意义(P=0.036)	对MS有辅助治疗作用
Shaygann-ejad, 2012[38]	RCT	试验干预	总人数50例	伊朗人,25~57岁血清维生素D水平正常的RRMS患者。维生素D₃组25例,平均年龄38.6(SD=8.4)岁;安慰剂组25例,平均年龄37.9(SD=7.9)岁	维生素D₃组口服骨化醇胶囊0.25 μg/d,2周后增加到0.5 μg/d,持续12个月;安慰剂组口服安慰剂胶囊,持续12个月。所有患者均可常规治疗	12个月后,两组患者平均复发率明显降低(P<0.001)。安慰剂组中,EDSS评分的均数(标准差)在研究期末基线的1.70(1.21)增加到1.94(1.41)(P<0.01);维生素D₃组平均EDSS评分无变化。12个月时平均EDSS评分和复发率在两组间无差异	与MS的复发风险无关,对MS无辅助治疗作用
Ka-mpman, 2012[40]	RCT	试验干预	总人数68例	挪威人,21~50岁MS患者。维生素D₃组35例,平均40岁;安慰剂组33例,平均41岁	维生素D₃组每周口服含20 000 IU维生素D₃的胶囊1次,每天补充500 mg钙;安慰剂组口服安慰剂胶囊,每天补充500 mg钙	96周后,两组ARR(P=0.25),EDSS评分(P=0.97),MSFC(PASAT,P=0.21),握力(P=0.76)及疲劳(P=0.99)方面差异均无统计学意义	与MS的复发风险无关,对MS无辅助治疗作用

注:MS,多发性硬化;RRMS,复发缓解型多发性硬化;EDSS,扩展残疾状态量表;ARR,年度复发率;MSFC,多发性硬化复合功能测验;PASAT,同步听觉系列加算测验。

4. 维生素 D 补充与结直肠癌

Lewis 等[49]对 453 名新诊断的 Ⅱ 期结直肠癌 (colorectal cancer，CRC) 患者在诊断后 12 个月和 24 个月进行调查，使用结直肠癌疗效功能评估量表 (the Functional Assessment of Cancer Therapy - Colorectal，FACT-C) 和医疗结局简表 (the Medical Outcomes Short Form 12，SF-12) 测量其生活质量 (quality of life，QoL)。结果显示，有 95 名 CRC 患者补充维生素 D，使用维生素 D 补充剂的 CRC 患者在 24 个月时具有较好的 FACT-C 评分 ($\beta=1.28$，95％CI 0.07～2.48；$P=0.04$)；调整补钙的修饰效应后发现维生素 D 补充与 QoL 间的相关性仅在钙补充者中存在 ($\beta=2.41$，95％ CI 1.01～3.82)；此外，没有发现维生素 D 补充与 CRC 复发或全因死亡率之间存在显著的关联。这些结果提示维生素 D 补充可能与钙共同影响结直肠癌幸存者的生活质量。

5. 其他

Norizoe 等[50]于 2009 年 5 月至 2011 年 1 月期间，对 164 名处于哺乳期的湿疹患儿母亲进行了一项 RCT 研究。研究对象被随机分为试验组和对照组，分别口服维生素 D_3 补充剂 800 IU/d 和安慰剂 6 周。结果显示，与对照组相比，试验组的后代在 2 岁以内的食物过敏发生率更高 (RR=3.42，95％CI 1.02～11.77；$P=0.030$)。这一结果提示补充维生素 D 可能会增加 2 岁以下儿童食物过敏的发生风险。由于失访人数较多，仍需进一步研究。

四、结论

综合研究结果显示，维生素 D (1000～2000 IU/d，25～50 µg/d) 补充很可能有助于 2 型糖尿病患者的血糖控制和（或）改善胰岛素抵抗及胰岛功能，综合评价等级为 B 级；维生素 D (2000 IU/w 至 2000 IU/d，50 µg/w 至 50 µg/d) 补充很可能有助于 1 型糖尿病患者的血糖控制和改善胰岛功能，综合评价等级为 B 级；维生素 D (单次 250 000 IU，6250 µg) 补充可能对骨折有辅助治疗作用，综合评价等级为 C 级；维生素 D (500 IU/d 至 60 000 IU/m，12.5 µg/d 至 1500 µg/m) 补充很可能有助于改善哮喘患者的临床症状和肺功能，综合评价等级为 B 级；高剂量补充维生素 D (20 000 IU/w 或 500 µg/w 共计 96 周，或者 12 000 IU/d 或 300 µg/d 共计 26 周) 可能与多发性硬化相关结局或复发风险无关，综合评价等级为 C 级。对于其他疾病，如超重/肥胖、乳腺癌、艾滋病、食物过敏和结直肠癌等，研究报道较少，未进行证据体综合评价。

本研究的局限性有以下几点：①本研究为基于以往研究的二次研究，在纳入的不同研究间，补充维生素 D 的方式（如剂量、时间、补充途径等）多有不同；②虽然纳入的研究中很多涉及亚洲人群，但符合纳入标准的国内研究相对较少；③维生素 D 补充与 2 型糖尿病和骨质疏松/骨折关系的结论一致性为中，且维生素 D 补充与骨质疏松/骨折及多发性硬化关系的结论综合评价等级均为 C 级。综上所述，本研究结论仅可供我国人群参考，仍需高质量研究进行验证。

（张玉梅　刘　琰　李昕怡）

参考文献

［1］ 李勇. 营养与食品卫生学［M］. 北京：北京大学医学出版社，2005.

［2］ 中国营养学会. 中国居民膳食营养素参考摄入量（2013 版）［M］. 北京：科学出版社，2014.

［3］ Holick M F. Vitamin D：extraskeletal health［J］. Rheum Dis Clin N Am，2012，38（1）：141-160.

［4］ World Health Organization. WHO Handbook for Guideline Development［M］. 2012.

［5］ 汪晓红，李莉. 维生素 D 对老年 2 型糖尿病患者胰岛素抵抗影响的研究［J］. 重庆医学，2016，45（9）：1195-1197.

［6］ 李菲，胡波，刘静芳，等. 维生素 D 补充对 2 型糖尿病患者血糖控制、胰岛素抵抗及胰岛 β 细胞功能的 meta 分析［J］. 中国循证医学杂志，2016，16（9）：1080-1089.

［7］ Anyanwu A C，Fasanmade O A，Odeniyi I A，et al. Effect of vitamin D supplementation on glycemic control in Type 2 diabetes subjects in Lagos，Nigeria［J］. Indian J Endocrinol Metab，2016，20（2）：189-194.

［8］ Nigil H N，Anton A，John J，et al. Effect of vitamin D supplementation on glycemic control in patients with type 2 diabetes：a systematic review of interventional studies［J］. J Diabetes Metab Disord，2015，14（1）：3.

［9］ 高伟，陈大伟，刘关键，等. 维生素 D 治疗 2 型糖尿病的系统评价［J］. 中华医学杂志，2013，93（18）：1401-1406.

［10］ Rashidi H，Ghaderian S B，Shirinpour Z，et al. The effect of vitamin D supplementation on Insulin resistance and glycemic control in patients with type 2 diabetes［J］. Int J Pharm Tech，2016，8（2）：11665-11674.

［11］ Lee C J，Iyer G，Liu Y，et al. The effect of vitamin D supplementation on glucose metabolism in type 2 diabetes mellitus：a systematic review and meta-analysis of intervention studies［J］. J Diabetes Complication，2017，31（7）：1115-1126.

［12］ Krul-Poel Y H，Ter Wee M M，Lips P，et al. Management of endocrine disease：the effect of vitamin D supplementation on glycaemic control in patients with type 2 diabetes mellitus：a systematic review and meta-analysis［J］. Eur J Endocrinol，2017，176（1）：R1-R14.

［13］ Farrokhian A，Raygan F，Bahmani F，et al. Long-term vitamin D supplementation affects metabolic status in vitamin D-deficient type 2 diabetic patients with coronary artery disease［J］. J Nutr，2017，147（3）：jn242008.

［14］ 涂萍，许婷，段鹏，等. 25-羟维生素 D3 补充对绝经后 2 型糖尿病患者胰岛素敏感性及血糖控制的影响［J］. 国际内分泌代谢杂志，2016，36（5）：299-301.

［15］ Krul-Poel Y H，Westra S，Ten B E，et al. Effect of vitamin D supplementation on glycemic control in patients with type 2 diabetes（SUNNY trial）：a randomized placebo-controlled trial［J］. Diabetes Care，2015，38（8）：1420-1426.

［16］ Elkassaby S，Harrison L C，Mazzitelli N，et al. A randomised controlled trial of high dose vitamin D in recent-onset type 2 diabetes［J］. Diabetes Res Clin Pract，2014，106（3）：576-582.

［17］ Jehle S，Lardi A，Felix B，et al. Effect of large doses of parenteral vitamin D on glycaemic control and calcium/phosphate metabolism in patients with stable type 2 diabetes mellitus：a randomised，placebo-controlled，prospective pilot study［J］. Swiss Med Wkly，2014，144：w13942.

［18］ Nasri H，Behradmanesh S，Maghsoudi A R，et al. Efficacy of supplementary vitamin D on improvement of glycemic parameters in patients with type 2 diabetes mellitus：a randomized double blind clinical trial［J］. J Renal Inj Prev，2014，3（1）：31-34.

［19］ Strobel F，Reusch J，Penna-Martinez M，et al. Effect of a randomised controlled vitamin D trial on insulin resistance and glucose metabolism in patients with type 2 diabetes mellitus ［J］. Horm Metab Res，2014，46（1）：54-58.

［20］ Heshmat R，Tabatabaei-Malazy O，Abbaszadeh-Ahranjani S，et al. Effect of vitamin D on insulin resistance and anthropometric parameters in type 2 diabetes：a randomized double-blind clinical trial ［J］. Daru，2012，20（1）：10.

［21］ Bogdanou D，Penna-Martinez M，Filmann N，et al. T-lymphocyte and glycemic status after vitamin D treatment in type 1 diabetes：a randomized controlled trial with sequential crossover ［J］. Diabetes Metab Res Rev，2017，33（3）：e2865.

［22］ Ataie-Jafari A，Loke S C，Rahmat A B，et al. A randomized placebo-controlled trial of alphacalcidol on the preservation of beta cell function in children with recent onset type 1 diabetes ［J］. Clin Nutr，2013，32（6）：911-917.

［23］ Gabbay M A，Sato M N，Finazzo C，et al. Effect of cholecalciferol as adjunctive therapy with insulin on protective immunologic profile and decline of residual beta-cell function in new-onset type 1 diabetes mellitus ［J］. Arch Pediatr Adolesc Med，2012，166（7）：601-607.

［24］ Shih E M，Mittelman S，Pitukcheewanont P，et al. Effects of vitamin D repletion on glycemic control and inflammatory cytokines in adolescents with type 1 diabetes ［J］. Pediatr Diabetes，2016，17（1）：36-43.

［25］ Reid I R，Bolland M J，Grey A. Effects of vitamin D supplements on bone mineral density：a systematic review and meta-analysis ［J］. Lancet，2014，383（9912）：146-155.

［26］ Mak J C，Mason R S，Klein L，et al. An initial loading-dose vitamin D versus placebo after hip fracture surgery：randomized trial ［J］. BMC Musculoskelet Disord，2016，17（1）：336.

［27］ 杨杰. 阿仑膦酸钠联合骨化三醇治疗女性绝经后骨质疏松性髋部骨折的疗效及对骨代谢的影响 ［J］. 中国老年学杂志，2013，33（4）：809-811.

［28］ Sprague S，Petrisor B，Scott T，et al. What is the role of vitamin D supplementation in acute fracture patients? A systematic review and meta-analysis of the prevalence of hypovitaminosis D and supplementation efficacy ［J］. J Orthop Trauma，2016，30（2）：53-63.

［29］ Haines N，Kempton L B，Seymour R B，et al. The effect of a single early high-dose vitamin D supplement on fracture union in patients with hypovitaminosis D：a prospective randomised trial ［J］. Bone Joint J，2017，99-B（11）：1520-1525.

［30］ Riverin B D，Maguire J L，Li P. Vitamin D supplementation for childhood asthma：a systematic review and meta-analysis ［J］. PLoS One，2015，10（8）：e136841.

［31］ de Groot J C，van Roon E N，Storm H，et al. Vitamin D reduces eosinophilic airway inflammation in nonatopic asthma ［J］. J Allergy Clin Immunol，2015，135（3）：670-675.

［32］ Kerley C P，Hutchinson K，Cormican L，et al. Vitamin D_3 for uncontrolled childhood asthma：A pilot study ［J］. Pediatr Allergy Immunol，2016，27（4）：404-412.

［33］ Tachimoto H，Mezawa H，Segawa T，et al. Improved control of childhood asthma with low-dose, short-term vitamin D supplementation：a randomized，double-blind，placebo-controlled trial ［J］. Allergy，2016，71（7）：1001-1009.

［34］ Castro M，King T S，Kunselman S J，et al. Effect of vitamin D_3 on asthma treatment failures in adults with symptomatic asthma and lower vitamin D levels：the VIDA randomized clinical trial ［J］. JAMA，2014，311（20）：2083-2091.

［35］ Pojsupap S，Iliriani K，Sampaio T Z，et al. Efficacy of high-dose vitamin D in pediatric asthma：a systematic review and meta-analysis ［J］. J Asthma，2015，52（4）：382-390.

［36］ 陈江，任翼，何娜，等. 维生素 D_3 的补充对儿童哮喘控制的随机对照研究 ［J］. 重庆医学，2017（32）：4505-4507.

［37］ James E，Dobson R，Kuhle J，et al. The effect of vitamin D-related interventions on multiple sclerosis relapses：a meta-analysis ［J］. Mult Scler，2013，19（12）：1571-1579.

［38］ Shaygannejad V，Janghorbani M，Ashtari F，et al. Effects of adjunct low-dose vitamin D on relapsing-remitting multiple sclerosis progression：preliminary findings of a randomized placebo-controlled trial ［J］. Mult Scler Int，2012，2012（10）：452541.

［39］ Ashtari F，Toghianifar N，Zarkesh-Esfahani S H，et al. High dose vitamin D intake and quality of life in relapsing-remitting multiple sclerosis：a randomized，double-blind，placebo-controlled clinical trial ［J］. Neurol Res，2016，38（10）：888-892.

［40］ Kampman M T，Steffensen L H，Mellgren S I，et al. Effect of vitamin D_3 supplementation on relapses，disease progression，and measures of function in persons with multiple sclerosis：exploratory outcomes from a double-blind randomised controlled trial ［J］. Mult Scler J，2012，18（8）：1144-1151.

［41］ 寇广宁，郭立亚，吴鸿春，等. 维生素 D 干预对肥胖影响的 meta 分析 ［J］. 西南大学学报（自然科学版），2014，36（12）：42-46.

［42］ Vigna L，Lonati C，Sommaruga D，et al. Vitamin D supplementation promotes weight loss and waist circumference reduction in overweight/obese adults with hypovitaminosis D ［J］. Obes Facts，2015，8：240-241.

［43］ Salehpour A，Hosseinpanah F，Shidfar F，et al. A 12-week double-blind randomized clinical trial of vitamin D_3 supplementation on body fat mass in healthy overweight and obese women ［J］. Nutr J，2012，11：78.

［44］ Sperati F，Vici P，Maugeri-Saccà M，et al. Vitamin D supplementation and breast cancer prevention：a systematic review and meta-analysis of randomized clinical trials ［J］. PLoS One，2013，8（7）：e69269.

［45］ Cadeau C，Fournier A，Mesrine S，et al. Postmenopausal breast cancer risk and interactions between body mass index，menopausal hormone therapy use，and vitamin D supplementation：evidence from the E3N cohort ［J］. Int J Cancer，2016，139（10）：2193-2200.

［46］ Zeichner S B，Koru-Sengul T，Shah N，et al. Improved clinical outcomes associated with vitamin D supplementation during adjuvant chemotherapy in patients with HER2＋ nonmetastatic breast cancer ［J］. Clin Breast Cancer，2015，15（1）：e1-e11.

［47］ Giacomet V，Vigano A，Manfredini V，et al. Cholecalciferol supplementation in HIV-infected youth with vitamin D insufficiency：effects on vitamin D status and T-cell phenotype：a randomized controlled trial ［J］. HIV Clin Trials，2013，14（2）：51-60.

［48］ Stallings V A，Schall J I，Hediger M L，et al. High-dose vitamin D_3 supplementation in children and young adults with HIV：a randomized，placebo-controlled trial ［J］. Pediatr Infect Dis J，2015，34（2）：e32-e40.

［49］ Lewis C，Xun P，He K. Vitamin D supplementation and quality of life following diagnosis in stage Ⅱ colorectal cancer patients：a 24-month prospective study ［J］. Support Care Cancer，2016，24（4）：1655-1661.

［50］ Norizoe C，Akiyama N，Segawa T，et al. Increased food allergy and vitamin D：randomized，double-blind，placebo-controlled trial ［J］. Pediatr Int，2014，56（1）：6-12.

第三章 维生素 E 补充与疾病改善

一、引言

维生素 E 是常见的脂溶性维生素之一，主要以 α-生育酚的活性形式存在于人体血浆和组织中。天然维生素 E 有多种存在形式，根据甲基数目和位置及是否含有双键可分为 α、β、γ、δ-生育酚和生育三烯酚[1]，其中 α-生育酚生物效价最高。维生素 E 为淡黄色油状物，遇热和酸稳定，遇碱不稳定，易被氧化。维生素 E 有两种常用单位——mg 和 IU，1 mg α-生育酚＝1.49 IU α-生育酚。食物中维生素 E 主要来源于植物油，其中玉米油、大豆油、葵花籽油和麦胚油中较为丰富，人和动物一般不易缺乏。维生素 E 基本生物学功能为抗氧化、维持生育、调节免疫系统，以及抑制血小板的增殖、凝集和血细胞黏附[2]。

在动物实验中，给动物饲喂不含维生素 E 的合成饲料时，可引起维生素 E 缺乏症，主要表现为生殖障碍、神经肌肉障碍、红细胞膜受损、红细胞寿命缩短以及溶血性贫血[3]。早产儿出生时血浆和组织中维生素 E 水平很低，而且消化器官不成熟，往往存在维生素 E 吸收障碍，容易出现溶血性贫血，肌内注射维生素 E 可以治疗早产儿溶血性贫血。2010—2012 年中国居民营养与健康状况监测发现，我国城市居民维生素 E 膳食摄入量为 37.4 mg α-TE①/d，农村居民为 34.1 mg α-TE/d[4]，而 2013 年中国营养学会发布的中国居民膳食营养素参考摄入量建议成年人维生素 E 推荐摄入量男性和女性均为 14 mg α-生育酚当量（α-TE），可耐受最高摄入量（UL）为 700 mg α-TE[3]，可见一般情况下人体不会摄入不足。

服用膳食维生素和矿物质补充剂已经成为不少现代人的生活方式之一。人们希望通过服用这些膳食补充剂来改善健康状况、预防疾病。维生素 E 补充剂大多数是 α-生育酚，在体内可阻断 γ-生育酚的抗氧化活性，高剂量的维生素 E 补充会影响维生素 K 的代谢及血小板功能[1]。例如，早期的随机对照临床试验和流行病学调查研究均提示，硒和维生素 E 对前列腺癌具有潜在的预防作用。但随后美国学者进行的一项随机、安慰剂对照临床试验进一步评价了小剂量硒或维生素 E，或两者联合对健康男性是否具有预防前列腺癌的作用。该研究共纳入健康男性 35 533 人，在平均随访 5.46 年时，该研究组提前发布研究结果认为，单独应用硒或维生素 E，或者两者联合应用，在该研究采用的剂量和干预方式下对健康男性不具有预防前列腺癌的作用[2]。在日本学者 Kubota 等对于膳食中抗氧化维生素（即维生素 A、维生素 C 和维生素 E）与心血管疾病死亡关系的研究中，并未发现对男性人群有显著影响，而 Pocobelli 等的研究则提示维生素 E 补充与心血管疾病死亡风险降低有关[5]。综上所述，可以看出关于维生素 E 补充对人体的有益效应仍存在分歧。

---

① α-TE 即 α-生育酚当量。

本文将通过检索国内外相关文献，综合评价分析维生素 E 补充对 2 型糖尿病、结直肠癌、心血管疾病等疾病的影响。

二、证据收集方法

本章围绕维生素 E 补充与 2 型糖尿病、结直肠癌、心血管疾病、阿尔茨海默病、其他癌症（包括膀胱癌、胃癌、肾癌）和老年性白内障进行系统性文献检索，中文文献和英文文献均检索 2012 年 1 月 1 日至 2017 年 11 月 30 日间国内外公开发表的相关文献，共检索到 1096 篇文献。根据总体要求和排除标准，排除动物实验、细胞实验、纯膳食摄入、仅直接供给自然食物的肠内营养、滴眼液或局部外敷等非肠外营养接触途径、质量较低的文献后，剩余 19 篇文献作为本次研究的主要证据，其中中文文献 1 篇，英文文献 18 篇。表 3-1 对维生素 E 补充及相关疾病，如 2 型糖尿病、结直肠癌、心血管疾病、阿尔茨海默病、其他癌症（包括膀胱癌、胃癌、肾癌）和老年性白内障的中英文检索词、文献数量等进行了整理。

表 3-1　维生素 E 补充与相关疾病检索情况

疾病	检索词		文献数（纳入/总）		
	中文检索词	英文检索词	中文	英文	合计
2 型糖尿病	维生素 E 补充，生育酚补充，糖尿病，胰岛素抵抗	vitamin E, tocopherol, supplement*, fortified, fortification, intervention, effect, diabetes, insulin resistance, glucose intolerance, hyperglycaemia	0/202	5/270	5/472
结直肠癌	维生素 E 补充，生育酚补充，结直肠癌	vitamin E, tocopherol, supplement*, fortified, fortification, intervention, effect, colorectal cancer	0/9	5/44	5/53
心血管疾病	维生素 E 补充，生育酚补充，心血管疾病，冠心病，心肌梗死，中风（卒中）	vitamin E, tocopherol, supplement*, fortified, fortification, intervention, effect, cardiovascular, coronary heart disease, myocardial infarction, stroke	1/112	2/284	3/396
阿尔茨海默病	维生素 E 补充，生育酚补充，阿尔茨海默病	vitamin E, tocopherol, supplement*, fortified, fortification, intervention, effect, Alzheimer disease	0	2/52	2/52
膀胱癌	维生素 E 补充，生育酚补充，膀胱癌	vitamin E, tocopherol, supplement*, fortified, fortification, intervention, effect, bladder cancer	0/9	1/6	1/15
胃癌	维生素 E 补充，生育酚补充，胃癌	vitamin E, tocopherol, supplement*, fortified, fortification, intervention, effect, gastric cancer	0/38	1/25	1/63
肾癌	维生素 E 补充，生育酚补充，肾癌	vitamin E, tocopherol, supplement*, fortified, fortification, intervention, effect, kidney cancer	0/5	1/18	1/23
老年性白内障	维生素 E 补充，生育酚补充，老年性白内障	vitamin E, tocopherol, supplement*, fortified, fortification, intervention, effect, cataract, lens opacities	0/7	1/15	1/22
文献总合计			1/382	18/714	19/1096

三、维生素 E 补充与疾病的关系

参照 WHO 推荐的证据评价方法和标准[6]，对维生素 E 补充与 2 型糖尿病、结直肠癌、心血管疾病关联的文献进行综合分析，对维生素 E 补充与其他癌症（膀胱癌、胃癌、肾癌）、阿尔茨海默病、老年性白内障进行简要描述，其结果如下。

（一）维生素 E 补充与 2 型糖尿病

维生素 E 补充与 2 型糖尿病的研究共有 5 篇文献[7-11]，包括 2 项 meta 分析和 3 项为 RCT 研究。其中 1 篇文献显示维生素 E 补充对 2 型糖尿病具有辅助改善作用，4 篇文献显示维生素 E 补充与 2 型糖尿病无关。

研究结果显示，维生素 E 补充（200～1600 IU/d，133～1068 mg/d）很可能无法改善 2 型糖尿病患者病情，综合评价等级为 B 级。具体研究证据的质量及评价见表 3-2。

涉及维生素 E 补充与 2 型糖尿病的 5 项研究中，只有 Rafraf 等[9]于 2016 年开展的研究发现维生素 E 补充可以改善空腹血糖水平。该项研究涉及人数为 83 人，均为 2 型糖尿病患者，干预组和对照组分别用维生素 E（400 IU/d）和安慰剂干预 8 周。结果发现，干预组患者自身空腹血糖水平较干预前有显著下降（$P=0.027$），但糖化血红蛋白、空腹胰岛素和胰岛素抵抗（HOMA-IR）均无显著改善，对照组各项指标干预前后无显著变化。所有纳入研究的详细信息见表 3-3。

表 3-2　维生素 E 补充与 2 型糖尿病关系的证据分析

内容	评级	备注
证据等级	良	5 篇文献平均得分 9.67 分
一致性	良	80% 的文献研究结果一致
健康影响	差	80%（4 篇）的研究表明维生素 E 补充无改善 2 型糖尿病患者空腹血糖水平的作用
研究人群	中	16.7% 的研究包含中国人群，两项 meta 分析包含多个国家人群
适用性	良	适用，但有个别注意事项

（二）维生素 E 补充与结直肠癌

维生素 E 补充与结直肠癌关系的研究共有 5 篇文献[12-16]。1 项系统综述认为维生素 E 补充与结直肠癌发病率无关，1 项系统综述认为相比较于低剂量摄入人群，补充高剂量维生素 E 具有结直肠癌的保护作用，但与对照组相比，维生素 E 补充组结直肠癌发病率无显著降低；1 项随机对照研究认为维生素 E 补充与结直肠癌发病率无关；2 项病例对照研究均认为维生素 E 补充与结直肠癌发病率无关。

表 3-3 维生素 E 补充与 2 型糖尿病的研究

作者，年度	研究类型	调查方法	例数	研究对象及年龄	摄入情况	结果	对疾病的影响
Khodaeian, 2015[7]	meta 分析 (8 项 RCT 研究)	—	425	欧洲人、大洋洲人及美洲人,30~74 岁	150~800 mg/d,持续 4~27 周	维生素 E 补充对 HOMA 无显著改善作用(SMD=0.02,95%CI −0.38~0.41)	对疾病无辅助治疗作用
Xu, 2014[8]	meta 分析 (14 项 RCT 研究)	—	714	欧洲人、美洲人、亚洲人(含中国),15~75 岁	200~1600 IU/d,持续 6~27 周	维生素 E 补充对糖化血红蛋白、空腹血糖、空腹胰岛素水平均无显著改善作用(MD=−0.24,95% CI −0.49~−0.02;MD=−0.12,95%CI −0.34~0.58;MD=−4.54,95%CI −13.16~4.08)	对疾病无辅助治疗作用
Rafraf, 2016[9]	RCT	试验干预	83	治疗组男 14 例,女 27 例,平均 53.51(SD=8.02)岁;对照组男 15 例,女 27 例,平均 53.90(SD=6.93)岁	400 IU/d,持续 8 周	维生素 E 补充对空腹血糖水平有改善作用(P=0.027),对糖化血红蛋白、空腹胰岛素和 HOMA-IR 无显著改善作用	对疾病有辅助治疗作用
Jamalan, 2015[10]	RCT	试验干预	40	伊朗人,均为男性,自身前后对照,平均 52(SD=8)岁	300 mg/d,持续 4 周	干预组与对照组干预前后糖化血红蛋白、空腹胰岛素和空腹血糖均无显著差异	对疾病无辅助治疗作用
Udupa, 2013[11]	RCT	试验干预	50	印度人,干预组男 17 例,女 8 例,平均 53.6(SD=1.9)岁;对照组男 15 例,女 10 例,平均 53.8(SD=2.1)岁	400 mg/d,持续 90 天	干预组与对照组干预前后糖化血红蛋白(P=0.09)和空腹血糖(P=0.42)均无显著差异	对疾病无辅助治疗作用

注:"—"表示原文中未描述。

研究结果显示，维生素 E 补充（10~500 IU/d，6.68~334 mg/d）很可能与结直肠癌的发病风险无关，综合评价等级为 B 级。具体研究证据的质量及评价见表 3-4。

最新的一篇基于 4 个大型前瞻性队列研究的 meta 分析[12]包含了 19 1126 人，发现补充维生素 E 不能显著降低结直肠癌发病率，而另一篇基于 RCT 研究的 meta 分析[13]发现，只有将维生素 E 高剂量补充和低剂量补充比较时显示前者可以降低结直肠癌发病风险，而与空白对照组相比，补充组结直肠癌发病率无显著降低。所有纳入研究的详细信息见表 3-5。

表 3-4   维生素 E 补充与结直肠癌关系证据分析

内容	评级	备注
证据等级	良	5 篇文献平均得分 9.6 分
一致性	优	5 项研究均认为维生素 E 补充与结直肠癌发病率无关
健康影响	差	所有研究都认为维生素 E 补充与结直肠癌发病率无关
研究人群	中	包括亚洲人群（无中国人群）及欧美人群
适用性	中	适用，但有许多注意事项

（三）维生素 E 补充与心血管疾病

维生素 E 补充与心血管疾病关系的研究共有 3 篇文献[17-19]，均为 meta 分析。涉及心血管疾病的研究 1 篇，该系统综述认为维生素 E 补充无显著降低心血管疾病发病率的作用。涉及心肌梗死的 2 篇 meta 分析均基于 RCT 研究，一篇认为维生素 E 补充不具有显著降低心肌梗死发病率的作用，另一篇认为单独维生素 E 补充可以显著降低心肌梗死发病率，但联合其他抗氧化营养素则无显著保护作用。

研究结果显示，维生素 E 补充（75~800 IU/d，50~534.4 mg/d）可能降低心肌梗死发病风险，综合评价等级为 C 级。具体研究证据的质量及评价见表 3-6。

Loffredo 等[18]在 2015 年进行的 meta 分析纳入人群数量为 137 137 名，结果发现单独补充维生素 E（33~800 IU/d）可以显著降低心肌梗死发病率（RR=0.82，95% CI 0.70~0.96）和致死率（RR=0.84，95% CI 0.73~0.96）。所有纳入研究的详细信息见表 3-7。

表 3-6   维生素 E 补充与心血管疾病关系证据分析

内容	评级	备注
证据等级	良	3 篇文献平均得分 11.3 分
一致性	中	66.7% 的文献研究结果一致
健康影响	差	仅 33%（1 项研究）的文献认为维生素 E 补充可以降低心肌梗死的发病风险
研究人群	中	包括亚洲人群（无中国人群）及欧美人群
适用性	良	适用，但有个别注意事项

表 3-5　维生素 E 补充与结直肠癌的研究

作者,年度	研究类型	调查方法	例数	研究对象及年龄	摄入情况	结果	对疾病的影响
Heine-Broring, 2015[12]	meta分析	—	—	美洲人和欧洲人,15~84岁	10~500 IU/d,持续1周至1年	与对照组相比,维生素E补充剂组直肠癌发病风险RR=0.85(95% CI 0.72~1.01),维生素E补充无显著保护作用	与疾病的发病风险无关
PAIS, 2013[13]	meta分析(12项RCT研究)	—	250 676	美洲人和欧洲人,20~75岁	30~600 mg/d,持续1.5~10年	与对照组相比,维生素E补充组的结直肠癌发病风险RR=0.98(95% CI 0.89~1.07),维生素E补充无显著保护作用	与疾病的发病风险无关
Wang, 2014[14]	RCT	随机对照,干预8年	14 641	美洲人,≥50岁	400 IU/d,平均持续10.3年	与对照组相比,维生素E补充剂组的结直肠癌发病风险 HR=0.88(95% CI 0.64~1.19),维生素E补充无显著保护作用	与疾病的发病风险无关
Leenders, 2014[15]	病例对照研究	FFQ	2798	欧洲人,35~70岁	—	与对照组相比,膳食维生素E摄入低、中、高剂量组的结肠癌发病风险 RR=1.03(95% CI 0.92~1.14),直肠癌发病风险 RR=1.02(95% CI 0.88~1.18),维生素E补充无显著保护作用	与疾病的发病风险无关
Wang, 2012[16]	病例对照研究	FFQ	1631	亚洲人,20~74岁	—	与对照组相比,膳食维生素E摄入低、中、高剂量组的男女结直肠癌发病风险并无显著差异	与疾病的发病风险无关

注:"—"表示原文中未描述。FFQ,问卷调查(膳食频率法)。

表 3-7 维生素 E 补充剂与心血管疾病的研究

作者,年度	研究类型	调查方法	例数	研究对象及年龄	摄入情况	结果	对疾病的影响
Loffredo, 2015[18]	系统综述	—	137 137	美洲人和欧洲人,33~70 岁	33~800 IU/d,持续 0.5~10 年	与对照组相比,干预组的心肌梗死发病风险显著降低(RR = 0.82,95%CI 0.70~0.96),且心肌梗死的致死率显著降低(RR=0.84,95%CI 0.73~0.96)	降低疾病的发病风险
Myung, 2013[17]	系统综述	—	294 478	美洲人,欧洲人及澳洲人,25~74 岁	—	与对照组相比,干预组的心血管病发病风险并无显著差异(RR = 0.97,95%CI 0.94~1.01)	与疾病的发病风险无关
王鑫, 2016[19]	系统综述	—	87 296	美洲人及欧洲人,21~73 岁	75~600 IU/d,持续 1.4~10 年	与对照组相比,干预组的心肌梗死发病风险未显著降低(RR = 0.94,95%CI 0.82~1.08)	与疾病的发病风险无关

注:"—"表示原文中未描述。

(四) 维生素 E 补充与其他疾病

1. 维生素 E 补充与阿尔茨海默病

涉及维生素 E 补充与阿尔茨海默病的研究共有 2 篇[20-21]，包括 1 篇系统综述和 1 篇随机对照研究。基于观察性研究的系统综述共纳入了 7 项研究，结果表明相比较低剂量组，膳食摄入中高剂量维生素 E 可以使阿尔茨海默病发病风险降低 24%（RR＝0.76，95%CI 0.67～0.84）。Galasko 等的随机对照研究[19]发现在阿尔茨海默病患病人群中，高剂量的 α-生育酚或低中剂量 δ-生育酚可以提高患者淀粉样蛋白负荷，表明维生素 E 补充有潜在治疗或改善阿尔茨海默病的作用。

2. 维生素 E 与其他癌症（包括膀胱癌、胃癌、肾癌）

涉及膀胱癌的 1 篇系统综述[22]包括欧洲和美洲人群，涵盖的研究类型包括队列研究和病例对照研究。结果表明，每日补充 10 mg 维生素 E 可以使膀胱癌发病风险降低 22%（RR＝0.78，95%CI 0.64～0.94），且体内 α-生育酚每增加 1 mg/dl，膀胱癌的发病风险随之降低 16%（RR＝0.84，95%CI 0.76～0.94）。

涉及胃癌的 1 篇系统综述[23]包括欧洲、亚洲和美洲人群，涵盖的研究类型包括 RCT、队列研究和病例对照研究。结果表明，每日补充 10 mg 维生素 E 可以使胃癌发病风险降低 24%（RR＝0.76，95%CI 0.67～0.85）。

涉及肾癌的 1 篇系统综述[24]包括欧洲和美洲人群，涵盖的研究类型包括队列研究和病例对照研究。结果表明，维生素 E 补充高剂量组相比于低剂量组，肾癌发病风险降低 19%（RR＝0.81，95%CI 0.69～0.94）。

3. 维生素 E 补充与老年性白内障

涉及维生素 E 补充与老年性白内障关系的研究共有 1 篇 meta 分析[25]，涵盖的研究类型有队列研究、病例对照研究和横断面研究，共纳入 9 项研究。结果表明，维生素 E 补充可以使老年性白内障发病风险降低 14%（OR＝0.86，95% CI 0.75～0.99）。

四、结论

综合评价的结果显示，维生素 E 补充（200～1600 IU/d，133～1068 mg/d）很可能无法改善 2 型糖尿病患者病情，综合评价等级为 B 级；维生素 E 补充（10～500 IU/d，6.68～334 mg/d）很可能与结直肠癌发病风险无关，综合评价等级为 B 级；维生素 E 补充（75～800 IU/d，50～534.4 mg/d）可能可以降低心肌梗死发病风险，综合评价等级为 C 级。对于其他疾病，如阿尔茨海默病、膀胱癌、胃癌、肾癌、老年性白内障等，文献报道较少，未进行证据体综合评价。

维生素 E 补充与疾病的关联性研究相关文献数目较少，且针对中国人的研究更加缺乏。另外，目前有文献报道维生素 E 补充对健康甚至可能产生不利影响，故其在临床治疗或营养补充推广中应谨慎，仍需要进行更深入的研究。

（刘烈刚　朱亚伦）

参考文献

［1］查舜行. 维生素补充剂［J］. 上海医药情报研究，1999（4）：42-43.

［2］Kristal A R，Darke A K，Morris J S，et al. Baseline selenium status and effects of selenium and vitamin E supplementation on prostate cancer risk［J］. J Natl Cancer Inst，2014，106（3）：456.

［3］中国营养学会. 中国居民膳食营养素参考摄入量（2013 版）［M］. 北京：科学出版社，2014.

［4］何宇纳，王竹，赵丽云，等. 2010～2012 年中国居民膳食维生素摄入状况［J］. 营养学报，2017，39（2）：112-115.

［5］Paganini-Hill A，Kawas C H，Corrada M M. Antioxidant vitamin intake and mortality：the Leisure World Cohort Study［J］. Am J Epidemiol，2015，181（2）：120-126.

［6］World Health Organization. WHO hand book for guideline development［M］. 2012.

［7］Khodaeian M，Tabatabaei-Malazy O，Qorbani M，et al. Effect of vitamins C and E on insulin resistance in diabetes：a meta-analysis study［J］. Eur J Clin Invest，2015，45（11）：1161-1174.

［8］Xu R，Zhang S，Tao A，et al. Influence of vitamin E supplementation on glycaemic control：a meta-analysis of randomised controlled trials［J］. PLoS One，2014，9（4）：e95008.

［9］Rafraf M，Bazyun B，Sarabchian M A，et al. Vitamin E improves serum paraoxonase-1 activity and some metabolic factors in patients with type 2 diabetes：no effects on nitrite/nitrate levels［J］. J Am Coll Nutr，2016，35（6）：521-528.

［10］Jamalan M，Rezazadeh M，Zeinali M，et al. Effect of ascorbic acid and alpha-tocopherol supplementations on serum leptin，tumor necrosis factor alpha，and serum amyloid A levels in individuals with type 2 diabetes mellitus［J］. Avicenna J Phytomed，2015，5（6）：531-539.

［11］Udupa A，Nahar P，Shah S，et al. A comparative study of effects of omega-3 Fatty acids，alpha lipoic acid and vitamin E in type 2 diabetes mellitus［J］. Ann Med Health Sci Res，2013，3（9）：442-446.

［12］Heine-Broring R C，Winkels R M，Renkema J M，et al. Dietary supplement use and colorectal cancer risk：a systematic review and meta-analyses of prospective cohort studies［J］. Int J Cancer，2015，136（10）：2388-2401.

［13］Pais R，Dumitrascu D L. Do antioxidants prevent colorectal cancer？A meta-analysis［J］. Rom J Intern Med，2013，51（3-4）：152-163.

［14］Wang L，Sesso H D，Glynn R J，et al. Vitamin E and C supplementation and risk of cancer in men：posttrial follow-up in the Physicians'Health Study Ⅱ randomized trial［J］. Am J Clin Nutr，2014，100（3）：915-923.

［15］Leenders M，Leufkens A M，Siersema P D，et al. Plasma and dietary carotenoids and vitamins A，C and E and risk of colon and rectal cancer in the European Prospective Investigation into Cancer and Nutrition［J］. Int J Cancer，2014，135（12）：2930-2939.

［16］Wang Z，Joshi A M，Ohnaka K，et al. Dietary intakes of retinol，carotenes，vitamin C，and vitamin E and colorectal cancer risk：the Fukuoka colorectal cancer study［J］. Nutr Cancer，2012，64（6）：798-805.

［17］Myung S K，Ju W，Cho B，et al. Efficacy of vitamin and antioxidant supplements in prevention of cardiovascular disease：systematic review and meta-analysis of randomised controlled trials［J］. BMJ，2013，346（2）：f10.

［18］Loffredo L，Perri L，Di Castelnuovo A，et al. Supplementation with vitamin E alone is associated with reduced myocardial infarction：a meta-analysis［J］. Nutr Metab Cardiovasc Dis，2015，25

（4）：354-363.

［19］王鑫，周建，汤雨潇，等. 补充维生素 E 预防心肌梗死效果的 meta 分析［J］. 中华全科医学，2016，14（6）：893-896.

［20］Li F J，Shen L，Ji H F. Dietary intakes of vitamin E，vitamin C，and beta-carotene and risk of Alzheimer's disease：a meta-analysis［J］. J Alzheimers Dis，2012，31（2）：253-258.

［21］Galasko D R，Peskind E，Clark C M，et al. Antioxidants for Alzheimer disease：a randomized clinical trial with cerebrospinal fluid biomarker measures［J］. Arch Neurol，2012，69（7）：836-841.

［22］Chen F，Li Q，Yu Y，et al. Association of vitamin C，vitamin D，vitamin E and risk of bladder cancer：a dose-response meta-analysis［J］. Sci Rep，2015，5（4）：9599.

［23］Kong P，Cai Q，Geng Q，et al. Vitamin intake reduce the risk of gastric cancer：meta-analysis and systematic review of randomized and observational studies［J］. PLoS One，2014，9（12）：e116060.

［24］Shen C，Huang Y，Yi S，et al. Association of Vitamin E intake with reduced risk of kidney cancer：a meta-analysis of observational studies［J］. Med Sci Monit，2015，21（11）：3420-3426.

［25］Zhang Y，Jiang W，Xie Z，et al. Vitamin E and risk of age-related cataract：a meta-analysis［J］. Public Health Nutr，2015，18（15）：2804-2814.

第四章 维生素 B₁ 补充与疾病改善

一、引言

维生素 B₁（vitamin B₁）又称硫胺素（thiamin），也称抗神经炎因子（aneurin），是第一个被发现的 B 族维生素。维生素 B₁ 呈白色针状结晶，易溶于水，微溶于乙醇，在酸性溶液中（pH 5.0 以下）比较稳定，加热不易分解，而在碱性溶液中极不稳定。紫外线可使维生素 B₁ 降解而失去活性。

维生素 B₁ 的生理功能主要包括辅酶功能和非辅酶功能两个方面[1]。一方面，维生素 B₁ 以焦磷酸硫胺素（TPP）为主要活性形式，作为转酮醇酶、丙酮酸脱氢酶、α-酮戊二酸脱氢酶和支链酮酸脱氢酶等多种羧化酶的辅酶，参与来自碳水化合物和氨基酸的 α-酮酸脱羧反应及磷酸戊糖途径的转酮醇作用。这两个主要代谢反应在体内能量代谢中具有非常重要的意义。另一方面，维生素 B₁ 对维持神经、肌肉特别是心肌的正常功能，以及维持正常食欲、胃肠蠕动和消化分泌有重要作用。维生素 B₁ 缺乏时，乙酰辅酶 A 的生成减少，影响乙酰胆碱的合成。同时，由于对胆碱酯酶的抑制减弱，乙酰胆碱分解加强，影响神经传导。

人体只有在短时间内口服维生素 B₁ 超过 RNI 的 100 倍才会出现头痛、惊厥等症状，而体内含量低则会引起缺乏症。缺乏症主要见于长期食用精细加工米面的人群。维生素 B₁ 缺乏症又称为脚气病（beriberi），主要对神经-血管系统造成损害。早期症状为食欲不佳、便秘、恶心、周围神经障碍、易兴奋和疲劳等。临床主要根据年龄分为成人脚气病和婴儿脚气病。成人脚气病包括以多发性周围神经炎症为主的干性脚气病、以水肿和心脏症状为主的湿性脚气病、既有神经炎又有心力衰竭和水肿的混合型脚气病，以及以中枢神经系统表现为主的脑型脚气病（长期酗酒致使酒精中毒引发维生素 B₁ 缺乏而产生，也称为 Wernicke-Korsakoff 综合征）。婴儿脚气病多由于乳母维生素 B₁ 缺乏所致，常发生于 2～5 月龄的婴儿，发病突然，病情急，晚期有水肿、发绀、心脏扩大甚至心力衰竭[1]。

一般维生素 B₁ 的参考摄入量是按照总能量需要量推算得到的。《中国居民膳食营养素参考摄入量（2013 版）》中维生素 B₁ 的 RNI 成年男性为 1.4 mg/d，女性为 1.2 mg/d。影响维生素 B₁ 需要量的因素除了其生物利用率之外，还有机体能量摄入、体力活动水平和性别等因素。某些特殊环境及特殊职业往往使维生素 B₁ 需要量增加，运动爱好者和职业运动员也需要增加维生素 B₁ 的摄入[2]。

本章通过充分检索国内外相关文献，综合评价分析维生素 B₁ 补充对糖尿病、阿尔茨海默病等各种疾病的影响，为人群合理补充维生素 B₁、促进健康提供科学依据。

二、证据收集方法

本研究围绕维生素 B_1 与糖尿病、阿尔茨海默病、韦尼克脑病和肿瘤的关系进行系统性文献检索，共查阅 491 篇文献。中文文献和英文文献均检索自 2012 年 1 月 1 日至 2017 年 11 月 30 日国内外公开发表的相关文献。通过二次析出文献，个别文献追溯到 1990 年 1 月 1 日。

根据总体要求和排除标准，排除动物实验、细胞实验、纯膳食维生素 B_1 摄入、仅直接供给自然食物的肠内营养、滴眼液或局部外敷等非肠外营养接触途径、质量较低的文献后，共有 17 篇文献作为本次研究的主要证据，其中中文文献 1 篇，英文文献 16 篇。对维生素 B_1 补充与相关疾病，如糖尿病、阿尔茨海默病、韦尼克脑病和肿瘤的中英文检索词、文献数量等进行了整理分析，见表 4-1。

表 4-1　维生素 B_1 补充与相关疾病检索情况

疾病	检索词		文献数（纳入/总）		
	中文检索词	英文检索词	中文	英文	合计
糖尿病	维生素 B_1，硫胺素，苯磷硫胺，呋喃硫胺，血糖，糖尿病	vitamin B_1, thiamin, thiamine, benfotiamine, fursutiamine, supplement, fortified, fortification, intervention, effect, blood glucose, diabetes	0/287	5/35	5/322
阿尔茨海默病	维生素 B_1，硫胺素，苯磷硫胺，呋喃硫胺，认知，阿尔茨海默病	vitamin B_1, thiamin, thiamine, benfotiamine, fursutiamine, supplement, fortified, fortification, intervention, effect, cognition, dementia, Alzheime's disease	0/12	4/21	4/33
韦尼克脑病	维生素 B_1，硫胺素，苯磷硫胺，呋喃硫胺，韦尼克脑病	vitamin B_1, thiamin, thiamine, benfotiamine, fursutiamine, supplement, fortified, fortification, intervention, effect, wernicke encephalopathy	1/53	4/19	5/72
肿瘤	维生素 B_1，硫胺素，苯磷硫胺，呋喃硫胺，肿瘤	vitamin B_1, thiamin, thiamine, benfotiamine, fursutiamine, supplement, fortified, fortification, intervention, effect, tumor, cancer	0/33	3/34	3/67
文献总合计			1/385	16/109	17/494

三、维生素 B_1 补充与疾病的关系

参照 WHO 推荐的证据评价方法和标准[3]，对维生素 B_1 补充与糖尿病、阿尔茨海默病关联的文献进行综合评价，而对维生素 B_1 补充与韦尼克脑病、肿瘤等疾病进行了简要描述，其结果如下。

（一）维生素 B_1 补充与糖尿病

维生素 B_1 补充与糖尿病关系的研究共有 5 篇文献，包括 RCT 研究（3 篇）和随机双盲交叉试验研究（2 篇）。

综合研究结果显示，补充维生素 B_1（150～300 mg/d，1～3 个月）可能降低并发微量白蛋白尿的 2 型糖尿病患者体内的尿白蛋白排泄量（urinary albumin excretion，UAE），

补充维生素 B_1 衍生物苯磷硫胺（300～600 mg/d，6 周）可能改善糖尿病性周围神经病（diabetic polyneuropathy，BENDIP 研究）患者的神经病理症状，综合评价等级为 C 级。具体研究证据的质量及价值评价结果见表 4-2。

在维生素 B_1 补充与糖尿病关系的研究中，Rabbani 等[4]探讨了高剂量维生素 B_1 对并发微量白蛋白尿的 2 型糖尿病患者的治疗作用。在巴基斯坦拉合尔的 Sheikh Zayed 医院糖尿病诊所招募了并发微量白蛋白尿的 2 型糖尿病患者（21 名男性，19 名女性），随机分为安慰剂对照组和目标治疗组。每天给予患者 3×100 mg 维生素 B_1 胶囊或安慰剂，持续 3 个月，后续洗脱期为 2 个月。结果显示，与基线值比较，接受 3 个月维生素 B_1 治疗患者的尿白蛋白排泄量（urinary albumin excretion，UAE）显著降低（$P<0.001$）；治疗终点值比较，维生素 B_1 治疗组患者的 UAE 明显低于安慰剂组（$P<0.01$）。该研究提示，高剂量维生素 B_1 治疗逆转了并发微量白蛋白尿的 2 型糖尿病患者体内的 UAE。高剂量的维生素 B_1 补充可为早期糖尿病肾病的治疗提供帮助。Gonzalez-Ortiz 等[5]采用随机双盲安慰剂对照试验，发现补充维生素 B_1 可以降低 2 型糖尿病患者的血糖和瘦素水平。Stracke 等[6]开展了一项随机双盲安慰剂对照临床研究，观察苯磷硫胺对糖尿病性周围神经病的治疗作用。165 例患有对称、远端糖尿病性周围神经病的患者被随机分配到 3 个治疗组，分别给予苯磷硫胺 600 mg/d、苯磷硫胺 300 mg/d 及安慰剂（6 周）并都进入洗脱期（2 周）。结果显示，治疗 6 周后，主要治疗结局参数即神经病理症状分数（Neuropathy Symptom Score，NSS）在各治疗组之间的数值有显著的不同（$P=0.033$）。在 6 周治疗中，总症状分数（Toal Symptom Score，TSS）的差异不显著。在给予较高的剂量且增加治疗持续时间后，苯磷硫胺的改善效果更显著。在 TSS 中，"疼痛"症状的改善效果最佳。各治疗组的耐受性很好。这提示苯磷硫胺可能为周围神经病患者提供更多的治疗选择。Alaei-Shahmiri 等[7-8]采用随机双盲交叉试验设计，观察维生素 B_1 补充对高血糖症患者血糖、血压、血脂和 C 反应蛋白（c-reactive protein，CRP）的影响。12 名高血糖症患者（糖耐量受损者 10 名、糖尿病新发患者 2 名）以交叉方式服用安慰剂和维生素 B_1 片剂（3×100 mg/d）6 周。结果显示，与基线和 3 周后水平比较，受试者服用维生素 B_1 片剂后血糖、舒张压显著下降，收缩压也有下降趋势，平均动脉压（mean arterial pressure，MAP）也较基线值显著降低；上述指标在服用安慰剂时没有发生变化。血脂和超敏 C 反应蛋白（hypersensitive c-reactive protein hs-CRP）无论是服用维生素 B_1 片剂组或安慰剂组，均没有发生变化。这提示高剂量维生素 B_1 补充可能对早期高血糖症患者的血糖、血压控制以及预防血管并发症有益。所有纳入研究的详细信息见表 4-3。

表 4-2 维生素 B_1 补充与糖尿病关系证据分析

内容	评级	备注
证据等级	良	3 项 RCT 研究，2 项随机双盲交叉研究
一致性	差	各研究的侧重点不同，主要针对糖尿病并发症
健康影响	中	维生素 B_1 补充（150 mg/d，1 个月）可降低 2 型糖尿病患者体内的血糖；维生素 B_1 补充（3×100 mg/d，3 个月）还可以降低并发微量白蛋白尿的 2 型糖尿病患者体内的尿白蛋白排泄量，降低血糖和血压；维生素 B_1 衍生物苯磷硫胺补充可以改善糖尿病性周围神经病患者的神经病理症状
研究人群	中	巴基斯坦、德国、澳大利亚等国家成年人
适用性	良	适用，但有个别注意事项

表4-3 维生素 B₁ 补充与糖尿病的研究

作者,年度	研究类型	调查方法	例数	研究对象及年龄	摄入情况	结果	对疾病的影响
Rabbani, 2009[4]	RCT	试验干预	治疗组,对照组各 20 例	巴基斯坦 2 型糖尿病患者,平均 52.4(SD=8.7)岁	3×100 mg/d,3 个月	高剂量维生素 B₁ 治疗逆转了并发微量白蛋白尿的 2 型糖尿病患者体内的尿白蛋白排泄量(UAE),可为早期糖尿病肾病的治疗提供帮助	对疾病有辅助治疗作用
Gonzalez-Ortiz, 2011[5]	RCT	试验干预	治疗组和对照组各 12 例	墨西哥 2 型糖尿病患者,其中干预组平均 43.7(SD=10.6)岁;对照组平均 46.0(SD=6.6)岁	150 mg/d,1 个月	降低血糖和瘦素水平	对疾病有辅助治疗作用
Stracke, 2008[6]	RCT	试验干预	治疗组(600 或 300 mg/d)各 57 例和对照组 55 例,对照组 53 例	德国糖尿病周围神经病患者,42~73 岁	苯磷硫胺(维生素 B₁ 衍生物)600 或 300 mg/d,6 周	在给予较高的剂量且增加治疗持续时间后,苯磷硫胺的改善效果更显著;症状的改善效果最佳	对疾病有辅助治疗作用
Alaei-Shahmiri, 2013[7]	随机双盲交叉试验	试验干预	12 例病例	澳大利亚高血糖患者,平均 57.16(SD=12.88)岁	3×100 mg/d,6 周	降低血糖,改善糖耐量	对疾病有辅助治疗作用
Alaei-Shahmiri, 2015[8]	随机双盲交叉试验	试验干预	12 例病例	澳大利亚高血糖患者,18~75 岁	3×100 mg/d,6 周	舒张压显著下降	对疾病有辅助治疗作用

(二) 维生素 B_1 补充与阿尔茨海默病

维生素 B_1 补充与阿尔茨海默病关系的研究共有 4 篇文献，包括 1 项 RCT 研究、1 项双盲安慰剂对照研究和 2 个自身对照研究。

综合研究结果显示，维生素 B_1（3~8 g/d，2~6 个月）可能对阿尔茨海默病的治疗有轻微的有益作用，不支持长期服用维生素 B_1（3 g/d）可以延缓阿尔茨海默病发展的假设，维生素 B_1（300 mg/d，18 个月）或维生素 B_1 衍生物呋喃硫胺（100 mg/d，12 周）可能对轻度阿尔茨海默病患者具有认知改善效应，综合评价等级为 C 级。具体研究证据的质量及价值评价结果见表 4-4。

在维生素 B_1 补充与阿尔茨海默病关系的研究中，Meador 等[9]探讨了每天口服 3~8 g 维生素 B_1 对阿尔茨海默病的作用。研究结果表明，维生素 B_1 在一定药理剂量下，可能对阿尔茨海默病的治疗有轻微的有益作用。Nolan 等[10]采用双盲安慰剂对照研究设计，观察长期服用维生素 B_1（3 g/d）是否可以延缓阿尔茨海默病的发展。15 名受试者参加项目，最后 10 人完成了为期 1 年的研究。结果显示，维生素 B_1 组与安慰剂组在研究期间的任一时间点上都未体现显著的差异。在 12 个月的研究期间，两组的简易精神状态检查（MMSE）、词语学习以及命名测试的各项分数都显著降低。这些结果不支持长期服用维生素 B_1（3 g/d）可以延缓阿尔茨海默病发展的假设。Mimori 等[11]采用自身对照试验设计，观察到口服 100 mg 维生素 B_1 衍生物呋喃硫胺（fursultiamine，TTFD）连续 12 周，对阿尔茨海默病患者具有轻微的改善效应。该结果不仅体现在他们的情绪或其他精神症状的改善上，而在智力上也是如此。但是，只有轻度患病的受试者才显现出认知改善效应。阿尔茨海默病患者血浆维生素 B_1 水平在试验之前都在正常范围内。没有观察到不良反应，而且所有患者对试验的耐受性都很好。对于阿尔茨海默病患者，TTFD 治疗可以作为大剂量盐酸硫胺素的替代疗法。Pan 等[12]采用自身对照试验设计，观察到口服 300 mg 维生素 B_1 连续 18 个月，可以改善阿尔茨海默病患者的认知功能。所有纳入研究的详细信息见表 4-5。

表 4-4   维生素 B_1 补充与阿尔茨海默病关系证据分析

内容	评级	备注
证据等级	中	1 项 RCT 研究，1 项双盲安慰剂对照研究，2 项自身对照研究
一致性	中	口服维生素 B_1（3~8 g/d）可能对阿尔茨海默病有轻微的治疗作用；不支持长期服用维生素 B_1（3 g/d）可以延缓阿尔茨海默病发展的假设；连续口服 100 mg 维生素 B_1 衍生物呋喃硫胺 12 周，对阿尔茨海默病患者具有轻微的改善效应；连续口服 300 mg 维生素 B_1 18 个月，可以改善阿尔茨海默病患者的认知功能
健康影响	中	维生素 B_1 及其衍生物呋喃硫胺对轻度阿尔茨海默病患者具有认知改善效应
研究人群	良	美国和日本老年人
适用性	良	适用，但有个别注意事项

表 4-5　维生素 B₁ 补充与阿尔茨海默病的研究

作者,年度	研究类型	调查方法	例数	研究对象及年龄	摄入情况	结果	对疾病的影响
Meador,1993[9]	RCT	试验干预	试验 1:18 例试验 2:17 例	试验 1:美国阿尔茨海默病患者,平均 71 岁(61~86 岁)试验 2:美国阿尔茨海默病患者,平均 69 岁(54~93 岁)	试验 1:3 g/d,2 个月试验 2:4~8 g/d,6 个月	轻微的改善效应	对疾病有辅助治疗作用
Nolan,1991[10]	双盲安慰剂对照研究	试验干预	治疗组、对照组各 10 例	美国阿尔茨海默病患者,平均 71 岁(61~86 岁)	3 g/d,12 个月	无效	对疾病无辅助治疗作用
Mimori,1996[11]	自身对照研究	试验干预	9 例	日本阿尔茨海默病患者,平均 71.8 岁(63~82 岁)	100 mg/d,12 周	轻微的改善效应。只对轻度患者具有认知改善效应	对疾病有辅助治疗作用
Pan,2016[12]	自身对照研究	试验干预	5 例	中国阿尔茨海默病患者,54~83 岁	300 mg/d,18 个月	改善认知功能	对疾病有辅助治疗作用

（三）维生素 B_1 补充与其他疾病

以下维生素 B_1 补充与疾病关系的研究所包含的报道较少，不再一一列表说明。

1. 维生素 B_1 补充与韦尼克脑病

维生素 B_1 补充与韦尼克脑病关系的研究共有 5 篇实验性研究的文献。韦尼克脑病又称出血性脑灰质炎，是维生素 B_1 缺乏所致的神经退行性疾病。其典型的临床表现为精神障碍、眼肌麻痹和共济失调性步态[13]。另外，硫胺素转运蛋白基因缺陷会导致硫胺素转运蛋白缺乏，降低肠上皮细胞和神经细胞内硫胺素运输，进而导致硫胺素的缺乏，并引起韦尼克脑病[14]。

韦尼克脑病患者均存在硫胺素缺乏，然而某些患者虽然临床表现为维生素 B_1 缺乏，但血维生素 B_1 浓度却正常。所以，我国除了通过测定血维生素 B_1 浓度来诊断韦尼克脑病外，临床上还依据辅助工具如头颅磁共振成像等来确定诊断。另外，国外报道，二磷硫胺素水平和红细胞硫胺素转酮酶活性的测定也有助于确诊韦尼克脑病[15]，可弥补依赖血维生素 B_1 浓度诊断的不足，但仍需进一步临床实践证实。早期应用维生素 B_1 可改善或终止韦尼克脑病的发展[16-17]。因早期治疗可逆转无结构变化脑损伤，故长期饮酒患者入院时即应高度重视，密切观察病情，以便及早发现韦尼克脑病的症状，及时补充维生素 B_1。

2. 维生素 B_1 补充与肿瘤

维生素 B_1 补充与肿瘤关系的研究共有 3 篇文献。维生素 B_1 在防治肿瘤方面发挥重要作用，其机制可能是维生素 B_1 能抑制硝基喹啉、血管紧张素-Ⅱ诱导的 DNA 氧化损伤[18]。维生素 B_1 不仅可以参与机体能量代谢，还可以作用于翻译过程进而影响基因表达。Konopacka 等[19]研究发现，维生素 B_1 能够一定程度上减轻辐射对正常细胞的损伤程度。近年来研究发现维生素 B_1 与肿瘤的发生和发展密切相关。一项前瞻性研究发现维生素 B_1 是前列腺癌的保护性因素[20]。维生素 B_1 在厌氧环境中能够抑制肿瘤细胞生长，因此在放疗时加入维生素 B_1 能够达到抑制癌细胞的效果。维生素 B_1 预防肿瘤的作用机制目前还不清楚，还有待通过进一步的流行病学和实验室研究加以证实。

四、结论

综合评价的结果显示，维生素 B_1 补充（150～300 mg/d，1～3 个月）可能降低并发微量白蛋白尿的 2 型糖尿病患者体内的尿白蛋白排泄量（urinary albumin excretion，UAE），维生素 B_1 衍生物苯磷硫胺补充（300～600 mg/d，6 周）可能改善糖尿病性周围神经病（diabetic polyneuropathy，BENDIP 研究）患者的神经病理症状，综合评价等级为 C 级；维生素 B_1（3～8 g/d，2～6 个月）可能对阿尔茨海默病的治疗有轻微的有益作用，不支持长期服用维生素 B_1（3 g/d）可以延缓阿尔茨海默病发展的假设，维生素 B_1（300 mg/d，18 个月）或维生素 B_1 衍生物呋喃硫胺（100 mg/d，12 周）可能对轻度阿尔茨海默病患者具有认知改善效应，综合评价等级为 C 级。对于其他疾病，如韦尼克脑病、肿瘤等疾病，研究报道较少，未进行证据体综合评价。

研究的局限性：缺乏高质量的 meta 分析和大样本 RCT 研究。

（蒋与刚   王   锋）

参考文献

［1］孙长颢，凌文华，李颖，等. 营养与食品卫生学［M］. 8 版. 北京：人民卫生出版社，2017.

［2］中国营养学会. 中国居民膳食营养素参考摄入量（2013 版）［M］. 北京：科学出版社，2014.

［3］World Health Organization. WHO handbook for guideline development［M］. 2012.

［4］Rabbani N，Alam S S，Riaz S，et al. High-dose thiamine therapy for patients with type 2 diabetes and microalbuminuria：a randomised，double-blind placebo-controlled pilot study［J］. Diabetologia，2009，52（2）：208.

［5］Gonzalez-Ortiz M，Martinez-Abundis E，Robles-Cervantes JA，et al. Effect of thiamine administration on metabolic profile，cytokines and inflammatory markers in drug-naive patients with type 2 diabetes［J］. Eur J Nutr，2011，50（2）：145-149.

［6］Stracke H，Gaus W，Achenbach U，et al. Benfotiamine in diabetic polyneuropathy（BENDIP）：results of a randomised，double blind，placebo-controlled clinical study［J］. Exp Clin Endocrinol Diabetes，2008，116（10）：600-605.

［7］Alaei Shahmiri F，Soares M J，Zhao Y，et al. High-dose thiamine supplementation improves glucose tolerance in hyperglycemic individuals：a randomized，double-blind cross-over trial［J］. Eur J Nutr，2013，52（7）：1821-1824.

［8］Alaei Shahmiri F，Soares M J，Zhao Y，et al. The impact of thiamine supplementation on blood pressure，serum lipids and C-reactive protein in individuals with hyperglycemia：a randomised，double-blind cross-over trial［J］. Diabetes Metab Syndr，2015，9（4）：213-217.

［9］Meador K，Loring D，Nichols M，et al. Preliminary findings of high-dose thiamine in dementia of Alzheimer's type［J］. J Geriatr Psychiatry Neurol，1993，6（4）：222-229.

［10］Nolan K A，Black R S，Sheu K F，et al. A trial of thiamine in Alzheimer's disease［J］. Arch Neurol，1991，48（1）：81.

［11］Mimori Y，Katsuoka H，Nakamura S. Thiamine therapy in Alzheimer's disease［J］. Metab Brain Dis，1996，11（1）：89-94.

［12］Pan X，Chen Z，Fei G，et al. Long-term cognitive improvement After benfotiamine administration in patients with Alzheimer's disease［J］. Neurosci Bull，2016，32（6）：591-596.

［13］Zuccoli G，Pipitone N. Neuroimaging findings in acute Wernicke's encephalopathy：review of the literature［J］. Am J Roentgenol，2009，192（2）：501-508.

［14］Miyajima H. Mutation in the thiamine transporter gene and Wernicke's like encephalopathy［J］. Vitamins，2012，86（11）：625-629.

［15］Merola J F，Ghoroghchian P P，Samuels M A，et al. Clinical problem-solving：at a loss［J］. N Engl J Med，2012，367（1）：67-72.

［16］Nakatani-Enomoto S，Moriya A，Kikuchi S，et al. Wernicke encepha-lopathy in a non-alcoholic patient with diabetic nephropathy under hemodialysis［J］. Rinsho Shinkeigaku，2010，50（6）：409-411.

［17］徐淑兰，张丽，靳凌，等. Wernicke 脑病 12 例临床分析［J］. 临床神经病学杂志，2014，27（6）：461-463.

［18］Schmid U，Stopper H，Heidland A，et al. Benfotiamine exhibits direct antioxidative capacity and prevents induction of DNA damage in vitro［J］. Diabetes Metab Res Rev，2008，24（5）：371-377.

[19] Konopacka M, Rogoliński J. Thiamine prevents X-ray induction of genetic changes in human lymphocytes in vitro [J]. Acta Biochim Pol, 2004, 51 (3): 839-843.

[20] Takachi R, Inoue M, Sawada N, et al. Fruits and vegetables in relation to prostate cancer in Japanese men: the Japan Public Health Center-based Prospective Study [J]. Nutr Cancer, 2010, 62 (1): 30-39.

第五章 维生素 B₂ 补充与疾病改善

一、引言

维生素 B_2（vitamin B_2）又称核黄素（riboflavin），由异咯嗪加核糖醇侧链组成，分子式 $C_{17}H_{20}N_4O_6$，分子量 376.36。维生素 B_2 耐酸不耐碱，光照或紫外线照射可引起分解[1]。食物中维生素 B_2 生物利用率约为 95%[2]，蔬菜烹调后维生素 B_2 保存率为 52%～82%[3]，混合食物烹调后维生素 B_2 保存率为 78%～91%[4]。

维生素 B_2 的生理功能主要是以黄素单核苷酸（flavin mononucleotide，FMN）和黄素腺嘌呤二核苷酸（flavin adenine dinucleotide，FAD）辅酶形式参与氧化还原反应。第一，FMN 和 FAD 与相关酶蛋白结合，形成机体许多酶系统中重要辅基组成成分的黄素蛋白，从而参与生物氧化和能量代谢；第二，参与色氨酸转化为烟酸、维生素 B_6 转化为磷酸吡哆醛的过程；第三，作为谷胱甘肽（glutathione，GSH）还原酶辅酶，参与机体内防御系统，维持 GSH 的浓度[5]；第四，影响铁的吸收、转运过程，同时有利于维持肠黏膜的结构和功能[5]。

健康成年人一次性口服大剂量维生素 B_2 后，最高吸收上限为 27 mg 左右。过量摄入的维生素 B_2 可随尿液排出，也可从其他分泌物如汗液（5～120 μg/L）中排出。尿中维生素 B_2 60%～70% 以原形排出，其他为 7-羟甲基维生素 B_2（10%～15%）、8-α-磺酰基维生素 B_2（5%～10%）、8-羟甲基维生素 B_2（4%～7%）、核黄酰多肽酯（5%）以及 10-羟乙酰黄素等（1%～3%）[1,7]。目前尚没有因维生素 B_2 摄入过多而造成毒性的报告[6]。

人类缺乏维生素 B_2 后，早期表现为疲倦、乏力、口腔疼痛，眼睛出现瘙痒、烧灼感，继而出现口腔和阴囊病变，称为"口腔生殖系统综合征"，包括唇炎、口角炎、舌炎、皮炎、阴囊皮炎以及角膜血管增生等。①口腔溃疡：口角炎（口角湿白、裂隙、溃疡和疼痛）、唇炎（嘴唇肿胀、疼痛、溃疡以及色素沉着）、舌炎（舌肿胀、疼痛、红斑以及舌乳头萎缩）；②眼：眼球结膜充血，角膜周围血管增生，表现为畏光、视物模糊、流泪和睑缘炎；③皮肤：常在脂肪分泌旺盛部位出现脂溢性皮炎，表现为皮肤皮脂增多，轻度红斑，有脂状黄色鳞片。同时，维生素 B_2 缺乏也会影响烟酸和维生素 B_6 代谢，影响生长发育[5]。

2013 年中国营养学会颁布的中国居民膳食营养素参考摄入量建议成年人维生素 B_2 推荐摄入量（RNI）男性 1.4 mg/d，女性 1.2 mg/d[6]。维生素 B_2 的需要量因膳食模式的不同而发生一定的变化，低碳水化合物＋高蛋白质膳食或低碳水化合物＋高脂肪＋高蛋白质膳食会增加机体对维生素 B_2 的需要量，高寒、高原等特殊环境或井下作业等特殊职业也会增加机体对维生素 B_2 的需要量[7]。膳食维生素 B_2 摄入不足一直是困扰我国居民的主要营养问题之一。2010—2012 年中国居民营养与健康状况监测发现，我国城市居民维生素 B_2 膳食摄入量为 0.8 mg/d，农村居民为 0.7 mg/d[8]。

本章通过检索国内外相关文献，综合评价分析近年来有关维生素 B$_2$ 补充对高血压等疾病影响的研究报道。

二、证据收集方法

本研究围绕维生素 B$_2$ 补充与高血压、癌症、偏头痛、线粒体能量代谢病、手足口病的关系进行了系统的中英文文献收集，检索数据库包括 PubMed/Medline、ScienceDirect、EMBASE、Cochrane Library、中国知网和万方数据库，检索时间为 2012 年 1 月 1 日至 2017 年 11 月 30 日。共检索相关英文文献 17 篇，中文文献 21 篇。

根据纳入与排除标准，排除动物实验、细胞实验、纯膳食维生素 B$_2$ 摄入、仅直接供给自然食物的肠内营养、滴眼液或局部外敷等非肠外营养接触途径、质量较低以及重复的文献后，最后共有 8 篇文献纳入本次研究，结果见表 5-1。

表 5-1　维生素 B$_2$ 补充与相关疾病文献检索情况

疾病	检索词		文献数（纳入/总）		
	中文检索词	英文检索词	中文	英文	合计
高血压	维生素 B$_2$，核黄素，补充剂，补充	vitamin B$_2$，riboflavin, supplement, fortified, fortification, intervention, effect, hypertension	0/0	2/2	2/2
癌症	维生素 B$_2$，核黄素，补充剂，补充，癌症	vitamin B$_2$，riboflavin, supplement, fortified, fortification, intervention, effect, cancer	3/16	0/3	3/19
偏头痛	维生素 B$_2$，核黄素，补充剂，补充，偏头痛	vitamin B$_2$，riboflavin, supplement, fortified, fortification, intervention, effect, migraine	0/0	1/11	1/11
线粒体能量代谢病	维生素 B$_2$，核黄素，补充剂，补充，线粒体能量代谢病	vitamin B$_2$，riboflavin supplement, fortified, fortification, intervention, effect, mitochondrial energy metabolism disorders	0/0	1/1	1/1
手足口病	维生素 B$_2$，核黄素，补充剂，补充，手足口病	vitamin B$_2$，riboflavin supplement, fortified, fortification, intervention, effect, hand, food and mouth disease	1/5	0/0	1/5
文献总合计			4/21	4/17	8/38

三、维生素 B$_2$ 补充与疾病的关系

参照世界卫生组织（WHO）推荐的证据评价方法和标准[9]，对维生素 B$_2$ 补充与高血压相关的文献进行综合评价，而对维生素 B$_2$ 补充与癌症、偏头痛、线粒体能量代谢病、手足口病相关的文献进行了简要描述，其结果如下。

（一）维生素 B$_2$ 补充与高血压

维生素 B$_2$ 与高血压关系的研究有 2 篇文献，1 项为自身对照研究，1 项为 RCT 研究。2

项研究结果显示，维生素 B₂ 补充有助于降低携带 MTHFR 677TT 基因型高血压患者的血压。

综合研究结果显示，补充维生素 B₂（1.6 mg/d）可能具有降低特定人群（携带 MTHF R677TT 基因型）血压的作用，综合评价等级为 C 级。具体研究证据的质量及评价结果见表 5-2。

在一项为期 4 年的追踪试验中，Wilson 等[10] 对 2004 年参加研究的 31 例 MTHFR 677TT 基因型高血压患者给予维生素 B₂ 补充，补充剂量为每天 1.6 mg，试验周期为 16 周，最终 29 例患者完成了补充试验。结果显示，维生素 B₂ 补充显著改善患者的维生素 B₂ 营养状况，同时使患者收缩压（$P=0.001$）、舒张压（$P=0.003$）显著下降。此外，他们发现，常规高血压治疗对于这些患者效果不佳。在另一项研究中，Wilson 等[11] 将 91 例携带 MTHFR 677TT 基因型的高血压患者随机分为安慰剂组和维生素 B₂ 补充组，维生素 B₂ 补充剂量为每天 1.6 mg，试验周期为 16 周。结果显示，维生素 B₂ 补充显著改善患者的维生素 B₂ 营养状况，同时使患者收缩压显著下降（$P=0.033$），但对舒张压无显著影响（$P=0.291$）。所有纳入研究的详细信息见表 5-3。

表 5-2　维生素 B₂ 补充和高血压关联证据分析

内容	评级	备注
证据等级	良	1 项为自身对照研究，1 项为 RCT 研究
一致性	中	维生素 B₂ 补充与 MTHFR 677TT 基因型高血压患者的血压有关
健康影响	良	维生素 B₂ 补充有助于降低 MTHFR 677TT 基因型高血压患者血压
研究人群	中	携带 MTHFR 677TT 基因型的欧洲人群
适用性	中	适用，但有许多注意事项

（二）维生素 B₂ 补充与其他疾病

维生素 B₂ 补充与以下疾病关系的研究报道较少，不作列表说明和进行综合评价。

1. 维生素 B₂ 补充与癌症化学治疗后口腔溃疡

陈丹[12] 将 120 例以多西他赛为主要化学治疗药物行全身化疗的恶性肿瘤患者随机分为两组，每组 60 例。全身化学治疗前 24 小时，两组均给予地塞米松，治疗组在此基础上给予核黄素磷酸钠静脉滴注（剂量不明）至化学治疗结束，观察化学治疗后患者的摄食量、第 6 天及第 8 天的白细胞计数、口腔溃疡程度及溃疡恢复时间（具体疗效评价方法见原文）。结果显示，治疗组患者出现摄食量明显下降及拒食的比例显著低于对照组，差异有统计学意义；治疗组化学治疗后第 6 天白细胞计数Ⅰ、Ⅱ度比例显著高于对照组，但Ⅲ、Ⅳ度比例明显低于对照组，而两组化学治疗后第 8 天白细胞计数比较无显著差异；治疗组Ⅰ～Ⅳ度口腔溃疡发生率均有低于对照组的趋势，且溃疡愈合时间明显短于对照组，差异有统计学意义。这提示核黄素磷酸钠治疗恶性肿瘤患者行多西他赛化学治疗后所致的口腔溃疡临床疗效确切，可防止患者出现摄食量明显下降，还对骨髓抑制有一定保护作用。刘丽娜[13] 将 66 例多西他赛化学治疗后口腔溃疡的恶性肿瘤患者随机分为治疗组和对照组，各 33 例。治疗组给予核黄素磷酸钠（剂量不明）治疗，对照组给予地塞米松治疗，观察两组患者的溃疡愈合情况。结果显示，治疗组患者口腔溃疡恢复总有效率为 93.9%，高于对

表 5-3 维生素 B₂ 补充和高血压关系的研究

作者,年度	研究类型	研究方法	例数	研究对象及年龄	摄入情况	结果	对疾病的影响
Wilson,2012[10]	自身对照	试验干预	总人数 31 例	携带 MTHFR 677TT 基因型的欧洲高血压患者,82%为男性,平均年龄 57.6(SD=6.1)岁	每天补充维生素 B₂ 1.6 mg,共 16 周	收缩压显著下降(下降 9.2±12.8 mmHg,$P=$ 0.001),舒张压显著下降(下降 6.0±9.9 mmHg,$P=$0.003)	对疾病有辅助治疗作用
Wilson,2013[11]	RCT	试验干预	总人数 91 例	携带 MTHFR 677TT 基因型的欧洲高血压患者维生素 B₂ 补充组:46 例,65%为男性,平均年龄 69.5(SD=7.0)岁安慰剂组:45 例,69%为男性,平均年龄 68.5(SD=6.3)岁	每天补充维生素 B₂ 1.6 mg,共 16 周	收缩压显著下降(下降 5.6±2.6mmHg,$P=$ 0.033),舒张压无显著变化($P=$0.291)	对疾病有辅助治疗作用

照组的 63.6%，差异有统计学意义（$P<0.01$）；治疗组进食量明显降低率及拒绝进食发生率明显低于对照组，差异有统计学意义（$P<0.05$）。这提示核黄素磷酸钠治疗多西他赛化学治疗后口腔溃疡具有显著临床疗效，可使患者恢复食欲，促使口腔溃疡较快恢复。

2. 维生素 B₂ 补充与食管癌

许虹等[14]将河北省磁县固义乡 21 个村的所有居民分为干预组和对照组。从 2000 年开始，干预组服用核黄素强化盐（核黄素 100～150 mg/kg），对照组服用未添加核黄素的普通盐。随机抽取干预组和对照组 40～69 岁年龄组各 250 人，测定其血液中红细胞谷胱甘肽还原酶活性系数（EGRAC），评价核黄素营养状况。通过磁县肿瘤登记处进行随访，监测两组人群食管癌发病情况。核黄素强化盐干预 8 年后，干预组 EGRAC 平均值为 1.383，低于对照组的 1.532，且差异有统计学意义（$P<0.01$）；干预组 2003—2008 年共发生食管癌 90 例，年发病率为 131.79/10 万，对照组共发生食管癌 80 例，年发病率为 137.30/10 万，干预组稍低于对照组，但差异未显示出统计学意义，提示维生素 B₂ 对食管癌的发生无显著影响。

3. 维生素 B₂ 补充与偏头痛

Namazi 等[15]通过文献检索，分析了 11 篇相关研究报道，认为每天补充 100～400 mg 维生素 B₂ 可能有助于减少偏头痛发作频率与时间，但由于一些研究的质量不高，仍需开展进一步的研究，以验证维生素 B₂ 补充对偏头痛的影响。

4. 维生素 B₂ 补充与线粒体能量代谢病

Henriques 等[16]综述了维生素 B₂ 用于治疗线粒体能量代谢病的报道，结论认为维生素 B₂ 在多乙酰辅酶 A 脱氢作用缺陷症，Brown-Vialetto-Van Laere 综合征，Fazio-Londe 综合征，短、中、极长链乙酰辅酶 A 脱氢酶缺陷症，维生素 B₂ 反应性多乙酰辅酶 A 脱氢酶缺陷症，I型戊二酸尿症，线粒体复合体I缺陷症和 Leigh 综合征治疗中显示有一定作用。

5. 维生素 B₂ 补充与手足口病

陈军等[17]将 64 例手足口病患儿分为对照组和核黄素治疗组，干预 1 周后观察发现患儿疱疹好转及消失时间、食欲和体温恢复正常时间均显著短于对照组，显效率也显著高于对照组。

四、结论

综合研究结果显示，维生素 B₂（1.6 mg/d）补充可能有助于降低特定人群（携带 MTHFR 677TT 基因型）血压，综合评价等级为 C 级；维生素 B₂ 与其他疾病的研究由于文献报道较少或文献质量难以判断，未进行证据体综合评价。

由于单独补充维生素 B₂ 的报道较少，本研究的结果尚不足以得出支持中国居民补充维生素 B₂ 的确切结论。

（郭长江）

参考文献

［1］顾景范，杜寿玢，郭长江. 现代临床营养学［M］. 2 版. 北京：科学出版社，2009.

［2］Bates C J. Bioavailability of riboflavin［J］. EJCN，1997，51（1）：S38-42.

［3］张跃林，朱纯玉. 不同烹调方式对蔬菜中维生素 B_2 的影响［J］. 当代医学，2009，15（21）：161-162.

［4］徐京，柳启沛，郭红卫，等. 4～5 岁儿童核黄素需要量研究［J］. 上海医科大学学报，1996，23（1）：67-69.

［5］孙长颢. 营养与食品卫生学［M］. 8 版. 北京：人民卫生出版社，2017.

［6］中国营养学会. 中国居民膳食营养素参考摄入量（2013 版）［M］. 北京：科学出版社，2014.

［7］葛可佑. 中国营养科学全书［M］. 北京：人民卫生出版社，2004.

［8］何宇纳，王竹，赵丽云，等. 2010—2012 年中国居民膳食维生素摄入状况［J］. 营养学报，2017，39（2）：112-115.

［9］World Health Organization. WHO handbook for guideline development［M］. 2012.

［10］Wilson C P，Ward M，McNulty H，et al. Riboflavin offers a targeted strategy for managing hypertension in patients with the MTHFR 677TT genotype：a 4-y follow-up［J］. ASN，2012，95（3）：766-772.

［11］Wilson C P，Mcnulty H，Ward M，et al. Blood pressure in treated hypertensive individuals with the MTHFR 677TT genotype is responsive to intervention with riboflavin：findings of a targeted randomized trial［J］. Hypertension，2013，61（6）：1302-1308.

［12］陈丹，何肇晴. 核黄素磷酸钠治疗多西他赛化疗后口腔溃疡的疗效分析［J］. 实用临床医药杂志，2013，17（21）：131-136.

［13］刘丽娜. 核黄素磷酸钠治疗多西他赛化疗后口腔溃疡的疗效分析［J］. 中国实用医药，2015，10（30）：137-138.

［14］许虹，李烨，宋国慧，等. 核黄素强化盐预防高发区食管癌效果研究［J］. 现代预防医学，2013，40（5）：936-938.

［15］Namazi N，Heshmati J，Tarighat-Esfanjani A. Supplementation with riboflavin（vitamin B_2）for migraine prophylaxis in adults and children：a review［J］. Int J Vitam Nutr Res，2015，85（1-2）：79-87.

［16］Henriques B J，Lucas T G，Gomes C M. Therapeutic approaches using riboflavin in mitochondrial energy metabolism disorders［J］. Curr Drug Targets，2016，17（13）：1527-1534.

［17］陈军，王险峰，王艳荣，等. 核黄素磷酸钠注射液在手足口病中的应用［J］. 海南医学，2013，24（6）：826-828.

第六章 叶酸补充与疾病改善

一、引言

叶酸（folic acid），又名维生素 B_9、维生素 B_c、维生素 M，其化学名称是蝶酰谷氨酸（pteroylglutamic acid），由蝶啶、对氨基苯甲酸和谷氨酸结合而成。叶酸是一种水溶性维生素，为淡黄色结晶状粉末，不溶于冷水，稍溶于热水，其钠盐易溶于水，不溶于乙醇、乙醚及其他有机溶剂。叶酸在水中易被光破坏，在酸性溶液中不稳定，pH<4 可破坏，在酸性溶液中温度超过 100℃ 即分解，在中性和碱性溶液中对热稳定。叶酸是水果和蔬菜的重要营养成分之一。其主要生物学功能是作为甲基供体参与细胞内的甲基化反应和脱氧核糖核酸的从头合成，主要包括：①作为体内生化反应中一碳单位转移酶系的辅酶，起着一碳单位传递体的作用；②参与嘌呤和胸腺嘧啶的合成，进一步合成 DNA 和 RNA；③参与氨基酸代谢，在甘氨酸与丝氨酸、组氨酸与谷氨酸、同型半胱氨酸与蛋氨酸之间的相互转化过程中充当一碳单位的载体；④参与血红蛋白及甲基化合物如肾上腺素、胆碱和肌酸等的合成[1]。

血清叶酸正常值为 11.3～36.3nmol/L，总叶酸低于 6.8nmol/L 为叶酸缺乏。叶酸缺乏可造成骨髓中大的、不成熟的红细胞增多，血红蛋白合成减少，称为巨幼红细胞贫血。患者表现为乏力、头晕、面色苍白、精神萎靡，并可出现舌炎、食欲下降以及腹泻等消化系统症状。孕妇叶酸缺乏可使子痫前期、胎盘早剥的发生率增加。孕早期叶酸缺乏可引起胎儿神经管畸形（neural tube defects，NTDs），表现为无脑畸形、脊柱裂等中枢神经系统发育异常。同时，叶酸缺乏可导致高同型半胱氨酸血症，而高同型半胱氨酸血症是动脉粥样硬化和心血管疾病的独立危险因素[1-2]。

备孕或孕早期妇女，通过补充叶酸可降低胎儿神经管缺陷发生的风险。1980 年首次报道围孕期补充叶酸（0.36 mg）可预防后代神经管畸形的发生[3]。20 世纪 80 年代初，英国医学研究会（British Medical Research Council）在 7 个国家 33 所医院的多中心随机对照研究证实了补充叶酸可降低 NTDs 再发风险。1984 年匈牙利的随机对照试验发现孕期补充含叶酸维生素组的总先天畸形发病率（13.3%）低于补充微量元素组（22.9%）[4]。而在普通人群中，许多国家通过多种维生素的补充，强化谷类物质如面粉、麦片、面条等措施来增加叶酸摄入，如美国和加拿大分别自 1998 年 1 月和 1998 年 12 月开始推广叶酸强化谷类食物[5-6]。该立法措施颁布数月后，育龄期妇女红细胞中的叶酸浓度明显增加[7-8]，同时新生儿神经管缺陷的发生率也有所减少[9-10]。美国 1998 年出版的膳食参考摄入量中建议孕妇应持续每天摄入叶酸 600 μg DEF①/d 来确保孕妇在妊娠期间有足够的叶

---

① DEF 即膳食叶酸当量。

酸储备[11]。我国于 1993 年试点对准备怀孕的妇女免费发放叶酸，2009 年在全国农村进行普及；此后，有生育计划的城镇户籍妇女也被纳入叶酸补充剂发放对象。《中国居民膳食指南》2016 版指出，孕期叶酸摄入应达到 600 μg DEF/d，除常吃叶酸含量丰富的食物外，还应从孕前 3 个月开始补充叶酸 400 μg DEF/d 来预防神经管畸形和高同型半胱氨酸血症，促进红细胞成熟和血红蛋白合成。叶酸可耐受最高限量（UL）为 1000 μg DEF/d。

自叶酸从菠菜中提取出来后，对叶酸补充与人类疾病的研究众多，从以往的出生缺陷到相关癌症研究再到近几年发现补充叶酸对心血管疾病的影响。本章拟通过充分检索国内外相关文献，综合评价分析叶酸补充对新生儿神经管畸形、脑卒中、新生儿低出生体重、妊娠期高血压综合征等各种疾病的影响。

二、证据收集方法

本研究围绕叶酸补充与新生儿神经管畸形、脑卒中、新生儿低出生体重、妊娠期高血压、其他出生缺陷、其他不良妊娠结局和癌症等疾病的关系进行系统性文献检索，共查阅 2866 篇文献，对叶酸补充与相关疾病的关系进行总结。中英文文献均检索自 2012 年 1 月 1 日至 2017 年 11 月 30 日国内外公开发表的相关研究文献。

根据总体要求和排除标准，排除动物实验、细胞实验、纯膳食叶酸摄入、铁质叶酸和多种维生素联合使用、仅直接供给自然食物的肠内营养、滴眼液或局部外敷等非肠外营养接触途径、质量较低的文献后，共有 31 篇文献作为本次研究的主要证据，其中英文文献 21 篇，中文文献 10 篇。虽然叶酸的摄入与癌症的发生有一定相关性，但考虑到研究大多是膳食叶酸摄入，所以未详细分析癌症等相关疾病。叶酸补充与相关疾病，如新生儿神经管畸形、脑卒中、新生儿低出生体重、妊娠期高血压综合征、其他出生缺陷、其他不良妊娠结局和癌症等疾病的中英文检索词及文献数量等见表 6-1。

三、叶酸补充与疾病的关系

参照世界卫生组织（WHO）推荐的证据评价方法和标准[12]，对叶酸补充与新生儿神经管畸形、脑卒中、新生儿低出生体重和妊娠期高血压综合征等疾病关联的文献进行综合评价，其结果如下。

（一）叶酸补充与新生儿神经管畸形

叶酸补充与新生儿神经管畸形关系的研究共有 5 项，其中 1 项为系统综述，其余 4 项为队列研究。4 项队列研究显示，备孕期和孕早期补充叶酸可降低新生儿神经管畸形的发生风险。系统综述指出，在进行食品强化叶酸补充前，相关研究表明补充叶酸可降低新生儿神经管畸形的发生风险，但在进行食品强化后没有新的前瞻性研究，收集数据进行病例对照研究没有发现叶酸补充的保护性作用。

综合研究结果显示，在未进行食品强化叶酸补充的人群中，备孕期和孕早期妇女补充叶酸（0.4～4 mg/d）很可能降低新生儿神经管畸形的发生风险，综合评价等级为 B 级。具体研究证据的质量及等级评价结果见表 6-2。

表 6-1　叶酸补充与相关疾病检索情况

疾病	检索词		文献数（纳入/总）		
	中文检索词	英文检索词	中文	英文	合计
新生儿神经管畸形	神经管畸形，神经管缺陷，脊柱裂，无脑畸形，叶酸，维生素 B_9，维生素 M，维生素 B_c，蝶酰谷氨酸	neural tube defects, craniorachischisis, folic acid, folate, vitamin B_9, vitamin M, supplement, fortified, fortification, intervention, effect	4/10	1/297	5/307
脑卒中	脑卒中，中风，脑血管意外，叶酸，维生素 B_9，维生素 M，维生素 B_c，蝶酰谷氨酸	stroke, cerebral apoplexy, acute cerebral accident, folic acid, folate, vitamin B_9, vitamin M, supplement, fortified, fortification, intervention, effect	2/40	3/257	5/297
新生儿低出生体重	低出生体重儿，低出生体重，出生体重，极低出生体重儿，小于胎龄儿，叶酸，维生素 B_9，维生素 M，维生素 B_c，蝶酰谷氨酸	infant, low birth weight, infant, very low birth weight, infant, very low birth weight, infant, extremely low birth weight, infant, small for gestatational age, folic acid, folate, vitamin B_9, vitamin M, pteroylglutamic acid, supplement, fortified, fortification, intervention, effect	1/34	5/47	6/81
妊娠期高血压	妊娠期高血压，子痫前期，子痫，慢性高血压，叶酸，维生素 B_9，维生素 M，维生素 B_c，蝶酰谷氨酸	hypertension, pregnancy-induced, eclampsia, HELLP syndrome, pre-eclampsia, folic acid, folate, vitamin B_9, vitamin M, pteroylglutamic acid, supplement, fortified, fortification, intervention, effect	2/54	6/31	8/85
其他出生缺陷	唇裂，腭裂，先天性心脏病，先天性血管异常，叶酸，维生素 B_9，维生素 M，维生素 B_c，蝶酰谷氨酸	cleft lip, congenital heart disease, cleft palate, congenital vascular abnormalities, folic acid, folate, vitamin B_9, vitamin M, supplement, fortified, fortification, intervention, effect	1/307	3/40	4/347
其他不良妊娠结局	早产，流产，胎膜早破，死产，叶酸，维生素 B_9，维生素 M，维生素 B_c，蝶酰谷氨酸	premature delivery, abortion, premature rupture of membranes, stillbirth, folic acid, folate, vitamin B_9, vitamin M, supplement, fortified, fortification, intervention, effect	0/89	4/110	4/199
癌症	结直肠癌，乳腺癌，口腔癌，咽癌，叶酸，维生素 B_9，维生素 M，维生素 B_c，蝶酰谷氨酸	colorectal cancer, breast cancer, oral Cancer, pharyngeal cancer, folic acid, folate, vitamin M, vitamin B_9, supplement, fortified, fortification, intervention, effect	0/1207	2/346	2/1553
文献总合计			10/1741	21/1125	31/2866

注：纳入的妊娠期高血压相关文献中有 2 篇英文文献与新生儿低出生体重的文献重复，纳入的其他不良妊娠结局相关文献中有 1 篇英文文献与新生儿低出生体重的文献重复，故纳入的中文文献总计 10 篇，英文文献总计 21 篇，共计 31 篇；文献总数的统计数量情况同上。

　　叶酸补充与新生儿神经管畸形（NTDs）关系的研究中，有 3 项经典的研究。一项是 1984—1991 年在 7 个国家 33 个中心的研究，受试人群分为 4 组，分别为补充叶酸组、补充其他维生素组、两者都补充组和两者都不补充组。补充叶酸组和两者都补充组每天服用一粒胶囊，胶囊中含有 4.0 mg 叶酸，共有 1195 名孕妇完成此项目。其中 27 名新生儿患有神经管畸形，6 名在补充叶酸组，其他 21 名在未补充叶酸组（RR=0.28，95% CI 0.12~0.71），单独补充叶酸 4.0 mg 可预防 NTDs 再发（前次妊娠为 NTDs 患儿的妇女再次生育 NTDs 患儿）[13]。另一项是 1984—1992 年在匈牙利开展的随机对照研究。该研究在匈牙利计划生育相关医疗诊所选取妇女，分为补充维生素组和补充微量元素组，至少在孕前 1 个月至停经两个月后这一时间段内每天补充多种维生素（12 种维生素，包括 0.8 mg 叶酸）或微量元素。结果显示，0.8 mg 叶酸或含有叶酸的多种维生素可预防 NTDs 的发生[4]。第三项是中美预防神经管畸形合作项目，在我国北方的 NTDs 高发区河北省 5 个县和南方 NTDs 低发区浙江省和江苏省 16 个县开展，要求参加婚检的妇女每天单纯服用 1 片叶酸（0.4 mg），直至妊娠满 3 个月为止，实际服药粒数占应服粒数的 80% 以上者定为"高服药依从性"，未服药者定义为"在募集登记时不同意服药"或"募集时已经妊娠满 3 个月、不可能在备孕期或孕早期服药者"。结果发现，在 NTDs 的高发地区和低发地区，妇女在妊娠前后每天服用单纯叶酸 0.4 mg 均能降低发生 NTDs 的危险性[14]。2012—2016 年期间国外的研究较少，2017 年最新的系统综述显示，美国食品强化前的研究发现叶酸补充可降低 NTDs 的发生率，但食品强化后未发现叶酸补充的保护作用（OR 值为 0.93~1.4）[15]；国内的临床研究中有 5 项研究满足纳入标准，详情见表 6-3。

孕期叶酸补充对后代神经管畸形影响的研究中，无论是干预性的随机对照研究还是观察性的队列研究，结果均证明围孕期补充叶酸可以降低子代神经管畸形的发生率。在妊娠前后，叶酸的需求量增加，如果饮食中叶酸摄入量不足，血容量增加，而叶酸排出量增加，易造成孕妇体内叶酸浓度偏低。而人体叶酸缺乏时首先影响到的组织是生长繁殖最旺盛的组织，所以容易造成胎儿的细胞核生长停滞，造成细胞发育不平衡，导致出现胎儿神经管缺陷[16]。

大部分国家建议育龄妇女自计划妊娠或有可能成为孕妇开始补充叶酸直至孕早期或分娩，但开始补充的时间和剂量各国稍有不同[17]。美国公共卫生署建议所有育龄妇女每天摄入 400 μg 叶酸来预防神经管畸形，因此，美国自 1998 年开始强制在小麦粉和玉米粉中进行叶酸强化[18]。我国《围受孕期增补叶酸预防神经管缺陷指南（2017）》指出，对于无高危因素的妇女，建议从可能怀孕或孕前至少 3 个月开始，每日补充 0.4 mg 或 0.8 mg 叶酸，直至妊娠满 3 个月。对于高危女性，根据个体差异及医嘱补充叶酸，剂量 0.8~5 mg/d[19]。

表 6-2 孕期叶酸补充与新生儿神经管畸形关系证据分析

内容	评级	备注
证据等级	良	1 项系统综述，4 项队列研究
一致性	优	除国外在食品强化叶酸补充后的研究结果未发现保护作用外，其他研究结果均显示孕前和孕早期补充叶酸可降低神经管畸形的发病率
健康影响	优	孕前和孕早期补充叶酸降低新生儿神经管畸形的发病风险
研究人群	良	系统综述中研究多为欧美人群，其他研究均为中国成年人群
适用性	良	适用，但有个别注意事项

表 6-3　叶酸补充与新生儿神经管畸形的研究

作者，年度	研究类型	调查方法	例数	研究对象及年龄	摄入情况	结果	对疾病的影响
Viswanathan,2017[16]	系统综述	文献检索	>58 880 例	纳入研究均为英文语言形式发表，是为防止 NTDs 发生而进行叶酸补充的育龄妇女，不包括青春期前的女孩；男性和没有生育潜力的女性(例如绝经后，基因异常，子宫和卵巢畸形等)和神经管缺陷复发的研究，也不包括在发展中国家进行的研究	纳入的各研究摄入量不一，为 0.4～0.8 mg/d；叶酸开始补充的时间为孕前 3 个月到孕前 1 个月不等，直至孕早期结束	纳入的 24 项研究中，1 项始于 1984 年在匈牙利开展的 RCT 研究，发现叶酸补充可以降低 NTDs 的发生率。1984—1996 年开始招募研究对象的保护作用队列研究也显示出叶酸的保护作用。4 项病例对照研究中的 3 项 OR 值在 0.6～0.7 之间。从 1998 年开始，美国食品强化后的前瞻性研究。对 1998 年以后收集的数据进行病例对照研究没有发现叶酸补充的保护性作用(OR 值在 0.93～1.4 之间)	在未进行食品强化前补充叶酸可降低叶酸可降低 NTDs 发生风险，进化后食品强化叶酸，进化后未观察到叶酸的保护性作用
曾梦君，2017[20]	队列研究	监测报告	858 550 例	中国人群，湖南省 52 所出生缺陷监测医院在 2009—2015 年间出生缺陷满 28 周到出生后 7 天的围生儿	为准备怀孕的妇女于孕前 3 个月和孕早期 3 个月补充小剂量叶酸(0.4 mg/d)。既往生育过神经管缺陷胎儿或服用抗癫痫药者，每人补充叶酸 0.4 mg/d	全省神经管缺陷发生率(包括无脑畸形，脊柱裂和脑膨出)由 2009 年的 5.64/10^5 下降至 2015 年的 1.00/10^5，下降幅度达 82.27%，发生率呈逐年下降趋势。对准备怀孕妇女在孕前 3 个月至孕早期 3 个月补充小剂量叶酸对降低神经管缺陷发生效果明显	降低疾病发生风险
计国平，2017[21]	队列研究	监测报告	1 853 019 例	中国人群，安徽省出生缺陷网数据库中 2006—2015 年的新生儿	服用人数是指在孕前 3 个月到孕后 3 个月之间，每天服用剂量≥0.4 mg；服用时间≥5d 的妇女人数；依从人数指在孕前 3 个月，每天服用剂量≥0.4 mg，每周服用≥5d，且服用时间≥1 个月的妇女人数	安徽省增补叶酸预防神经管缺陷项目的效果显著，项目实施前后比较，全省神经管畸形患儿发生率下降约 1/3	降低疾病发生风险

续表

作者，年度	研究类型	调查方法	例数	研究对象及年龄	摄入情况	结果	对疾病的影响
张雪娟，2016[22]	队列研究	监测报告	2 710 314 例	中国人群，在山西省119个县中随机抽取52个县区，纳入1998—2012年"削峰"工程监测系统中的孕产妇和新生儿	妊娠前后每天单纯服用叶酸0.4 mg	1998—2012年，52个县区共监测引产和分娩儿2 710 314例，所有NTDs胎儿16 054例，15年来的NTDs发生率总体呈下降趋势，其中1998—2001年处于平缓期，2002年开始著下降，时间序列分析显示有显著的长期效果	降低疾病发生风险
李进华，2013[23]	队列研究	医院监测	320.1万例	中国人群，在河北省随机抽取的60所助产医院生产的孕妇和新生儿	准备怀孕的农村育龄妇女，孕前3个月至孕早期3个月免费增服小剂量叶酸，一般按照每人每天1片（0.4 mg）服用；既往生育过神经管缺陷胎儿或服用抗癫痫药物者，按每人每天4 mg 补服叶酸	全省神经管缺陷发生率由2009年的6.17/10^5下降至2012年的3.94/10^5，下降36.14%，呈逐年下降趋势（P=0.006）。育龄妇女妊娠前、后3个月增补叶酸对降低神经管缺陷发生率效果明显	降低疾病发生率风险

(二) 叶酸补充与脑卒中

叶酸补充与脑卒中关系的研究共纳入 5 篇文献，包括 2 项 meta 分析、2 项随机对照研究和 1 项队列研究（均为中国人群）。5 篇文章均显示补充叶酸可以降低脑卒中的发生风险。

综合研究结果显示，补充叶酸（$0.5 \sim 15$ mg/d）很可能降低脑卒中的发生风险，综合评价等级为 B 级。具体研究证据的质量及等级评价结果见表 6-4。

Zhao 等[24]2017 年发表的纳入 22 项研究的 meta 分析显示，补充叶酸可以降低脑卒中发生风险（$n = 82\,723$，RR$= 0.89$，95% CI $0.84 \sim 0.96$），低叶酸水平地区的效果比高叶酸水平地区的效果更为显著，在没有进行叶酸强化的地区，低剂量的叶酸补充就可以带来更大的益处。Huo 等[25]2012 年发表的 meta 分析显示，每天补充 $0.4 \sim 0.8$ mg 叶酸对预防卒中是有效的（$n = 55\,764$，RR$= 0.92$，95% CI $0.86 \sim 1.00$，$P = 0.038$）；对没有或部分强化叶酸的人群进行分析显示，卒中的发生风险减少 11%（RR$= 0.89$，95% CI $0.82 \sim 0.97$，$P = 0.010$），更大的效果见于较少使用他汀类药物的人群中。一项在中国高血压人群中进行的随机、双盲、对照临床研究（CSPPT）[26]共纳入 20\,702 例无脑卒中和心肌梗死病史的中国成年高血压患者。根据 MTHFRC 677T 基因型分层后随机分为两组，每日分别给予单片固定复方制剂马来酸依那普利叶酸片（依那普利 10 mg 和叶酸 0.8 mg）或者单纯依那普利（10 mg），期间对于没有达到降压目标的高血压患者，根据高血压指南合并使用其他降压药物。治疗期间两组间血压水平差异无统计学意义；然而，以马来酸依那普利叶酸片为基础的降压治疗方案与以依那普利为基础的单纯降压治疗方案相比，使首发脑卒中风险进一步降低 21%。另一项研究将 250 例伴有高血压的脑卒中患者随机分为两组，分别给予依叶片和依那普利片 1 年，随访发现脑卒中的再发率和死亡率差异均有统计学意义（$P < 0.05$）[27]。刘子君等[28]将山西地区 1207 名高血压患者分为两组，一组以服用依那普利叶酸片（叶酸含量 0.8 mg）为主要降压治疗，另一组服用除依叶片外的其他降压药，随访 2 年，依叶片组缺血性脑卒中事件发生 5 例（0.91%），对照组发生 14 例（2.42%）（$P < 0.05$）。所有纳入研究的详细信息见表 6-5。

表 6-4 叶酸补充与脑卒中关系证据分析

内容	评级	备注
证据等级	良	2 项 meta 分析、2 项随机对照研究和 1 项队列研究
一致性	优	2 项 meta 分析、2 项随机对照研究和 1 项队列研究结果均一致
健康影响	优	补充叶酸可降低脑卒中的发生风险
研究人群	良	包括欧美、亚洲等地区的国家
适用性	良	适用，但有一些注意事项

(三) 孕期叶酸补充与新生儿低出生体重

孕期叶酸补充与新生儿低出生体重关系的研究共有 6 篇文献，包括 1 项 meta 分析和 5 项队列研究。其中 meta 分析和 4 项队列研究显示孕期补充叶酸是新生儿低出生体重发生的保护性因素，而另外 1 项队列研究显示没有影响。

表 6-5 叶酸补充与脑卒中的研究

作者，年度	研究类型	调查方法	例数	研究对象及年龄	摄入情况	结果	对疾病的影响
Zhao, 2017[24]	meta 分析	文献分析	82 732 例	亚洲、欧洲和美国，年龄范围为 52～74.1 岁	纳入的研究补充剂量范围为 0.4～15 mg/d	在未进行叶酸强化的地区，补充叶酸可以降低脑卒中发生风险，尤其是在叶酸补充剂量相对较低和维生素 B_{12} 水平对照低的试验中	降低脑卒中发生风险
Huo, 2012[25]	meta 分析	文献分析	55 764 例	中国人群，孕妇年龄主要在 25～29 岁，占总人群数的 56.6%	补充剂量范围为 0.5～15 mg/d	在未进行叶酸强化或只有部分强化地区的人群中，补充叶酸是预防脑卒中的有效方法	降低脑卒中发生风险
Huo, 2015[26]	RCT	试验研究	20 702 例	中国人群，45～70 岁的老年人，无脑卒中和心肌梗死病史的高血压患者，实验组平均年龄为 60.0（SD＝3.7）岁，对照组 60.0±7.6 岁，随访随访约 4.5 年	根据 MTHFRC 677T 基因型分层后随机分为两组，采用双盲法。每日分别给予单片固定复方制剂马来酸依那普利 10 mg 和叶酸片（依那普利 10 mg 和叶酸 0.8 mg）或者单纯依那普利（10 mg）	经过 4.5 年（中位数）的随访。结果显示：两组间血压水平差异无统计学意义，但加用叶酸可显著降低第一次脑卒中的发生风险	降低脑卒中发生风险
程文文, 2012[27]	RCT	试验研究	250 例	中国人群，年龄 45～75 岁，平均年龄 64.9（SD=8.8）岁	依叶治疗组和依那普利组分别以依叶（10.8 mg）和依那普利片（10 mg）每日 1 次	依叶治疗组终点事件明显减少，两组脑卒中再发事件、死亡事件比较差异有统计学意义（P<0.01）	降低脑卒中发生风险
刘子君, 2016[28]	队列研究	观察随访	1207 例	在山西省 5 个城市（太原、吕梁、阳泉、忻州、运城）的 5 家医院设立中心入选年龄≥18 岁的门诊高血压患者（包括原先确诊的高血压患者和本次随访符合高血压诊断血压标准	1127 例高血压患者分为两组。依叶组以服用依叶（10 mg 依那普利的复合制剂）为主要降压治疗（允许合并服用钙拮抗剂、利尿剂，β受体阻滞剂），共 548 例；对照组以服用其他降压药[血管紧张素转换酶受体拮抗剂或血管紧张素转换酶抑制剂（除外依叶）和钙拮抗剂（或）利尿剂，β受体阻滞剂]为主，共 579 例	治疗 2 年后，两组在降压效果方面差异无统计学意义（P＞0.05），但依叶组血清 Hcy 水平低于对照组（P<0.05）。随访 2 年，依叶组缺血性脑卒中事件发生 5 例（0.91%），对照组发生 14 例（2.42%）（P＜0.05）	降低脑卒中发生风险

注：Hcy，同型半胱氨酸。

综合研究结果显示，孕期妇女补充叶酸（0.4～15 mg/d）很可能降低其新生儿低出生体重的发生风险，综合评价等级为 B 级。具体研究证据的质量及价值评价结果见表 6-6。

Li 等[29]对中国 200 589 例孕妇进行的随访调查结果显示，在调整了相关混杂因素后，孕期每天单独补充 0.4 mg 叶酸可以显著降低新生儿低出生体重的发生风险。严双琴等[30]在马鞍山进行了一项样本量为 4484 例的孕妇队列研究，结果显示孕期规范增补叶酸（孕前补充叶酸坚持 1 个月以上，且孕早期继续坚持补充叶酸 1 个月以上）可以降低新生儿低出生体重的发生风险。所有纳入研究的详细信息见表 6-7。

表 6-6　叶酸补充与新生儿低出生体重关系证据分析

内容	评级	备注
证据等级	良	1 项 meta 分析和 5 项队列研究
一致性	良	1 项 meta 分析和 4 项队列研究报道显示孕期补充叶酸可降低新生儿低出生体重的发生率，1 项队列研究未发现两者的相关性
健康影响	良	孕期妇女补充叶酸可降低其新生儿低出生体重的发生风险
研究人群	良	包括欧美、亚洲等地区的国家
适用性	良	适用，但有一些注意事项

（四）叶酸补充与妊娠期高血压综合征

孕期补充叶酸与妊娠期高血压综合征（包括妊娠期高血压、子痫前期、子痫、妊娠合并慢性高血压和慢性高血压并发子痫前期）关系的研究共有 8 篇文献，均为队列研究。近五年的研究除 1 篇为队列研究外，均显示孕期补充叶酸可降低妊娠期高血压综合征的发生风险。

综合研究结果显示，补充叶酸（0.4～0.8 mg/d）很可能降低妊娠期高血压综合征的发生风险，综合评价等级为 B 级。具体研究证据的质量及价值评价结果见表 6-8。

在孕期补充叶酸与妊娠期高血压综合征关系的研究中，近五年的研究多支持孕期补充叶酸很可能降低妊娠期高血压综合征的发生风险。Wen 等[35]的研究显示孕妇补充叶酸（0.1～4.0 mg）可能会降低子痫前期的发生风险，尤其是子痫前期高发生风险的孕妇。Wang 等[36]的研究显示与未补充叶酸的孕妇相比，补充叶酸可降低子痫前期的发生率（OR＝0.61，95％CI 0.43～0.87）。但 Li 等[3]开展的国内大人群研究的结果却显示孕期补充叶酸（0.4 mg/d）并没有降低妊娠期高血压综合征的发生风险，结果不一致的原因可能是由于存在混杂因素、干预的时间和剂量不同[37]。综合评价等级为 B 级，在中国人群中使用时需要注意补充的剂量和开始补充的时间等相关事项。所有纳入研究的详细信息见表 6-9。

（五）叶酸补充与其他疾病

以下叶酸补充与疾病关系研究报道较少，不再一一列表说明。

1. 叶酸补充与其他出生缺陷（不包括神经管畸形）

叶酸补充与其他出生缺陷关系的研究共有 4 篇文献，包括 1 项系统综述、1 项 meta

表 6-7 叶酸补充与新生儿低出生体重的研究

作者,年度	研究类型	调查方法	例数	研究对象及年龄	摄入情况	结果	对疾病的影响
Hodgetts, 2015[31]	队列研究及包括此研究的 meta 分析	文献检索	188 796 例(队列研究)/111 736 例(meta 分析)	单胎妊娠且没有出生缺陷	各研究中叶酸摄入量不同,范围为 0.4~15 mg/d	孕前开始补充叶酸可降低小于胎龄儿的发生风险,但孕后开始补充并没有显示相关性	降低小于胎龄儿的发生风险
Li, 2017[29]	队列研究	随访	200 589 例	中国人群,补充叶酸的孕妇共 105 238 名,怀孕时平均为 24.27(SD=2.45)岁,未补充组 95351 名,怀孕时平均年龄为 25.54(SD=3.76)岁	补充叶酸的定义为从登记至妊娠前 3 个月的任何时间服用叶酸	补充叶酸组低出生体重的发生率为 2.09%,未补充组发生的发生率为 2.27%,叶酸补充组低出生体重发生率低于未补充组	降低低出生体重风险
Zheng, 2016[32]	队列研究	随访	231 179 例	中国浙江嘉兴人群,1999—2012 孕妇在当地的诊所或医院进行产检时被纳入	根据是否补充叶酸及开始补充的时间分为未补充,孕前开始补充和孕后开始补充	孕前开始补充叶酸可降低小于胎龄儿的发生风险,但孕后开始补充并没有效果	降低小于胎龄儿发生风险
Martinussen, 2015[33]	队列研究	随访	3647 例	在美国康乃狄克州和马萨诸塞州招募符合要求的妇女	根据补充叶酸情况分为每天不补充叶酸(每天补充小于 0.2 mg)和 0.2~0.6 mg/d 以及大于 0.6 mg/d	孕期补充叶酸与新生儿低出生体重没有相关性	与新生儿出生体重发生风险无关
Kim, 2014[34]	回顾性队列研究	电话回访	215 例	韩国人群,未服用叶酸组平均年龄为 31.3(SD=4.7)岁,服用叶酸组平均年龄为 31.9(SD=3.9)岁	根据孕早期是否补充叶酸分为补充叶酸组和未补充叶酸组	结果显示小于胎龄儿能是孕期补叶酸的保护性因素	降低小于胎龄儿发生风险
严双琴, 2013[30]	队列研究	随访	4448 例	中国人群,孕妇主要年龄为 25~29 岁,占总人群数的 56.6%	孕前和孕早期增补叶酸的情况分为 5 种类型:①未增补叶酸;②单纯孕前增补叶酸,指仅孕前增补叶酸坚持 1 个月以上,而孕早期未增补叶酸;③单纯孕早期增补叶酸,指仅孕早期增补叶酸坚持 1 个月以上,而孕前未增补叶酸;④规范孕前增补叶酸定义为孕前增补叶酸坚持 1 个月以上,且孕早期继续坚持增补叶酸 1 个月以上;⑤除以上 4 种情况的其他增补情况	规范增补叶酸是不良出生结局的保护性因素,可降低小于胎龄儿和新生儿低出生体重的发生风险	降低小于胎龄儿和新生儿低出生体重的发生风险

注:SD,标准差。

表 6-8　叶酸补充与妊娠期高血压综合征关系证据分析

内容	评级	备注
证据等级	良	8 项队列研究
一致性	良	7 项队列研究显示孕期补充叶酸是妊娠期高血压综合征的保护性因素，1 项回顾性队列研究显示补充叶酸没有作用
健康影响	良	孕期补充叶酸很可能是妊娠期高血压综合征的保护性因素
研究人群	良	包括欧美、亚洲等地区的国家
适用性	良	适用，但有一些注意事项

分析和 2 项队列研究（1 项为中国人群，1 项为挪威人群）。De-Regil 等[41]于 2015 年发表在 *Cochrane Database* 的系统综述总结了孕期口服叶酸（$0.36 \sim 4$ mg/d）对一系列出生缺陷的影响。涉及的出生缺陷包括唇裂（$RR = 0.79$，95％CI $0.14 \sim 4.36$）、腭裂（$RR = 0.73$，95％CI $0.05 \sim 10.89$）以及先天性心血管异常（$RR = 0.57$，95％CI $0.24 \sim 1.33$）。以上对随机对照研究的总结分析并没有发现孕期（孕 12 周或更早）补充叶酸与其他（不包括神经管畸形）出生缺陷存在肯定的相关性。Xu 等[42]在 2016 年进行的 meta 分析显示，对于中国和欧洲人群，孕期补充叶酸可以降低新生儿先天性心脏病的发生风险（$OR = 0.60$，95％CI $0.49 \sim 0.71$）。2009—2012 年期间河北省 164 个县（市）的育龄妇女在妊娠前、后 3 个月每天补充小剂量叶酸（0.4 mg/d），结果显示：神经管缺陷发生率在农村下降的幅度大于城市，腭裂、马蹄内翻足、小耳、肢体短缩的发生率在农村下降而在城市上升；多指（趾）、外耳其他畸形、食管闭锁或狭窄、并指（趾）、腹裂的发生率在城市的下降幅度大于农村，先天性脑积水、先天性心脏病、尿道下裂、先天性膈疝、脐膨出、唐氏综合征的发生率在城市下降而在农村上升。4 年中，农村神经管缺陷、总唇裂和肢体短缩发生率的下降趋势有统计学意义（$P < 0.05$），先天性心脏病、先天性膈疝发生率的上升趋势有统计学意义（$P < 0.05$），其他出生缺陷病种的发生率无明显变化趋势性[23]。1999—2013 年挪威医疗出生等级的数据显示，孕期服用叶酸（0.4 mg）或含有叶酸（$0.0 \sim 0.2$ mg）的复合维生素与新生儿单独腭裂以及唇裂伴或不伴腭裂之间都没有统计学相关性（$RR = 0.84$，95％CI $0.66 \sim 1.06$；$RR = 0.94$，95％CI $0.79 \sim 1.13$），但与唇腭裂合并其他畸形的发生风险具有一定相关性[43]。

2. 补充叶酸与其他不良妊娠结局

叶酸补充与其他不良妊娠结局关系的研究共有 4 篇文献，包括 1 项系统综述和 3 项队列研究（队列研究均为中国人群）。2016 年 Saccone 等[44]对孕期叶酸（$0.4 \sim 5.0$ mg/d）补充与早产的随机对照研究进行系统分析。结果表明，孕期补充叶酸并不能降低早产的发生率，孕期叶酸补充组与未补充组小于 37 周早产的发生率相近（22.6％ *vs* 22.9％；$RR = 0.99$，95％CI $0.82 \sim 1.18$），小于 34 周早产的发生率差异也无统计学意义（7.1％ *vs* 8.7％；$RR = 0.77$，95％CI $0.55 \sim 1.09$）；与对照组相比，胎膜早破的发生率也没有统计学差异（2.4％ *vs* 2.9％；$RR = 0.81$，95％CI $0.44 \sim 1.50$）。在中国兰州的队列研究结果发现，孕期补充叶酸超过 12 周的孕妇早产的比例较未补充者低（$OR = 0.67$，95％CI $0.55 \sim 0.83$），并且存在剂量-反应关系[45]。在浙江嘉兴的队列研究发现孕前补充叶酸可使早产发生风险降低 8％（$RR = 0.92$，95％CI $0.85 \sim 1.00$，$P = 0.04$）[32]。2010 年，在全国免费孕前优生健康检查项目（NPCP）的调查中发现，孕前或孕早期补充叶酸可降低早产的发生率，并且和孕妇孕前的 BMI 具有交互作用[46]。

表 6-9 叶酸补充与妊娠期高血压疾病的研究

作者,年度	研究类型	调查方法	例数	研究对象及年龄	摄入情况	结果	对疾病的影响
Wen, 2016[35]	队列研究	随访	7669例	渥太华和金斯顿招募孕妇,孕龄不到20周	根据叶酸补充的剂量,将孕妇分为未补充组,0.1~0.9 mg组,1.0 mg组,1.1~1.9 mg,2.0~4.0 mg组以及>4.0 mg组	叶酸补充组子痫前期的发生风险低于未补充组,并且在高风险的孕妇中差异有统计学意义	降低妊娠期高血压综合征的发生风险
Wang, 2015[36]	队列研究	随访	10 041例	中国甘肃人群,孕妇没有精神疾病且年龄均大于18岁	根据孕妇是否补充叶酸和开始补充的时间将人群将分为未补充组,孕前组和怀孕后补充组	与未补充叶酸者相比,补充叶酸发生子痫前期的风险有所降低(OR = 0.61, 95% CI 0.43~0.87)	降低妊娠期高血压综合征的发病风险
Marti-nussen, 2015[33]	队列研究	随访	3647例	美国的孕妇,招募时孕周均小于24周,孕妇按年龄段进行划分	孕妇分为孕前补充叶酸以及孕早期补充叶酸和未补充,未补充叶酸的定义为每天补充叶酸的量低于200 μg	对于BMI<25的孕妇,孕前开始补充叶酸可降低子痫前期的发病率(OR = 0.6, 95%CI 0.4~1.0)	降低妊娠期高血压综合征的发生风险
Vander-lelie, 2014[38]	队列研究	随访	2261例	澳大利亚的"健康生活环境"队列中超重和肥胖的孕妇	孕妇根据孕早期营养素补充情况分为3组:对照组孕早期未进行维生素和矿物质的补充;暴露组分为两组,分别是孕早期单独补充复合维生素和孕早期补充过叶酸	对照组子痫前期的发生率为2.9%,补充复合维生素组的发病率为0.97%,补充叶酸组的发病率比子痫前期对照组均有所降低,且有统计学意义	降低妊娠期高血压综合征发生风险
Kim, 2014[34]	回顾性队列研究	电话随访	215例	韩国人群,单胎妊娠的孕产妇(不包括双胎妊娠或产前诊断有胎儿畸形者)。研究对象平均年龄31.7岁	根据孕期是否服用过叶酸将孕产妇分为补充叶酸组和未补充叶酸组	调整混杂因素后分析发现,孕期服用过叶酸补充剂可降低子痫前期的发生率(OR = 0.27.95% CI 0.09~0.76)	降低妊娠期高血压综合征的发生风险
赵立群, 2014[39]	队列研究	定期随访	372例	中国人群,按照孕末是否口服叶酸及口服叶酸的时间分成3组:观察组早孕期末口服叶酸,年龄24~34岁;第一对照组为孕8周内开始口服叶酸,年龄23~31岁;第二对照组为孕前3个月至妊娠3个月坚持口服叶酸,年龄23~30岁	观察组孕期末口服叶酸;第一对照组孕8周内开始口服叶酸,每日0.4 mg;第二对照组孕前3个月至妊娠3个月坚持口服叶酸,每日0.4 mg	与未补充叶酸相比,孕后补充叶酸未能明显降低妊娠期高血压综合征的发生率,而孕前开始补充则可有效减少妊娠期高血压综合征的发生,早期适量补叶酸对预防妊娠期高血压综合征的发生是有益的	降低妊娠期高血压综合征的发生风险

续表

作者,年度	研究类型	调查方法	例数	研究对象及年龄	摄入情况	结果	对疾病的影响
Li,2013[37]	回顾性队列研究	随访	193 554 例	中国江苏、浙江和河北三省孕妇人群,补充叶酸组的平均年龄为 24.21 岁,未补充组的平均年龄为 25.54 岁	队列中共有 92 731 名孕妇在孕前或第一孕期每天服用过 400 μg 叶酸,而对照组未服用过叶酸	观察组发生妊娠期高血压综合征者 2318 例;服用叶酸期高血压综合征发生 2420 例,两组妊娠期高血压综合征的发生情况没有显著差异(RR=1.04,95% CI 0.98~1.10)	与妊娠期高血压综合征的发生风险无关
房爱民,2013[40]	队列研究	跟踪调查	600 例	中国人群,孕妇第一次就诊孕周均<12 周;无高血压、心脏病、血液病、糖尿病、肝肾疾病等特殊病史,既往无神经管缺陷、唐氏综合征胎儿分娩病史,年龄均<35 岁	对照组为进行定期产检但未接受叶酸补充的孕妇,按叶酸代谢障碍风险分为 3 组,分别为无风险组、低度风险组和中高风险组,每组各 100 例。观察组为进行定期产检但接受叶酸补充的孕妇,分为 3 组:①叶酸代谢障碍检测未发现风险孕妇,孕前 3 个月至孕早期 3 个月增加叶酸 400 μg/d,孕中、晚期前意食物检测低度风险组,孕前 3 个月至孕全程补充叶酸 800 μg/d;②叶酸代谢障碍检测中度高度风险组,孕前 3 个月至孕全程补充叶酸 800 μg/d	对照组妊娠期高血压综合征的发病率明显高于观察组,而且病情严重程度明显重于观察组;重度子痫及子痫前期等均有发生,未发生脑血管意外等并发症。对叶酸代谢障碍孕妇孕期个体化补充叶酸可以降低孕妇妊娠期高血压综合征的发病率	降低妊娠期高血压综合征的发生风险

3. 叶酸补充与癌症

叶酸补充与癌症关系的研究共纳入 1 篇文献，为对结直肠癌的随机对照研究的 meta 分析。Qin 等[47]对 2014 年 10 月以前发表的关于叶酸（0.5～2.5 mg/d）补充与结直肠癌发生风险的随机对照研究进行 meta 分析，没有发现叶酸补充与总人口的结直肠癌发生风险有关（RR＝1，95％CI 0.82～1.22，P＝0.974），对种族、性别、BMI 和潜在的混杂因素进行亚组分析，也没有发现统计学差异。叶酸与癌症发生关系的研究大多是总叶酸摄入与癌症发生风险的研究，而叶酸补充与癌症关系的研究较少[48-50]。在国内，脑卒中一级预防试验中未发现补充叶酸对无卒中和心肌梗死的高血压患者的癌症发病率存在影响，同时补充叶酸组与未补充组的特殊肿瘤（包括食管癌、胃癌、乳腺癌、肺癌、肠癌、头颈部癌症、妇科肿瘤和淋巴瘤）发生的风险比和癌症死亡率的风险比也未见统计学差异，但叶酸相关代谢基因 MTHFR 677TT 基因型是总癌症发生风险的独立预测因子之一。因此，对于 MTHFR 677TT 基因型和低叶酸水平（＜9.0 ng/ml）的患者来说，补充叶酸可以降低癌症的发生风险（HR＝0.47，95％CI 0.24～0.94）[51]。

四、结论

综合评价结果显示，在未进行食品强化叶酸的人群中，备孕和孕早期妇女补充叶酸（0.4～4.0 mg/d）很可能降低新生儿神经管畸形的发生风险，综合评价等级为 B 级；补充叶酸（0.5～15 mg/d）很可能降低脑卒中的发生风险，综合评价等级为 B 级；孕期妇女补充叶酸（0.4～15 mg/d）很可能降低其新生儿低出生体重的发生风险，综合评价等级为 B 级；补充叶酸（0.4～0.8 mg/d）很可能降低妊娠期高血压综合征的发生风险，综合评级等级为 B 级。对于其他疾病，如其他出生缺陷、其他不良妊娠结局和癌症等，报道较少，未进行证据体综合评价。

本研究的局限性有以下两点：一是本研究是基于以往研究的二次研究，补充剂量、开始补充的时间等都有所不同；二是国内的研究多为小样本研究，并且对孕期的相关研究大部分是队列研究，缺乏大样本的 RCT 研究。但鉴于研究人群主要为国内人群，且近五年的研究大部分结果一致，因此仍可供我国人群参考。

（王少康　王　敔　孙桂菊）

参考文献

[1] 中国营养学会. 中国居民膳食营养素参考摄入量（2013 版）[M]. 北京：科学出版社，2014.

[2] 孙长灏. 营养与食品卫生学 [M]. 北京：人民卫生出版社，2017.

[3] Smithells R W，Sheppard S. Possible prevention of neural-tube defects by periconceptional vitamin supplementation [J]. Lancet，1980，1 (8169)：647.

[4] Czeizel A E，Dudas I. Prevention of the first occurrence of neural-tube defects by periconceptional vitamin supplementation [J]. N Engl J Med，1992，327 (26)：1832-1835.

[5] US Food and Drug Administration. Food standards：amendment of standards of identity for enriched grains products to require addition of folic acid [J]. Fed Regist，1996，61：8781-8796.

［6］ Bureau of Food Regulatory，International and Interagency Affairs，Health Canada．Regulatory impact analysis statement ［J］．Canada gazette part Ⅱ，1998，132（24）：3029-3033．

［7］ Jacques P F，Selhub J，Bostom A G，et al．The effect of folic acid fortification on plasma folate and total homocysteine concentrations ［J］．N Engl J Med，1999，340（19）：1449-1454．

［8］ Dietrich M，Brown C J，Block G．The effect of folate fortification of cereal-grain products on blood folate status，dietary folate intake，and dietary folate sources among adult non-supplement users in the United States ［J］．J Am Coll Nutr，2005，24（4）：266-274．

［9］ Honein M A，Paulozzi L J，Mathews T J，et al．Impact of folic acid fortification of the US food supply on the occurrence of neural tube defects ［J］．JAMA，2001，285（23）：2981-2986．

［10］ Williams L J，Mai C T，Edmonds L D，et al．Prevalence of spina bifida and anencephaly during the transition to mandatory folic acid fortification in the United States ［J］．Teratology，2002，66（1）：33-39．

［11］ 张鹏．叶酸对老年 H 型高血压病患者血清同型半胱氨酸水平及血压的影响研究 ［J］．湖南师范大学学报（医学版），2016，13（6）：84-87．

［12］ World Health Organization．WHO handbook for guideline development ［M］．2012．

［13］ MRC Vitamin Study Research Group．Prevention of neural tube defects：results of the medical research council vitamin study ［J］．Lancet，1991，338（8760）：131-137．

［14］ 李竹，Berry R J，李松．中国妇女妊娠前后单纯服用叶酸对神经管畸形的预防效果 ［J］．中华医学杂志，2000，80（7）：493-498．

［15］ Viswanathan M，Treiman KA，Kish-Doto J，et al．Folic acid supplementation for the prevention of neural tube defects：an updated evidence report and systematic review for the US Preventive Services Task Force ［J］．JAMA，2017，317（2）：190-203．

［16］ 靳夏平．长治郊区新生儿神经管畸形与叶酸服用情况分析 ［J］．基层医学论坛，2013，11（32）：4266-4267．

［17］ Gomes S，Lopes C，Pinto E．Folate and folic acid in the periconceptional period：recommendations from official health organizations in thirty-six countries worldwide and WHO ［J］．Public Health Nutr，2016，19（1）：176-189．

［18］ Hamner H C，Tinker S C．Fortification of corn masa flour with folic acid in the United States：an overview of the evidence ［J］．Ann N Y Acad Sci，2014，1312（1）：8-14．

［19］ 围受孕期增补叶酸预防神经管缺陷指南工作组．围受孕期增补叶酸预防神经管缺陷指南（2017）［J］．中国生育健康杂志，2017，28（5）：401-410．

［20］ 曾梦君，熊黎黎，吴颖岚，等．2009-2015 年湖南省育龄妇女增补叶酸预防出生缺陷效果评价 ［J］．中国妇幼保健，2017，32（09）：1835-1837．

［21］ 计国平．安徽省增补叶酸预防神经管缺陷项目的效果评估 ［J］．中国妇幼保健，2017，32（13）：2821-2823．

［22］ 张雪娟，宋志娇，黄晶，等．山西省神经管缺陷一级预防效果评价 ［J］．中国妇幼保健，2016，31（9）：1803-1805．

［23］ 李进华，张英奎，范松丽，等．河北省农村育龄妇女增补叶酸预防出生缺陷效果评价 ［J］．中国妇幼保健，2013，28（30）：4936-4938．

［24］ Zhao M，Wu G，Li Y，et al．Meta-analysis of folic acid efficacy trials in stroke prevention：insight into effect modifiers ［J］．Neurology，2017，88（19）：1830-1838．

［25］ Huo Y，Qin X，Wang J，et al．Efficacy of folic acid supplementation in stroke prevention：new insight from a meta-analysis ［J］．Int J Clin Pract，2012，66（6）：544-551．

［26］ Huo Y，Li J，Qin X，et al．Efficacy of folic acid therapy in primary prevention of stroke among a-

dults with hypertension in China：the CSPPT randomized clinical trial ［J］. JAMA，2015，313
（13）：1325-1335.

［27］ 程文文，傅佳，赵焕，等. 马来酸依那普利叶酸片用于脑卒中二级预防的临床研究 ［J］. 安徽医科
大学学报，2012，47 （6）：670-673.

［28］ 刘子君，肖传实，史宏涛，等. 依那普利叶酸片对山西地区 H 型高血压人群干预后疗效观察 ［J］.
中华高血压杂志，2016，24 （4）：359-364.

［29］ Li N，Li Z，Ye R，et al. Impact of periconceptional folic acid supplementation on low birth weight
and small-for-gestational-age infants in China：alarge prospective cohort study ［J］. J Pediatr，2017，
187：105-110.

［30］ 严双琴，徐叶清，苏普玉，等. 围孕期增补叶酸与不良出生结局的队列研究 ［J］. 中华流行病学杂
志，2013，34 （1）：1-4.

［31］ Hodgetts V A，Morris R K，Francis A，et al. Effectiveness of folic acid supplementation in preg-
nancy on reducing the risk of small-for-gestational age neonates：a population study，systematic re-
view and meta-analysis ［J］. BJOG，2015，122 （4）：478-490.

［32］ Zheng J S，Guan Y，Zhao Y，et al. Pre-conceptional intake of folic acid supplements is inversely as-
sociated with risk of preterm birth and small-for-gestational-age birth：a prospective cohort study
［J］. Br J Nutr，2016，115 （3）：509-516.

［33］ Martinussen M P，Bracken M B，Triche E W，et al. Folic acid supplementation in early pregnancy
and the risk of preeclampsia，small for gestational age offspring and preterm delivery ［J］. Eur J Ob-
stet Gynecol Reprod Biol，2015，195：94-99.

［34］ Kim M W，Ahn K H，Ryu K J，et al. Preventive effects of folic acid supplementation on adverse
maternal and fetal outcomes ［J］. PloS One，2014，9 （5）：e97273.

［35］ Wen S W，Guo Y，Rodger M，et al. Folic acid supplementation in Pregnancy and the Risk of Pre-
eclampsia-acohort study ［J］. PloS One，2016，11 （2）：e0149818.

［36］ Wang Y，Zhao N，Qiu J，et al. Folic acid supplementation and dietary folate intake，and risk of
preeclampsia ［J］. Eur J Clin Nutr，2015，69 （10）：1145-1150.

［37］ Li Z，Ye R，Zhang L，et al. Folic acid supplementation during early pregnancy and the risk of gesta-
tional hypertension and preeclampsia ［J］. Hypertension，2013，61 （4）：873-879.

［38］ Vanderlelie J，Scott R，Shibl R，et al. First trimester multivitamin/mineral use is associated with
reduced risk of pre-eclampsia among overweight and obese women ［J］. Matern Child Nutr，2016，
12 （2）：339-348.

［39］ 赵立群. 孕妇不同时期服用叶酸对妊娠期高血压疾病的影响 ［J］. 中国妇幼保健，2014，29 （25）：
4064-4065.

［40］ 房爱民. 孕期个体化补充叶酸对母婴预后的影响 ［J］. 中国妇幼保健，2013，28 （36）：5949-5950.

［41］ De-Regil L M，Pena-Rosas J P，Fernandez-Gaxiola A C，et al. Effects and safety of periconceptional
oral folate supplementation for preventing birth defects ［J］. Cochrane Database Syst Rev，2015，12：
Cd007950.

［42］ Xu A，Cao X，Lu Y，et al. A meta-analysis of the relationship between maternal folic acid supple-
mentation and the risk of congenital heart defects ［J］. Int Heart J，2016，57 （6）：725-728.

［43］ Gildestad T，Bjorge T，Vollset S E，et al. Folic acid supplements and risk for oral clefts in the new-
born：a population-based study ［J］. Br J Nutr，2015，114 （9）：1456-1463.

［44］ Saccone G，Berghella V. Folic acid supplementation in pregnancy to prevent preterm birth：a system-
atic review and meta-analysis of randomized controlled trials ［J］. Eur J Obstet Gynecol Reprod Biol，
2016，199：76-81.

[45] Liu X，Lv L，Zhang H，et al. Folic acid supplementation，dietary folate intake and risk of preterm birth in China [J]. Eur J Nutr，2016，55（4）：1411-1422.

[46] Wang Y，Cao Z，Peng Z，et al. Folic acid supplementation，preconception body mass index，and preterm delivery：findings from the preconception cohort data in a Chinese rural population [J]. BMC Pregnancy Childb，2015，15（1）：336.

[47] Qin T，Du M，Du H，et al. Folic acid supplements and colorectal cancer risk：meta-analysis of randomized controlled trials [J]. Sci Rep，2015，5：12044.

[48] Li B，Lu Y，Wang L，et al. Folate intake and breast cancer prognosis：a meta-analysis of prospective observational studies [J]. Eur J Cancer Prev，2015，24（2）：113-121.

[49] Galeone C，Edefonti V，Parpinel M，et al. Folate intake and the risk of oral cavity and pharyngeal cancer：a pooled analysis within the International Head and Neck Cancer Epidemiology Consortium [J]. Int J Cancer，2015，136（4）：904-914.

[50] Zhang Y F，Zhou L，Zhang H W，et al. Association between folate intake and the risk of lung cancer：a dose-response meta-analysis of prospective studies [J]. PloS One，2014，9（4）：e93465.

[51] Qin X，Shen L，Zhang R，et al. Effect of folic acid supplementation on cancer risk among adults with hypertension in China：a randomized clinical trial [J]. Int J Cancer，2017，141（4）：837-847.

第七章 维生素 C 补充与疾病改善

一、引言

维生素 C 又称抗坏血酸（ascorbic acid），是一种含有 6 个碳原子的酸性多羟基化合物，分子式为 $C_6H_8O_6$，分子量为 176.1。天然存在的抗坏血酸有 L 型和 D 型两种，后者无生物活性。维生素 C 主要存在于新鲜的水果和蔬菜中，是人体内重要的水溶性抗氧化营养素之一。它在机体内发挥着重要的生理功能[1]。第一，参与体内多种重要物质代谢的关键过程，例如：作为羟化过程的辅助因子，参与胶原蛋白的合成，促进伤口愈合；参与并促进胆固醇转化为胆汁酸的羟化过程。第二，作为强抗氧化剂在机体内还原超氧化物、羟自由基及其他活性氧化物，清除自由基，防止生成脂质过氧化物，例如：将无活性的叶酸还原为具有生物活性的四氢叶酸，从而防止发生巨幼红细胞贫血；将难以被吸收利用的三价铁还原成易吸收的二价铁，促进铁的吸收，有助于治疗缺铁性贫血。第三，提高机体免疫力，例如促进淋巴细胞的发育和改善其功能[2]。第四，大剂量维生素 C 具有解毒作用，例如将机体内氧化型谷胱甘肽还原为还原型谷胱甘肽，使其与重金属离子结合为复合物从而排出体外。

正常成人体内可储存 1200～2000 mg 维生素 C，当膳食维生素 C 摄入量不足或机体对维生素 C 的需要量增加但又得不到及时的补充时，就会消耗机体内储存的维生素 C。若体内维生素 C 储存量低于 300 mg，机体将会出现缺乏症状。早期缺乏的主要症状为轻度疲劳，然后出现全身乏力、倦怠、皮肤瘀点或瘀斑、齿龈疼痛或发炎等症状。早期症状出现后，若长时间不补充维生素 C，则会导致坏血病。坏血病主要表现为全身点状出血，牙龈出血、萎缩，骨质疏松，关节疼痛、骨痛甚至骨骼变形[3]。

近年来营养学界对人类维生素 C 的摄入量与慢性病的预防进行了许多研究，《中国居民膳食营养素参考摄入量（2013 版）》中成年人维生素 C 推荐摄入量（recommended nutrient intakes，RNI）为 100 mg/d，预防非传染性慢性病的建议摄入量（proposed intakes for preventing non-communicable diseases，PI-NCD）为 200 mg/d，可耐受最高限量（tolerable upper intake levels，UL）为 2000 mg/d[1]。对于经常接触苯、铅、汞等有毒物质的职业群体，在寒冷、高温和缺氧的环境中工作和生活的人群，以及孕妇和乳母，均应增加维生素 C 的摄入量[3]。

本章拟通过充分检索国内外相关文献，综合评价分析维生素 C 补充对高尿酸血症、感冒、血管内皮功能异常、2 型糖尿病等各种疾病的影响。

二、证据收集方法

本研究围绕维生素 C 补充与高尿酸血症、感冒、血管内皮功能异常、2 型糖尿病、氧化损伤、乳腺癌、胰腺癌、高血压、先兆子痫等疾病的关系进行系统性文献检索，共查阅 4057 篇文献。中文文献和英文文献均检索自 2012 年 1 月 1 日至 2017 年 11 月 30 日国内外公开发表的相关文献。

根据总体要求和排除标准，排除动物实验、细胞实验、纯膳食维生素 C 摄入、仅直接供给自然食物的肠内营养、滴眼液或局部外敷等非肠外营养接触途径、质量较低的文献后，共有 29 篇文献作为本次研究的主要证据，其中中文文献 0 篇，英文文献 29 篇。维生素 C 补充与相关疾病，如高尿酸血症、感冒、血管内皮功能异常、2 型糖尿病、氧化损伤、乳腺癌、胰腺癌、高血压、先兆子痫的中英文检索词、文献数量等见表 7-1。

表 7-1 维生素 C 补充与相关疾病检索情况

疾病	检索词		文献数（纳入/总）		
	中文检索词	英文检索词	中文	英文	合计
高尿酸血症	维生素 C，抗坏血酸，补充剂，补充，血清尿酸，高尿酸血症，痛风	vitamin C，ascorbic acid，supplement，fortified，fortification，intervention，effect，serum uric acid，hyperuricemia，gout	0/109	5/146	5/255
感冒	维生素 C，抗坏血酸，补充剂，补充，感冒	vitamin C，ascorbic acid，supplement，fortified，fortification，intervention，effect，common cold	0/184	2/90	2/274
血管内皮功能异常	维生素 C，抗坏血酸，补充剂，补充，血管内皮功能	vitamin C，ascorbic acid，supplement，fortified，fortification，intervention，effect，endothelial function	0/47	7/221	7/268
2 型糖尿病	维生素 C，抗坏血酸，补充剂，补充，2 型糖尿病，非胰岛素依赖糖尿病	vitamin C，ascorbic acid，supplement，fortified，fortification，intervention，effect，type 2 diabetes，type 2 diabetes mellitus，T2D，T2DM，non-insulin-dependent，diabetes mellitus，NIDDM	0/373	5/172	5/545
氧化损伤	维生素 C，抗坏血酸，补充剂，补充，抗氧化，氧化应激	vitamin C，ascorbic acid，supplement，fortified，fortification，intervention，effect，antioxidant function，oxidative stress	0/442	3/402	3/844
乳腺癌	维生素 C，抗坏血酸，补充剂，补充，乳腺癌，乳腺肿瘤	vitamin C，ascorbic acid，supplement，fortified，fortification，intervention，effect，breast cancer，breast neoplasm，breast carcinoma，breast tumors，cancer of breast	0/84	3/548	3/632
胰腺癌	维生素 C，抗坏血酸，补充剂，补充，胰腺癌，胰腺肿瘤	vitamin C，ascorbic acid，supplement，fortified，fortification，intervention，effect，pancreatic neoplasm，pancreatic cancer	0/3	1/167	1/170
高血压	维生素 C，抗坏血酸，补充剂，补充，高血压，血压	vitamin C，ascorbic acid，supplement，fortified，fortification，intervention，effect，blood pressure，hypertension	0/210	2/744	2/954
先兆子痫	维生素 C，抗坏血酸，补充剂，补充，先兆子痫	vitamin C，ascorbic acid，supplement，fortified，fortification，intervention，effect，preeclampsia，pregnancy toxemias，proteinuria-edema-hypertension gestosis，EPH gestosis	0/10	1/87	1/97
文献总合计			0/1469	29/2588	29/4057

三、维生素 C 补充与疾病的关系

参照世界卫生组织（WHO）推荐的证据评价方法和标准[4]，对维生素 C 补充与高尿酸血症、感冒、血管内皮功能异常、2 型糖尿病关联的文献进行综合评价，而对维生素 C 补充与氧化损伤、乳腺癌、胰腺癌、高血压、先兆子痫简要描述，其结果如下。

（一）维生素 C 补充与高尿酸血症

维生素 C 补充与高尿酸血症关系的研究共 5 篇文献，有 4 项 RCT 研究和 1 项横断面研究。4 项研究表明补充维生素 C 可降低血清尿酸水平，1 项研究表明补充维生素 C 不能降低血清尿酸水平。

综合研究结果显示，补充维生素 C（500 mg/d）很可能降低高尿酸血症患者血尿酸水平，综合评价等级为 B 级。具体研究证据的质量及价值评价结果见表 7-2。

在维生素 C 补充与高尿酸血症关系的研究中，Biniaz 等[5]于 2014 年对血透析患者进行随机对照试验，试验组维生素 C 的干预剂量为 250 mg/d，一周 3 次。结果显示，维生素 C 与血清尿酸水平之间呈现明显的负相关关系，说明维生素 C 能够降低人体血清尿酸水平。Bae 等[6]于 2014 年对 9400 名韩国人进行了一项横断面研究，维生素 C 的来源分为纯膳食维生素 C 摄入和总维生素 C 摄入（包括维生素 C 补充）。研究结果显示，在研究人群总体中，维生素 C 摄入总量与血清尿酸水平呈负相关，而纯膳食维生素 C 摄入与之未发现此相关性；在男性群体中，血清尿酸水平与纯膳食维生素 C 和总维生素 C 摄入量间都不呈线性关联；在女性群体中，总维生素 C 摄入量与血清尿酸水平呈负相关，但纯膳食维生素 C 与之无关。该研究说明维生素 C 补充可能是降低高尿酸血症患者血清尿酸水平的部分原因。所有纳入研究的详细信息见表 7-3。

表 7-2　维生素 C 补充和高尿酸血症关联证据分析

内容	评级	备注
证据等级	良	4 项 RCT 研究，1 项横断面研究
一致性	良	4 项研究发现维生素 C 补充可降低血清尿酸水平，1 项研究发现维生素 C 补充不能降低血清尿酸水平
健康影响	良	维生素 C 补充可以降低血清尿酸水平
研究人群	中	埃及、孟加拉国、伊朗等国家成年人
适用性	中	适用，但有许多注意事项

（二）维生素 C 补充与感冒

维生素 C 补充与感冒关系的研究共有 2 篇文献，包括 1 项 RCT 研究和 1 项 meta 分析。2 项研究均显示维生素 C 补充可以辅助治疗感冒。

表7-3 维生素C补充和高尿酸血症关系的研究

作者，年度	研究类型	调查方法	例数	研究对象及年龄	摄入情况	结果	对疾病的影响
EI Mashad, 2016[7]	RCT	试验干预	60例	血透析患者，埃及。试验组男孩14例，女孩16例，平均年龄8.2(SD=17.3)岁；对照组男孩15例，女孩15例，平均年龄9.5(SD=3.1)岁	维生素C每次摄入250 mg，一天两次，12周	维生素C能显著降低血清尿酸水平（$P<0.001$）	对疾病有辅助治疗作用
Choudhury, 2016[8]	RCT	试验干预	71例	健康人，孟加拉国，平均年龄34.11(SD=13.7)岁；对照组34例，平均年龄34.21(SD=13.1)岁	维生素C摄入量500 mg/d，12周	维生素C补充组的受试者血清尿酸水平没有明显降低，对照组血清尿酸水平升高。对于基线血清尿酸水平高的人，维生素C降低血清尿酸水平的作用更加明显，但是由于样本量较小，很难得出定性的结论	对疾病有辅助治疗作用
Biniaz, 2014[5]	RCT	试验干预	172例	血透析患者，伊朗，平均年龄61.54(SD=12.72)岁	维生素C摄入250 mg/d，一周3次，共8周	维生素C与血清尿酸水平之间存在明显的负相关关系（$P<0.05$）	对疾病有辅助治疗作用
Stamp, 2013[9]	RCT	试验干预	40例	痛风患者且血清尿酸水平大于6 mg/dl，新西兰。试验组男性18例，女性2例，平均年龄61.2岁；对照组男性18例，女性2例，平均年龄55岁	40人分成两组，20人为未接受降尿酸治疗参与者，20人为已经接受降尿酸治疗的参与者。然后将未接受降尿酸治疗的20人再随机分成两组，一组给予别嘌醇100 mg/d，一组给予维生素C 500 mg/d；已经接受降尿酸治疗的20名参与者再被分成两组，一组增加别嘌醇的剂量，另一组在别嘌醇的基础上加服维生素C 500 mg/d。试验周期8周	接受维生素C补充和未接受维生素C补充的受试者水平没有显著的差异；与开始使用或增加别嘌醇剂量的受试者相比，接受维生素C治疗的受试者血清尿酸水平降低得比较少。所以，尽管经过8周干预后痛风患者坏血酸水平增加，但是500 mg/d剂量的维生素C对痛风患者的血清尿酸没有显著的降低作用	对疾病无辅助治疗作用

注：SD.标准差。

续表

作者,年度	研究类型	调查方法	例数	研究对象及年龄	摄入情况	结果	对疾病的影响
Bae,2014[6]	横断面研究	问卷调查	9400 例	韩国,男性 3564 例,女性 5836 例,平均年龄 61.9(SD=9.7)岁	仅膳食维生素 C 摄入量:在男性中分为<42.5、42.5~61.8、61.9~84.7、84.8~119.2 和≥119.3 mg/d。在女性中分为<39.4、39.4~60.2、60.3~85.2、85.3~123.5 和≥123.6 mg/d。总维生素 C 的摄入量:在男性中分为<43.8、43.9~65.7、65.8~94.3、94.4~152.7 和≥152.8 mg/d,在女性中分为<41.2、41.3~65.0、65.1~95.5、95.6~170.5 和≥170.6 mg/d	男性和女性中未患高尿酸血症的参与者膳食维生素 C 的摄入量显著高于患有高尿酸血症的参与者。多变量调整后,在男性和女性群体中膳食维生素 C 摄入量增加,高尿酸血症的发生风险降低。进行回归分析后发现,在全部参与者中,维生素 C 总摄入量(包括维生素 C 补充)与血清尿酸水平呈负相关,而膳食维生素 C 与血清尿酸水平之间未发现此类相关。在男性群体中,血清尿酸水平与总维生素 C 都不呈线性关联;在女性群体中,与血清尿酸水平呈负相关,与膳食维生素 C 无关。该研究说明,维生素 C 的补充可能是高尿酸血症患者血清尿酸水平降低的部分原因	降低疾病的发生风险

注:SD.标准差。

综合研究结果显示，维生素 C 补充（200～1000 mg/d）很可能具有辅助治疗感冒的作用，可辅助改善感冒症状、缩短感冒持续时间，综合评价等级为 B 级。具体研究证据的质量及价值评价结果见表 7-4。

在维生素 C 补充与感冒关系的研究中，Hemila 等[10]于 2013 年对 63 篇文献进行了综合分析。有 29 项试验性研究涉及 11 306 位参与者，文章对整个研究期间定期服用维生素 C 后发生感冒的情况进行 meta 分析，其中 24 项研究涉及 10 708 位参与者，合并的相对危险度（relative risk，RR）为 0.97（95％CI 0.94～1.00），5 项研究共涉及 598 位马拉松运动员、滑雪者和北极演习的士兵，合并的 RR 为 0.48（95％CI 0.35～0.64）。有 31 项试验性研究探讨了常规补充维生素 C 对普通感冒（9745 次）持续时间的影响：在成年人中感冒持续时间减少了 8％，在儿童中减少了 14％；在儿童中，每天补充 1～2 g 维生素 C 可以使感冒时间缩短 18％；定期补充维生素 C 也会降低感冒的严重程度。有 7 项试验性研究挥讨了维生素 C 补充的治疗效果（3249 次发作），结果没有观察到维生素 C 补充对感冒持续时间或严重程度具有一致的改善作用。所有纳入研究的详细信息见表 7-5。

表 7-4　维生素 C 补充和感冒关联证据分析

内容	评级	备注
证据等级	良	1 项 meta 分析，1 项 RCT
一致性	优	2 项研究均发现维生素 C 补充可辅助治疗感冒
健康影响	优	补充维生素 C 可改善感冒的症状和病程
研究人群	差	为欧美国家人群
适用性	中	适用，但有许多注意事项

（三）维生素 C 补充与血管内皮功能异常

血管内皮细胞是多种心脑血管疾病或危险因子作用的标靶，内皮功能障碍与动脉粥样硬化、高血压等一系列疾病和状态有关。血管内皮可合成并分泌多种生物活性因子，因此，可以通过检测其含量或代谢产物的含量来间接评价内皮的功能。目前测量的指标有内皮素-1、NO、前列腺素、内皮细胞生长因子和内皮细胞黏附因子等[12-13]。

维生素 C 补充与血管内皮功能异常关系的研究共有 7 篇文献，有 1 项系统综述，3 项 RCT 研究和 3 项病例对照研究。6 项研究表明补充维生素 C 可改善不同人群（包括健康人、糖尿病患者、动脉粥样硬化患者、心力衰竭患者、慢性肾功能衰竭者、川崎病患者）的血管内皮功能，1 项研究表明补充维生素 C 不能改善无症状的 Fontan 循环患者的血管内皮功能。

综合研究结果显示，补充维生素 C（250～1000 mg/d）很可能具有改善不同人群（包括健康人、糖尿病患者、动脉粥样硬化患者、心力衰竭患者、慢性肾功能衰竭者、川崎病患者）血管内皮功能的作用，综合评价等级为 B 级。具体研究证据的质量及价值评价结果见表 7-6。

表7-5 维生素C补充和感冒关系的研究

作者，年度	研究类型	例数	调查方法	研究对象及年龄	摄入情况	结果	对疾病的影响
Hemila, 2013[10]	系统综述（63篇文献）	约2万例	数据库检索	西方国家人群，儿童和成年人，任何性别和年龄段	纳入文献的维生素C摄入量≥0.2 g/d	29项试验性研究涉及11 306位参与者，对整个研究期间定期服用维生素C后发生感冒的情况进行meta分析后，其中24项研究涉及10 708位参与者，合并的RR为0.97(95%CI 0.94~1.00).5项研究共涉及598位参与者，滑雪者和北极拉松运动员的士兵，合并的RR为0.48(95%CI 0.35~0.64)。31项试验性研究探讨了常规维生素C补充对时间减少了8%，在儿童对普通感冒（9745次）持续时间减少了14%；在儿童中每天补充1~2 g维生素C可以使感冒时间缩短18%定期补充维生素C。7项试验性研究探讨了维生素C补充对感冒的治疗效果（3249次发作），结果没有观察到维生素C补充对感冒持续时间或严重程度具有一致的改善作用	对疾病有辅助治疗作用
Johnston, 2014[11]	RCT	试验干预28例		美国，健康的不吸烟男性，年龄18~35岁	对照组13人，服用安慰剂；观察组15人，口服维生素C 1000 mg/d。干预试验8周	在试验的最后两周，调整基线值后发现，与安慰剂组相比，C组的体力活动评分略有上升。在8周试验期间，维生素C组和安慰剂组分别报告了7次和11次感冒(P=0.04)；维生素C组与安慰剂组相比，感冒持续时间也减少了59%(P=0.06)	对疾病有辅助治疗作用

在维生素 C 补充与血管内皮功能异常的研究中，Ashor 等[14]于 2014 年综合分析了 52 项研究的结果。该研究中总观察人数为 1324 例，其中男性 964 例，女性 360 例。研究结果显示，补充维生素 C 可以改善动脉粥样硬化（95％CI 0.41～1.26，$P<0.001$）、糖尿病（95％CI 0.21～0.82，$P<0.001$）、心力衰竭（95％CI 0.08～0.88，$P<0.02$）患者的血管内皮功能。Sabri 等[15]于 2016 年对 40 例糖尿病患者进行了一项随机对照试验，试验结果显示，每天补充维生素 C 250 mg 可以有效降低细胞黏附因子水平，提高某些超声心动图参数。所有纳入研究的详细信息见表 7-7。

表 7-6　维生素 C 补充和血管内皮功能异常关联证据分析

内容	评级	备注
证据等级	良	1 项 meta 分析，3 项 RCT，3 项病例对照研究
一致性	良	6 项研究发现补充维生素 C 与改善血管内皮功能有关，1 项研究发现补充维生素 C 与改善血管内皮功能无关
健康影响	良	维生素 C 可以改善不同人群血管内皮功能
研究人群	中	美国、伊朗等国家成年人
适用性	中	适用，但有许多注意事项

（四）维生素 C 补充与 2 型糖尿病

维生素 C 补充与 2 型糖尿病关系的研究共有 5 篇文献，有 2 项 meta 分析和 3 项 RCT 研究。4 篇文献显示维生素 C 补充对 2 型糖尿病具有辅助治疗作用，1 篇文献显示维生素 C 补充对 2 型糖尿病无辅助治疗作用。

综合研究结果显示，维生素 C 补充（200～1000 mg/d）很可能辅助降低 2 型糖尿病患者的空腹血糖和糖化血红蛋白水平，综合评价等级为 B 级。具体研究证据的质量及价值评价结果见表 7-8。

表 7-8　维生素 C 补充和 2 型糖尿病关联证据分析

内容	评级	备注
证据等级	良	2 项 meta 分析，3 项 RCT
一致性	良	4 篇文章发现补充维生素 C 对 2 型糖尿病具有辅助治疗作用，1 篇文章发现补充维生素 C 对 2 型糖尿病无辅助治疗作用
健康影响	良	补充维生素 C 可辅助降低 2 型糖尿病患者的空腹血糖和糖化血红蛋白水平
研究人群	中	美国、澳大利亚、韩国等国家成年人
适用性	中	适用，但有许多注意事项

在维生素 C 补充与 2 型糖尿病的研究中，Tabatabaei-Malazy 等[21]于 2014 年综合了 26 项观察性研究和 12 项 RCT 研究的结果。该研究中总观察人数为 92 945 人。结果显示，单独补充维生素 C 组与安慰剂组相比，糖尿病患者的空腹血糖（fasting blood sugar, FBS）明显降低（95％CI −40.77～−0.4，$P=0.04$），但是糖化血红蛋白（glycated he-

表 7-7　维生素 C 补充和血管内皮功能异常关系的研究

作者，年度	研究类型	调查方法	例数	研究对象及年龄	摄入情况	结果	对疾病的影响
Ashor, 2014[14]	系统综述(25项队列研究和27项RCT研究)	数据库检索	1324例	美国、加拿大等西方国家人群，男性964例，女性360例，平均年龄51.5岁	按维生素C摄入量分为4组(<500 mg/d,500~1000 mg/d,1000~2000 mg/d,>2000 mg/d)	对健康结局进行分层分析后显示，补充维生素C可以改善动脉粥样硬化($P<0.001$,95%CI 0.41~1.26)、糖尿病($P<0.001$,95%CI 0.21~0.82)、心力衰竭($P<0.02$,95%CI 0.08~0.88)患者的血管内皮功能。这项研究显示维生素C的剂量与改善血管内皮功能有显著的正相关关系($P=0.03$)	对血管内皮功能有改善作用
Sabri, 2016[15]	RCT	试验干预	40例	伊朗，具有至少5年糖尿病历史者，年龄5~18岁	250 mg/d,6个月	补充维生素C后左心室质量指数明显下降($P=0.015$);另外，血管黏附因子在两组之间也表现出明显不同($P<0.001$)。糖尿病患者长期使用维生素C可以提高某些超声心动图参数，如射血分数、短缩循环短率和血流介导的舒张功能。这些都提示血管内皮功能改善	对血管内皮功能有改善作用
Thosar, 2015[16]	RCT	试验干预	11例	美国，男性；正常人，平均年龄24.2(SD=4.4)岁	试验组和对照组都进行静坐3小时的试验。对照组不给予维生素C，试验组在30分钟和1小时30分时分别摄入维生素C 1g和500 mg	一元方差分析结果显示，对照组静坐3小时后肱动脉血流介导导致血管扩张(flow-mediated dilatation,FMD)明显下降($P<0.001$)。多元方差分析结果显示，试验组中补充维生素C可以防止FMD下降，无论是在1h($P=0.00$)、2h($P=0.016$)还是3h($P=0.004$)内补充。该结果显示，在静坐时氧化应激会导致内皮功能障碍，而维生素C应激可以预防这一现象	对血管内皮功能有改善作用
Gold-stein, 2012[17]	RCT	试验干预	53例	美国，无症状的Fontan循环患者。试验组27例，男性16例，女性11例，平均年龄13.9岁;对照组26例，男性17例，女性9例，平均年龄15.7岁	试验组维生素C摄入量:8岁500 mg/d,9~13岁1000 mg/d,14~18岁1500 mg/d,18岁以上2000 mg/d。对照组给予安慰剂。干预时间4周	维生素C的短期治疗不会改变无症状Fontan循环患者总体的血管内皮功能或运动能力	对血管内皮功能无改善作用

续表

作者,年度	研究类型	调查方法	例数	研究对象及年龄	摄入情况	结果	对疾病的影响
Sabri, 2015[18]	病例对照研究	回顾调查	37 例	伊朗,病例组为 18 例有慢性肾功能衰竭的 3～18 岁儿童,其中女性 12 例,男性 6 例,平均年龄 13.00(SD=5.25)岁;对照组为 19 例正常儿童,其中女性 9 例,男性 10 例,平均年龄 12.63(SD=4.5)岁	两组的维生素 C 摄入量为 250 mg/d,干预 1 个月	两组的内膜中层厚度(intima-media thickness,IMT)和 FMD 的基线均值没有差异。补充维生素 C 后,两组的 IMT 都有明显下降,FMD 都有所增加,对照组的 FMD 增加更为显著。说明维生素 C 可能对慢性肾功能衰竭患者的血管内皮功能有保护作用,且在正常人群中较慢性肾功能衰竭患者中更明显	对血管内皮功能有改善作用
Sabri, 2015[19]	病例对照研究	回顾调查	35 例	伊朗,年龄 3～18 岁,16 例为川崎病患者,19 例为正常人	两组的维生素 C 摄入量为 250 mg/d,干预 1 个月	两组 IMT 和 FMD 的基线平均值比较差异无统计学意义(P>0.05)。服用维生素 C 之后,两组的 IMT 都有明显下降,FMD 在两组中也有所上升且在对照组中上升更为显著,说明维生素 C 可能改善血管内皮功能,且在正常人群较川崎病患者更明显	对血管内皮功能有改善作用
Sabri, 2014[20]	病例对照研究	回顾调查	37 例	伊朗,病例组为 18 例 1 型糖尿病患者,其中女性 11 人,男性 7 人,平均年龄 10.86(SD=2.64)岁;对照组为 19 例健康人,其中女性 9 人,男性 10 人,平均年龄 12.63(SD=4.5)岁	两组的维生素 C 摄入量为 250 mg/d,干预 1 个月	两组的 IMT 都有所增加,且对照组的 FMD 增加更为明显(对照组 P=0.02,病例组 P=0.07),说明维生素 C 对血管内皮功能有保护作用	对血管内皮功能有改善作用

注:SD,标准差。

moglobin，HbAlc）没有明显变化（95％CI −1.75~0.84，$P=0.4$）。2013 年，Rafighi 等[22]进行了一项随机对照试验。该研究总人数为 170 人，分为 4 组，分别给予维生素 C、维生素 E、维生素 C 与维生素 E 的混合物以及安慰剂。结果显示，与基线数据相比，单独补充维生素 C、维生素 E，以及维生素 C 和维生素 E 联合补充患者的 FBS 和 HbAlc 浓度有显著差异（分别为 $P<0.05$ 和 $P<0.001$），超氧化物歧化酶（superoxide dismutase，SOD）和谷胱甘肽水平也有明显增加（$P<0.001$），而这些指标在安慰剂组试验前后无显著差异，说明补充维生素 C 可改善 2 型糖尿病患者的 FBS 和 HbAlc 水平。所有纳入研究的详细信息见表 7-9。

（五）维生素 C 补充与其他疾病

维生素 C 补充与以下疾病关系的研究报道较少，不再一一列表说明和进行综合评价。

1. 维生素 C 补充与氧化损伤

关于维生素 C 补充与氧化损伤关系的研究共有 3 篇文献，分别为自身前后对照试验、半随机对照试验和非随机对照的比较性研究。Ghanwat 等[26]于 2016 年对 36 例电池制造工作者进行了一项自身前后对照试验研究，试验组维生素 C 摄入量为 500 mg/d。补充 1 个月后发现，电池制造工人体内血铅水平没有改变，但是血清脂质过氧化物下降 15.56％（$P<0.001$），亚硝酸水平下降 21.37％（$P<0.001$），同时抗氧化参数如超氧化物歧化酶上升 38.02％（$P<0.001$），过氧化氢酶上升 32.36％（$P<0.001$）。说明维生素 C 有助于减少脂质过氧化和亚硝酸盐形成，并增强超氧化物歧化酶和过氧化氢酶活性。Paschalis 等[27]于 2014 年进行了一项半随机对照试验，从 100 例正常人中按照血清维生素 C 的水平，各取血清维生素 C 最高者和最低者 10 人分为低维生素 C 组和高维生素 C 组。低维生素 C 组又随机分为安慰剂组和维生素 C 补充组，维生素 C 补充量为 999 mg/d，补充 30 天，然后再经过 60 天的洗脱期后进行交叉试验；高维生素 C 组的分组和干预方式与低维生素 C 组一致。结果显示，低维生素 C 组的最大摄氧量低于高维生素 C 组，补充维生素 C 后低维生素 C 组的最大摄氧量增加；与高维生素 C 组相比，低维生素 C 组的 F_2-异前列腺素和蛋白质羰基化合物的基线浓度更高，补充维生素 C 后两组中 F_2-异前列腺素和蛋白质羰基化合物的浓度均降低，且低维生素 C 组下降的幅度更大；补充维生素 C 之前，高维生素 C 组运动后 F_2-异前列腺素和蛋白质羰基化合物的增加程度高于低维生素 C 组，补充维生素 C 后，这种差异缩小了。说明低维生素 C 浓度与降低身体的机能和增加氧化应激有关，并且只有在低初始维生素 C 浓度的人群中补充维生素 C 才能降低氧化应激反应和增加身体运动机能。Garlipp-Picchi 等[28]于 2013 年对 13 名游泳运动员进行了非随机对照的比较性研究。同一名运动员分 3 个阶段进行急性运动训练，3 个阶段的处理方式为：第一阶段不进行干预，第二阶段食用富含维生素 C 的饮食，第三阶段使用维生素 C 补充剂 500 mg/d，干预 1 天。研究结果显示，运动过程中抗氧化剂的习惯性消耗没有差异；补充维生素 C 后限制了运动后的脂质过氧化反应，提高了还原性谷胱甘肽水平从而增加了抗氧化能力。没有补充维生素 C 时，运动员具有较高的肝损伤，如谷草转氨酶水平升高，抗氧化剂水平降低和尿酸增加。这表明维生素 C 在防御运动诱发的氧化应激方面有重要作用。

表 7-9　维生素 C 补充和 2 型糖尿病关系的研究

作者，年度	研究类型	调查方法	例数	研究对象及年龄	摄入情况	结果	对疾病的影响
Khodaeian, 2015[23]	meta 分析（14 项 RCT）	数据库检索	735 例	糖尿病患者，美国、英国、意大利等西方国家人群，年龄为 20~75 岁，男女不限	在 3 项单独补充维生素 C 的研究中，维生素 C 补充剂量为 800~1000 mg/d，干预 4~16 周。在 5 项与其他抗氧化剂混合补充研究中，维生素 C 的补充剂量为 200~1000 mg/d，持续补充时间 4~27 周	单独补充维生素 C 不能改善糖尿病患者的胰岛素抵抗（$P=0.391$，95%CI $-0.494~0.194$）	对疾病无辅助治疗作用
Tabatabaei-Malazy, 2014[21]	meta 分析（26 项观察性研究、12 项 RCT）	数据库检索	92 945 例	观察性研究的人数为 82 176 例，RCT 研究中人数为 10 769 例。研究对象大部分为欧美人群。观察性研究人中 1 篇文献研究人群为男性，其他文献男女不限，年龄为 18~89 岁；在 RCT 研究中，10 篇文献的对象男女不限	在 RCT 研究中，维生素 C 补充剂量从 200 mg/d 至 2 g/d 不等	与安慰剂组相比，单独摄入维生素 C 使糖尿病患者的 FBS 明显降低（$P=0.04$，95%CI $-40.77~-0.4$），但是对 HbA1c 没有影响（$P=0.4$，95%CI $-1.75~0.84$）。其他含有或不含有维生素 C 的抗氧化剂对 FBS 和 HbA1c 的影响不显著	对疾病有辅助治疗作用
Mason, 2016[24]	RCT	试验干预	13 例	澳大利亚，2 型糖尿病患者，35~70 岁	1000 mg/d,4 个月	维生素 C 补充明显增加葡萄糖的消失率（$P=0.009$），外周胰岛素敏感指数（$P=0.046$）和骨骼肌维生素 C 浓度（$P=0.017$），降低高胰岛素血症中骨骼肌 2,7-二氯荧光（2,7-Dichlorofluorescin，DCFH）的氧化水平（$P=0.007$）。与安慰剂组相比，补充维生素 C 后总超氧化酶的活性也较低（$P=0.006$）。总之，补充维生素 C 可以改善高胰岛素血症患者骨骼肌的氧化作用，并改善 2 型糖尿病患者体内胰岛素介导的葡萄糖处理功能	对疾病有辅助治疗作用

续表

作者,年度	研究类型	调查方法	例数	研究对象及年龄	摄入情况	结果	对疾病的影响
Ellulu, 2015[26]	RCT	试验干预	64 例	巴勒斯坦,BMI ≥ 30 kg/m², 高血压患者(或)2 型糖尿病患者, 年龄20~60 岁	1000 mg/d,8 周	在试验组中,经过 8 周后,维生素 C 显著降低了高敏感性 C 反应蛋白(high sensitivity C-reactive protein,hs-CRP)、白介素 6(interleu-kin,IL-6)、空腹血糖(fasting blood glucose,FBG)和甘油三酯水平(总体 $P<0.001$)。在试验终点,将试验组和对照组的变化进行比较发现,维生素 C 对于降低 hs-CRP、IL-6 和 FBG 具有显著的临床效果($P=0.01$,$P=0.001$,$P<0.001$),但甘油三酯(triglyceride,TG)和总胆固醇(total cholesterol,TC)没有明显的变化	对疾病有辅助治疗作用
Rafighi, 2013[22]	RCT	试验干预	170 例	伊朗,2 型糖尿病患者,男性 84 例,女性 86 例,平均年龄 53.82(SD＝5.26)岁	对照组:服用安慰剂 1 组:补充维生素 C 266.7 mg 2 组:补充维生素 E 300 IU 3 组:补充维生素 C 266.7 mg＋维生素 E 300 IU 试验周期 3 个月	单独补充维生素 C、维生素 E,以及联合补充维生素 C 和维生素 E 后,血浆中的 FBS 和 HbAlc 浓度有显著差异(分别为 $P<0.05$ 和 $P<0.001$),然而在安慰剂组没有显著差异。在使用补充剂组,超氧化物歧化酶和谷胱甘肽水平也有明显增加($P<0.001$)	对疾病有辅助治疗作用

2. 维生素 C 补充与乳腺癌

关于维生素 C 补充与乳腺癌关系的研究共有 3 篇文献，其中 1 篇为 meta 分析，2 篇为队列研究。Harris 等[29]于 2014 年对 10 篇文献进行了 meta 分析，共涉及 17 696 例乳腺癌患者，维生素 C 的来源包括膳食维生素 C 和维生素 C 补充剂。研究结果显示，在确诊为乳腺癌后服用维生素 C 补充剂与死亡率降低有关，膳食维生素 C 的摄入与总死亡率和乳腺癌特异性风险降低有关。Harris 等[30]在 2013 年的一项对 3450 例乳腺癌患者进行的队列研究中发现，在乳腺癌确诊之前膳食维生素 C 的摄入量与乳腺癌生存之间存在联系，乳腺癌确诊之后使用维生素 C 补充剂与生存率之间没有关系。Cadeau 等[31]于 2016 年进行的一项前瞻性队列研究显示，膳食维生素 C 摄入量高的妇女在绝经期后补充维生素 C 会增加患乳腺癌的风险。

3. 维生素 C 补充与胰腺癌

关于维生素 C 补充与胰腺癌关系的研究仅有 1 篇系统综述。Hua 等[32]于 2016 年对 20 项观察性研究进行了综合分析，涉及 4 958 例胰腺癌患者。结果表明，还没有足够的证据来推断维生素 C 的摄入量（其中 6 篇文献涉及维生素 C 补充）与胰腺癌之间存在关联。

4. 维生素 C 补充与高血压

关于维生素 C 补充与高血压关系的研究共有 2 篇文献，1 篇是对随机对照试验的 meta 分析，还有 1 篇是前瞻性的观察性研究。Jurasschek 等[33]于 2012 年综合了 29 项 RCT 研究的结果。该研究中涉及的总观察人数为 1 407 例。结果显示，维生素 C 补充可使收缩压（systolic blood pressure，SBP）和舒张压（diastolic blood pressure，DBP）分别降低 3.84 mmHg（95% CI $-5.29 \sim -2.38$，$P < 0.01$）和 1.48 mmHg（95% CI $-2.86 \sim -0.10$，$P = 0.04$）。尤其是当受试者为高血压人群时，使 SBP 和 DBP 分别降低 4.85 mmHg（$P < 0.01$）和 1.67 mmHg（$P = 0.17$）。Afrose 等[34]在 2015 年对 70 名患者进行了一项前瞻性的观察性研究，受试者前 45 天单独服用降压药物，接下来 45 天在服用降压药物的基础上补充维生素 C 500 mg/d。结果显示，初始平均收缩压为 150.2（标准差为 10.2）mmHg，服用降压药物后的平均收缩压为 142.2（标准差为 7.3）mmHg，服用降压药物和补充维生素 C 后的平均收缩压为 129.1（标准差为 10）mmHg。初始的平均舒张压为 92.2（标准差为 7.2）mmHg，服用降压药物后的平均舒张压为 89.3（标准差为 6.3）mmHg，服用降压药物和补充维生素 C 后的平均舒张压为 84.5（标准差为 5.1）mmHg。以上结果说明维生素 C 补充对于高血压患者有一定的降压效果。

5. 维生素 C 补充与先兆子痫

关于维生素 C 补充与先兆子痫关系的研究共有 1 篇文献，为 RCT 研究。Kindo 等[35]于 2014 年对乌干达的 932 名孕妇进行了一项随机对照试验。试验组孕妇每日给予 1000 mg 维生素 C 补充直至生产。结果显示，试验组和对照组在先兆子痫（RR = 0.77，95% CI 0.37~1.56）、严重先兆子痫（RR = 1.25，95% CI 0.34~4.65）、妊娠高血压（RR = 0.67，95% CI 0.43~1.03）和早产（RR = 0.92，95% CI 0.63~1.34）的发生率之间没有显著差异，表明孕期补充维生素 C 不能降低先兆子痫的发生率。

四、结论

综合评价的结果显示，维生素 C 补充（500 mg/d）很可能降低高尿酸血症患者血尿酸水平，综合评价等级为 B 级；维生素 C 补充（200～1000 mg/d）很可能具有辅助治疗感冒的作用，很可能辅助改善感冒症状、缩短感冒持续时间，综合评价等级为 B 级；维生素 C 补充（250～1000 mg/d）很可能具有改善健康人、糖尿病患者、动脉粥样硬化患者、心力衰竭患者、慢性肾功能衰竭患者和川崎病患者血管内皮功能的作用，综合评价等级为 B 级；维生素 C 补充（200～1000 mg/d）很可能辅助降低 2 型糖尿病患者的空腹血糖和糖化血红蛋白水平，综合评价等级为 B 级。对于其他疾病，如氧化损伤、乳腺癌、胰腺癌、高血压、先兆子痫等，研究报道较少，未进行证据体综合评价。

对维生素 C 补充与疾病关系的研究存在一定的局限性。第一，本研究是基于原始研究的二次研究，纳入的研究类型不同，不同文献在干预剂量、干预时间、干预方式和作用人群等方面都存在差异；第二，文献限定时间是 2012—2017 年，该期间内由于对相关疾病的关注度降低，发表的文献量不多，从而造成有些定论的评价等级降低；第三，纳入文献全部为英文语种，检索中文文献但是没有纳入的原因是相关文献都不属于中国科学引文数据库（CSCD）或北京大学中文核心期刊，文献质量较低；第四，除了中英文文献，可能遗漏其他语种的相关文献。尽管维生素 C 补充与疾病关系的研究存在一定局限性，但是这些研究结果仍可供我国人群参考。

（王少康　张　婷　孙桂菊）

参考文献

[1] 中国营养学会. 中国居民膳食营养素参考摄入量（2013 版）[M]. 北京：科学出版社，2014.
[2] Gorkom V，Wolterink K，Elssen V，et al. Influence of vitamin C on lymphocytes：an overview [J]. Antioxidants，2018，7（3）：41.
[3] 孙长颢. 营养与食品卫生学 [M]. 北京：人民卫生出版社，2017.
[4] World Health Organization. WHO handbook for guideline development [M]. 2012.
[5] Biniaz V，Tayebi A，Ebadi A，et al. Effect of vitamin C supplementation on serum uric acid in patients undergoing hemodialysis：a randomized controlled trial [J]. Iran J Kidney Dis，2014，8（5）：401-407.
[6] Bae J，Dong H，Chun B，et al. The effect of vitamin C intake on the risk of hyperuricemia and serum uric acid level in Korean Multi-Rural Communities Cohort [J]. Joint Bone Spine，2014，81（6）：513-519.
[7] El Mashad G，Elsayed H，Nosair N. Effect of vitamin C supplementation on lipid profile，serum uric acid，and ascorbic acid in children on hemodialysis [J]. Saudi J Kidney Dis Transpl，2016，27（6）：1148-1154.
[8] Choudhury M，Haq S，Saleh A，et al. Efficacy of vitamin C in lowering serum uric acid [J]. Mymensingh Med J，2016，25（4）：681-685.
[9] Stamp L，O'Donnell J，Frampton C，et al. Clinically insignificant effect of supplemental vitamin C on

serum urate in patients with gout：a pilot randomized controlled trial ［J］．Arthritis Rheum，2013，65 （6）：1636-1642.

［10］Hemilä H，Chalker E．Vitamin C for preventing and treating the common cold ［J］．Cochrane Database Syst Rev，2013，（1）：CD000980.

［11］Johnston C，Barkyoumb G，Schumacher S．Vitamin C supplementation slightly improves physical activity levels and reduces cold incidence in men with marginal vitamin C status：a randomized controlled trial ［J］．Nutrients，2014，6（7）：2572.

［12］孙妍，王国干，关键，等．高血压患者血管内皮功能及颈动脉内-中膜厚度与冠心病事件关系的研究 ［J］．中国超声医学杂志，2007，12：908-910.

［13］卫华，曹燕卿，张竞丹，等．SUR2B/Kir6.1 通道开放剂纳他卡林对低氧致大鼠主动脉内皮细胞损伤的保护作用 ［J］．中国应用生理学杂志，2012，（3）：241-244.

［14］Ashor A，Lara J，Mathers J，et al．Effect of vitamin C on endothelial function in health and disease：a systematic review and meta-analysis of randomised controlled trials ［J］．Atherosclerosis，2014，235（1）：9-20.

［15］Sabri M，Ghaffari G，Hashemipour M，et al．Effect of long-term vitamin C intake on vascular endothelial function in diabetic children and adolescents：a pilot study ［J］．J Res Med Sci，2016，21（1）：119.

［16］Thosar S，Bielko S，Wiggins C，et al．Antioxidant vitamin C prevents decline in endothelial function during sitting ［J］．Med Sci Monitor，2015，21：1015-1021.

［17］Goldstein B，Sandelin A，Golbus J，et al．Impact of vitamin C on endothelial function and exercise capacity in patients with a Fontan circulation ［J］．Congenital Heart Dis，2012，7（3）：226.

［18］Sabri M，Tavana E，Ahmadi A，et al．Effect of vitamin C on endothelial function of children with chronic renal failure：an experimental study ［J］．Adv Biomed Res，2015，4：260.

［19］Sabri M，Tavana E，Ahmadi A，et al．Does vitamin C improve endothelial function in patients with Kawasaki disease？［J］．J Res Med Sci，2015，20（1）：32-36.

［20］Sabri M，Tavana E，Ahmadi A，et al．The effect of vitamin C on endothelial function of children with type 1 diabetes：an experimental study ［J］．Int J Prev Med，2014，5（8）：999-1004.

［21］Tabatabaeimalazy O，Nikfar S，Larijani B，et al．Influence of ascorbic acid supplementation on type 2 diabetes mellitus in observational and randomized controlled trials：a systematic review with meta-analysis ［J］．J Pharm Pharm Sci，2014，17（4）：554-582.

［22］Rafighi Z，Shiva A，Arab S，et al．Association of dietary vitamin C and E intake and antioxidant enzymes in type 2 diabetes mellitus patients ［J］．Glob J Health Sci，2013，5（3）：183-187.

［23］Khodaeian M，Tabatabaeimalazy O，Qorbani M，et al．Effect of vitamins C and E on insulin resistance in diabetes：a meta-analysis study ［J］．Eur J of Clin Invest，2015，45（11）：1161-1174.

［24］Mason S，Della Gatta P，Snow R，et al．Ascorbic acid supplementation improves skeletal muscle oxidative stress and insulin sensitivity in people with type 2 diabetes：findings of a randomized controlled study ［J］．Free Radic Biol Med，2016，93：227-238.

［25］Ellulu M，Rahmat A，Patimah I，et al．Effect of vitamin C on inflammation and metabolic markers in hypertensive and/or diabetic obese adults：a randomized controlled trial ［J］．Drug Des Dev Ther，2015，9：3405-3412.

［26］Ghanwat G，Patil A，Patil J，et al．Effect of vitamin C supplementation on blood lead level，oxidative stress and antioxidant status of battery manufacturing workers of Western Maharashtra，India ［J］．J Clin Diagn Res，2016，10（4）：BC08-11.

［27］Paschalis V，Theodorou A，Kyparos A，et al．Low vitamin C values are linked with decreased physical performance and increased oxidative stress: reversal by vitamin C supplementation [J]. Eur J Nutr, 2016, 55 (1): 45-53.

[28] Garlipp-Picchi M, Deminice R, Ovídio P P, et al. Effects of ascorbic acid on oxidative stress biomarkers of elite swimmers [J]. Rev Bras Med Esporte, 2013, 19 (6): 394-398.

[29] Harris H, Orsini N, Wolk A. Vitamin C and survival among women with breast cancer: a meta-analysis [J]. Eur J Cancer, 2014, 50 (7): 1223-1231.

[30] Harris H, Bergkvist L, Wolk A, et al. Vitamin C intake and breast cancer mortality in a cohort of Swedish women [J]. Br J Cancer, 2013, 109 (1): 257-264.

[31] Cadeau C, Fournier A, Mesrine S, et al. Vitamin C supplement intake and postmenopausal breast cancer risk: interaction with dietary vitamin C [J]. Am J Clin Nutr, 2016, 104 (1): 228-234.

[32] Hua Y, Wang G, Jiang W, et al. Vitamin C intake and pancreatic cancer risk: a meta-analysis of published case-control and cohort studies [J]. PloS One, 2016, 11 (2): e0148816.

[33] Juraschek S, Guallar E, Appel L, et al. Effects of vitamin C supplementation on blood pressure: a meta-analysis of randomized controlled trials [J]. Am J Clin Nutr, 2012, 95 (5): 1079-1088.

[34] Afrose S A, Fahmeed A, Mujtaba A, et al. A study on effects of combining vitamin C with hypertension therapy [J]. Int J Pharm Res All Sci, 2015, 4 (3): 142-146.

[35] Kiondo P, Wamuyu-Maina G, Wandabwa J, et al. The effects of vitamin C supplementation on preeclampsia in Mulago Hospital, Kampala, Uganda: a randomized placebo controlled clinical trial [J]. BMC Pregnancy Childb, 2014, 14 (1): 283.

第三部分 矿物质补充与疾病改善

第八章 钙补充与疾病改善

一、引言

钙是人体含量最多的矿物质，占成人体重的 1.5%～2.0%。其中约 99% 的钙集中在骨骼和牙齿中；其余 1% 的钙分布于软组织、细胞外液和血液中，统称混溶钙池[1]。

钙参与并维持多种生理功能。钙是构成骨骼和牙齿的成分。人体骨骼和牙齿中无机物的主要成分是钙的磷酸盐，多以羟磷灰石或磷酸钙的形式存在，是机体 Ca^{2+} 与 PO_4^{3-} 进行生物钙化的结果。钙还参与维持神经和肌肉的活动。Ca^{2+} 可与细胞膜的蛋白质和各种阴离子基团结合，具有调节细胞受体结合和粒子通透性及参与神经信号传递物质释放等作用，以维持神经和肌肉的正常生理功能，包括神经和肌肉的兴奋性、神经冲动的传导、心脏的搏动等[1]。同时，钙的离子形式作为细胞内最重要的"第二信使"之一，还促进细胞信息传递。钙还具有其他重要的生理活动，例如钙作为辅助因子，参与血液凝固多个过程，并且对细胞功能的维持、酶的激活等都起到重要作用[2]。

钙缺乏症主要表现为骨钙营养不良。生长期儿童需要较多的钙，长期缺钙则导致骨骼钙化不良，生长迟缓，新骨结构异常，严重者出现骨骼变形和佝偻病，出现"O"形或"X"形腿、肋骨串珠、鸡胸等症状[2]。同时，维生素 D 缺乏会导致钙吸收和利用不良，因此，婴幼儿、孕妇和乳母等钙需要量大的人群应摄入或补充足量的钙与维生素 D。中老年人随年龄增加，骨骼逐渐脱钙，尤其是绝经妇女，因雌激素分泌减少，钙丢失加快，易引起骨质疏松症。病理状态下可出现血钙过低，并导致神经的过度兴奋，引起腓肠肌和其他部位肌肉痉挛等[1]。近年来，众多医学研究证明，人体缺钙除了会引起钙缺乏症外，还可能与心血管病、某些癌症等慢性疾病有关[3]。

2015 年中国居民营养与慢性病状况报告显示，中国居民平均每标准人日钙摄入量为 366.1 mg，城市为 412.4 mg，农村为 321.4 mg，与 2002 年相比略有下降[4]。而 2002 年全国性营养与健康状况调查的数据显示，钙补充剂的总平均使用率为 3.4%，城市为 6.6%，高于农村的 2.0%。城市钙补充剂的使用率随各年龄组依次升高，60 岁及以上组最高，为 12.2%。从性别看，男性的钙补充剂使用率为 2.6%，低于女性的 4.1%[5]。随着中国经济文化的发展，中国居民对营养素的需求日益增加，对营养相关产品的消费增大，其中钙补充剂的消费量变化尤为突出。钙补充剂的主要消费人群为儿童、孕妇及中老年人群[6-9]。目前市场上的钙制剂种类繁多，有片剂、胶囊和冲剂等。

　　本章通过检索国内外相关文献，综合评价分析钙补充对骨质疏松、先兆子痫、心血管疾病、结直肠癌等疾病的影响。

二、证据收集方法

　　本研究检索查阅国内（中国知网、万方数据库）、国外（Web of Science、PubMed）近五年的相关文献（2012 年 1 月 1 日至 2017 年 11 月 30 日），但针对存有争议的疾病，为保证证据体的准确性，经专家讨论裁定，适当增加不在规定年限内的文献。共检索到 2560 篇文献，根据总体要求和排除标准，排除动物实验、细胞实验、纯膳食钙摄入、仅直接供给自然食物的肠内营养、滴眼液或局部外敷等非肠外营养接触途径、质量较低（中文文献不属于 CSCD，英文文献影响因子低于 1）的文献和增补文献后，共有 47 篇文献作为本次研究的主要证据，均为英文文献。钙补充与相关疾病的中英文检索词、文献数量等见表 8-1。

表 8-1　钙补充与相关疾病检索情况

疾病	检索词		文献数（纳入/总）		
	中文检索词	英文检索词	中文	英文	合计
骨质疏松	钙补充，骨质疏松，骨密度	calcium supplement, osteoporosis, bone density	0/339	15/368	15/707
先兆子痫	钙补充，先兆子痫	calcium supplement, preeclampsia	0/4	7/57	7/61
心血管疾病	钙补充，心血管疾病；心脏病，卒中，冠心病	calcium supplement, cardiovascular diseases, heart disease, stroke, coronary disease	0/141	14/286	14/427
结直肠癌	钙补充，大肠癌，大肠肿瘤，结直肠癌，结直肠肿瘤，结肠癌，结肠肿瘤，直肠癌，直肠肿瘤	calcium supplement, colorectal neoplasma, colorectal tumor, colorectal carcinoma, colorectal cancer, colon neoplasma, colon tumor, colon carcinoma, colon cancer, rectal neoplasma, rectal tumor, rectal carcinoma, rectal cancer	0/13	6/132	6/145
骨折	钙补充，骨折	calcium supplement, fractures	0/122	2/354	2/476
乳腺癌	钙补充，乳腺癌，乳腺肿瘤	calcium supplement, breast cancer, breast carcinoma	0/46	1/162	1/208
高血压	钙补充，高血压，血压	calcium supplement, hypertension, blood pressure	0/214	2/322	2/536
文献总合计			0/879	47/1681	47/2560

三、钙补充与疾病的关系

　　参照世界卫生组织（WHO）推荐的证据评价方法和标准[10]，对钙补充与骨质疏松、先兆子痫、心血管疾病、结直肠癌关联的文献进行综合评价，而对钙补充与骨折、乳腺癌、高血压等疾病简要描述，其结果如下。

（一）钙补充与骨质疏松

1. 钙补充与老年人群骨密度和骨质疏松

钙补充与老年人群骨密度和骨质疏松关系的研究共有 6 篇文献，有 1 项 meta 分析和 5 项 RCT 研究，均是关于老年人群骨密度/骨质疏松预防和治疗的研究。

综合评价研究结果显示，钙补充（500～1200 mg/d）很可能具有增加老年人群骨密度、预防和治疗老年人群骨质疏松的作用，推荐等级为 B 级。具体研究证据的质量及价值评价见表 8-2。

钙补充与老年人群骨密度和骨质疏松关系的研究中，Tai 等[11]进行了 meta 分析，纳入 51 项 RCT 研究。结果显示，钙补充剂能够增加骨密度。Reid 等[12]的一项 RCT 研究和 Prince 等[13]的一项 RCT 研究均得出相似结论。此外，Ettinger 等[14]研究显示，与安慰剂相比，补钙组尿 N 端肽（Ntx）的含量降低、骨吸收减少，虽然钙对骨形成（BAP）的影响不明显，但是到产后 1 个月，补充剂组的骨净丢失量有所减少、骨声速（SOS）增加。Rajatanavin 等[15]开展的研究同样显示出相似结果。Nakamura 等[16]研究的意向性分析显示，与安慰剂组相比，500 mg/d 补钙组腰椎骨密度减少量更小。完成治疗分析显示，与安慰剂组相比，500 mg/d 补钙组和 250 mg/d 补钙组腰椎的骨密度减少量更小，500 mg/d 补钙组股骨颈的骨密度减少量更小；500 mg/d 补钙组女性围绝经期和绝经后期腰椎骨量丢失明显降低，但其对股骨颈的作用尚未确定。所有纳入研究的详细信息见表 8-3。

表 8-2 钙补充与老年人群骨密度和骨质疏松关联证据分析

内容	评级	备注
证据等级	良	1 项 meta 分析，5 项 RCT 研究，均与老年人骨质疏松相关
一致性	优	6 项研究均显示补充钙与骨质疏松治疗或辅助治疗有关
健康影响	优	均显示补充钙具有治疗骨质疏松或辅助治疗作用
研究人群	良	6 篇文献中 3 篇涉及亚洲人群，包括中国人群
适用性	良	适用，但有个别注意事项

2. 钙补充与儿童青少年骨密度

钙补充与儿童青少年骨密度关系的研究共有 5 篇文献，有 1 项 meta 分析和 4 项 RCT 研究，均涉及儿童、青少年骨密度改善情况。

综合评价研究结果显示，钙补充（1000～1200 mg/d）很可能具有增强儿童青少年骨密度的作用，推荐等级为 B 级。具体研究证据的质量及价值评价见表 8-4。

表 8-3 钙补充和老年性骨质疏松的研究

作者,年度	研究类型	调查方法	例数	研究对象及年龄	摄入情况	结果	对疾病的影响
Tai, 2015[11]	meta分析(51项RCT)	二次研究	12 257例(补钙组6547例,对照组5710例)	混合人群,年龄未描述	>500 mg/d, ≥1000 mg/d	钙补充剂使所有5个骨骼部位的骨密度在1年内增加0.7%~1.4%,在两年内增加0.8%~1.5%,在超过两年半时增加0.8%~1.8%	对骨质疏松有辅助治疗作用
Reid, 2006[12]	RCT	试验研究	1471例	健康的绝经期妇女,74±4岁	1000 mg/d	钙补充对骨密度有显著益处(意向性分析),5年内钙补充组与对照组的组间差异分别为脊柱1.8%,(全髋关节)1.6%和全身1.2%。在进行完成治疗分析后,钙补充的效果更加明显(5年内的组间差异分别为2.3%,2.8%和1.8%)。钙组与对照组相比,发生任何症状性骨折的HR为0.90(95%CI 0.71~1.16),脊柱骨折的HR为0.72(95%CI 0.44~1.18),髋部骨折的HR为3.55(95%CI 1.31~9.63),前臂骨折的HR为0.65(95%CI 0.41~1.04)。完成治疗分析还显示,高度骨损失在钙补充组也显著改善(P=0.03)	对骨质疏松具有治疗作用
Prince, 2006[13]	RCT	试验研究	1460例	老年妇女,>70岁	1200 mg/d	意向性分析结果显示,830名(56.8%)每年服用补充剂超过80%的人群,相对于对照组,髋骨折的发生率降低(10.2% vs 15.4%;HR=0.66,95% CI 0.45~0.97)。钙补充治疗的患者,足骨、股骨颈和全身双能X线吸收的定量超声表现较好,并且骨骼力量较好。补充从顺从性较好的患者,钙补充具有很好的疗效	对骨质疏松有辅助治疗作用
Ettinger, 2014[14]	RCT	试验研究	670例	墨西哥妇女,年龄未描述	1200 mg/d	与安慰剂组相比,钙补充组尿N端肽(Ntx)的含量降低了15.8%(P<0.001);在服用药丸≥50%和≥67%,≥75%的患者中,骨吸收分别减少17.3%,21.3%和22.1%(P<0.001);虽然钙对骨形成(BAP)的影响不明显,(但是到产后1个月,钙补充组的Ntx/BAP比值明显低于安慰剂组(P=0.04),表明补充组的骨净丢失量有所减少。与对照组相比,在产后1个月服用药丸≥50%和≥75%的受试者中,骨声速(SOS)分别增加了26.3m/s(P=0.03)和59.0m/s(P=0.009)	对骨质疏松有辅助治疗作用

续表

作者，年度	研究类型	调查方法	例数	研究对象及年龄	摄入情况	结果	对疾病的影响
Raja-tanavin，2013[15]	RCT	试验研究	404 例	泰国女性，≥60 岁	500 mg/d	补钙组血清Ⅰ型胶原 C 末端肽和血清Ⅰ型前胶原氨基末端肽显著下降。此外，仅补钙组血清甲状旁腺激素水平下降，但不显著。腰椎（L2～L4）骨密度变化百分比补钙组增加 2.76%，安慰剂组增加 0.87%，而补钙组和安慰剂组的股骨颈骨密度改变百分比分别下降了 0.21% 和 0.90%	对骨质疏松有辅助治疗作用
Naka-mura，2012[16]	RCT	试验研究	450 例	日本绝经期后妇女，50～75 岁	500 mg/d 或 250 mg/d	意向性分析显示，与安慰剂组相比，500 mg/d 补钙组腰椎骨密度减少量更小（2 年 1.2% 的差异，P=0.027）。完成治疗分析（依从性≥80%）显示，与安慰剂组相比，500 mg/d 补钙组和 250 mg/d 补钙组腰椎的密度减少量更小 [分别是 1.6%（P=0.010）和 1.0%（P=0.078）]，500 mg/d 补钙组股骨颈的骨密度减少量更小（1.0%，P=0.077）。500 mg/d 低剂量补钙能有效降低绝经期和绝经后期女性的腰椎骨量丢失，其对股骨颈的作用尚未确定	对骨质疏松有辅助治疗作用

在钙补充与儿童青少年骨密度关系的研究中，Winzenberg 等[17]的一篇 meta 分析结果显示，钙补充对儿童青少年的全身骨矿物质含量以及上肢骨密度有改善作用。Ma 等[18]的一篇涉及中国青少年的 RCT 研究以及 Lambert 等[19]针对英国儿童（女）的一篇 RCT 研究均显示了相似结果。同样，Umaretiya 等[20]的研究也显示，钙补充对尼日利亚学步儿童的前臂远侧和近端具有增加骨密度的作用。Ward 等[21]的 RCT 研究结果还显示了钙补充组全身骨总矿物质含量、腰椎和髋骨骨面积的峰值年龄均早于对照组。所有纳入研究的详细信息见表 8-5。

表 8-4　钙补充与儿童青少年骨密度关联证据分析

内容	评级	备注
证据等级	良	1 项 meta 分析，4 项 RCT 研究，均与儿童青少年骨密度相关
一致性	优	5 项研究均显示补充钙与儿童、青少年骨密度改善有关
健康影响	优	均显示补充钙与骨密度增加有关
研究人群	良	5 篇文献中 2 篇涉及中国人群
适用性	良	适用，但有个别注意事项

3. 钙和维生素 D 联合补充与骨质疏松

钙和维生素 D 联合补充与骨质疏松关系的研究共有 4 篇文献，均为 RCT 研究。

综合评价研究结果显示，钙和维生素 D 联合补充 [钙（1000～1200 mg）＋维生素 D（400～1200 IU，10～30 $\mu g/d$）] 很可能具有预防和治疗骨质疏松的作用，推荐等级为 B 级。具体研究证据的质量及价值评价见表 8-6。

表 8-6　钙和维生素 D 联合补充与老年人群骨质疏松关联证据分析

内容	评级	备注
证据等级	良	4 项 RCT 研究，3 项与预防和治疗骨质疏松相关，1 项涉及因使用类固醇激素引起的骨质疏松
一致性	优	4 项研究均显示钙和维生素 D 联合补充与改善骨质疏松有关
健康影响	优	均显示钙和维生素 D 联合补充可有效改善骨质疏松或使用激素引起的骨流失
研究人群	差	4 篇文献中仅 1 篇涉及亚洲人群，无中国人群
适用性	中	适用，但有许多注意事项

在钙和维生素 D 联合补充与骨质疏松关系的研究中，Karkkainen 等[22]的研究显示，钙和维生素 D 联合补充可使绝经后妇女全身总骨密度显著增加。Larsen 等[23]的一项 RCT 研究还显示，钙和维生素 D 联合补充还能有效减少骨质疏松性骨折。Paschalis 等[24]的研究证实了两者联合补充对绝经后骨质疏松患者髂嵴矿物质和有机基质的相关生化指标有很好的改善作用。Yadav 等[25]针对肾病综合征患者的一项 RCT 研究还显示，钙和维生素 D 联合补充对肾病综合征使用类固醇激素引起的骨质疏松有改善作用。所有纳入研究的详细信息见表 8-7。

表 8-5 钙补充与儿童青少年骨密度的研究

作者，年度	研究类型	调查方法	例数	研究对象及年龄	摄入情况	结果	对疾病的影响
Winzenberg, 2006[17]	meta 分析(19项RCT)	二次研究	2 859例	中国和欧美儿童青少年,3.97~17.3岁	300~1200 mg/d	补钙对股骨颈或腰椎的骨密度改变并无作用；对全身骨矿物质含量有很小的改善作用(分别为 SMD= 0.14,95% CI 0.01~0.27；SMD=0.14,95% CI 0.04~0.24)	增加骨密度，预防骨质疏松
Ma, 2014[18]	RCT	试验研究	220例	中国汉族青少年,12~14岁	1243±193 mg/d, 985±168 mg/d 和 300 mg/d	高钙组女生(实际钙摄入量为1243±193 mg/d)在1年干预期内,股骨颈与低钙组增加的幅度更大(9.7% vs 6.4%,P=0.04)；高钙组和中钙组骨颈骨密度升高幅度大于低钙组985±168 mg/d]的股骨颈骨密度大于全身骨矿含量(15.7% vs 11.7%,P=0.03；15.8% vs 11.7%,P=0.03)。在体力活动水平方面,补钙对全身骨矿含量(BMC)和骨密度(BMD)有显著的影响	增加骨密度，预防骨质疏松
Ward, 2014[21]	RCT	试验研究	80例	冈比亚青少年,8.0~11.9岁	1000 mg/d,每周5天	钙补充组全身骨总质矿物质含量、腰椎和髋骨骨面积的峰值,到了成年早期,补充组与早于对照组；钙补充组或矿物质含量或骨生长速率	增加骨密度，预防骨质疏松
Umaretiya, 2013[20]	RCT	试验研究	285例	尼日利亚学步儿童,12~18月龄	试验组:400 mg(Ca)+ 2500 IU/d(V_A) 对照组:2500 IU/d(V_A)	在钙补充18个月后,调整模型的结果表明,随着时间的推移,钙补充组的远侧和近端前臂骨密度增加幅度明显大于安慰剂组(P<0.04)	增加骨密度，预防骨质疏松
Lambert, 2008[19]	RCT	试验研究	96例	英国女孩,11~12岁	792 mg/d	18个月后研究结果显示,与对照组相比,钙补充组骨密度(除髋关节部位外所有骨骼部位,)明显增加,骨吸收标志物浓度和甲状旁腺激素在钙补充组明显降低	增加骨密度，预防骨质疏松

表 8-7 钙和维生素 D 联合补充与骨质疏松的研究

作者,年度	研究类型	调查方法	例数	研究对象及年龄	摄入情况	结果	对疾病的影响
Yadav, 2017[25]	RCT	试验研究	40 例	印度新德里肾病综合征患者,2~12 岁	钙 200 mg+维生素 D_3 400 IU	补充组与对照组的骨密度改变明显(0.001 g/cm^2 vs −0.033 g/cm^2),提示钙和维生素 D 联合补充对肾病综合征使用类固醇激素所致的骨流失有改善作用	辅助治疗类固醇激素引起的骨流失
Paschalis, 2017[24]	RCT	试验研究	77 例	绝经后骨质疏松患者,试验组 54~78 岁,对照组 65~84 岁	维生素 D 400~1200 IU+钙 1000~1500 mg	该研究通过显微镜分析成小梁表面的,有机基质的相关生化指标改变有关。未长期补充的患者的矿物质/基质比和糖胺聚糖(GAG)含量较高,而纳米多孔度/结晶度(MMC)和织合水量的替换指标、矿物质成熟度/结晶度(MMC)和吡啶啉的替换指标(PYD)含量较低	对骨质疏松有辅助治疗作用
Karkkainen, 2010[22]	RCT	试验研究	593 例	绝经后妇女,66~71 岁	维生素 D_3 800 IU+钙 1000 mg	治疗意向分析结果显示,干预组总骨密度明显高于对照组(0.84% vs 0.19%,$P=0.011$)。但腰椎($P=0.372$)、股骨颈($P=0.085$)、股骨粗隆($P=0.188$)的骨密度差异均无统计学意义。对依从性较好的女性(最人频次饮食要求的 80%者)进行分析,结果显示全身和髋部骨密度的差异均有统计学意义。其治疗效果更好	对骨质疏松有辅助治疗作用
Larsen, 2004[23]	RCT	试验研究	9605 例	丹麦常驻人口,66~103 岁	钙 1000 mg+维生素 D_3 400 IU	补充组的骨折发生率下降 16%(RR=0.84,95% CI 0.72~0.98,$P=0.025$)	降低骨质疏松性骨折的发生率

（二）钙补充与先兆子痫

钙补充与先兆子痫关系的研究共有 7 篇文献，其中有 4 项 meta 分析、1 项系统综述、2 项 RCT 研究。

综合评价研究结果显示，钙补充（500～1000 mg/d）很可能降低孕产妇发生先兆子痫的风险度，推荐等级为 B 级。具体研究证据的质量及价值评价见表 8-8。

表 8-8 钙补充与先兆子痫关联证据分析

内容	评级	备注
证据等级	良	4 项 meta 分析，1 项系统综述，2 项 RCT 研究
一致性	优	均显示钙补充与先兆子痫发生风险降低有关
健康影响	良	钙补充对先兆子痫危险度降低有改善作用
研究人群	差	纳入的文献涉及多民族、多种族人群，其中包含亚洲人群
适用性	良	适用，但有个别注意事项

在钙补充与先兆子痫关系的研究中，Khaing 等[26]的一项 meta 分析结果显示，与对照组相比，钙补充显著降低先兆子痫的发生风险（RR=0.54，95%CI 0.41～0.70）。Tang 等[27]的 meta 分析结果显示，低剂量钙补充的孕妇很少发生先兆子痫，这种效应在钙基线水平较低的妇女以及妊娠期高血压综合征的高危妇女中尤为明显。Patrelli 等[28]的 meta 分析得出了同样的结论。Imdad 等[29]的系统综述的结果显示，孕产期钙补充使发生先兆子痫的危险度降低 52%，对孕产妇死亡率的降低有显著作用，与早产风险降低也有显著性关联。Hofmeyr 等[30]开展了一项针对曾患有先兆子痫的非妊娠妇女的 RCT 研究，补充钙的剂量为 500 mg/d，结果显示钙补充组的舒张压改变（-2.6 mmHg）相较于对照组（+0.8 mmHg）具有统计学意义。其另一篇 meta 分析[31]结果显示，高剂量（≥1000 mg/d）和低剂量（<1000 mg/d）钙补充均能显著降低先兆子痫的发生风险。Kumar 等[32]的研究结果同样提示钙补充组先兆子痫的发生率比对照组显著降低。所有纳入研究的详细信息见表 8-9。

（三）钙补充与心血管疾病

钙补充与心血管疾病关系的研究共有 14 篇文献，包括 4 项 meta 分析、4 项队列研究、2 项其他观察性研究、3 项 RCT 研究和 1 项巢式病例对照研究。2 项 meta 分析、1 项队列研究、2 项 RCT 研究、2 项其他观察性研究和 1 项巢式病例对照研究均显示补充钙增加心血管疾病的发生风险，有 2 项 meta 分析、3 项队列研究和 1 项 RCT 研究显示补钙与心血管疾病的发生和发展无关。

综合评价研究结果显示，钙补充是否增加心血管疾病发生风险尚存争议，高剂量补充（≥1000 mg/d）可能增加心血管事件发生的风险，但证据不充足，推荐等级为 D 级。具体研究证据的质量及价值评价见表 8-10。

钙补充与心血管疾病关系的研究中，Raffield 等[33]的一项队列研究显示，并没有证据表明钙补充与心肌梗死或心血管疾病的发生风险有关。此外，Chung 等[34]的一项 meta 分

表 8-9 钙补充与先兆子痫的研究

作者，年度	研究类型	调查方法	例数	研究对象及年龄	摄入情况	结果	对疾病的影响
Khaing, 2017[26]	meta分析	二次研究	25 936例	伊朗，孟加拉，菲律宾，印度，美国，中国等,16~40岁	—	与对照组相比，钙补充显著降低先兆子痫的发生风险（RR=0.54,95%CI 0.41~0.70）	降低先兆子痫的发生风险
Tang, 2015[27]	meta分析	二次研究	24 787例	妊娠期妇女	<840 mg/d,>840 mg/d	低剂量钙补充的孕妇发生先兆子痫很少（RR=0.62,95%CI 0.47~0.81),这种效应在钙基线水平较低的妊娠期妇女以及妊娠期高血压综合征的高危妇女中尤为明显（RR=0.42,95%CI 0.23~0.76;RR=0.36,95%CI 0.10~0.98）	降低先兆子痫的发生风险
Hofmeyr, 2014[31]	meta分析	二次研究	15 730例(≥1000 mg/d);2234例(<1000 mg/d)	女性	高剂量组(≥1000 mg/d),低剂量组(<1000 mg/d)	高剂量钙补充显著降低先兆子痫发生风险（RR=0.45,95%CI 0.31~0.65),补充低剂量钙也可显著降低先兆子痫发生风险（RR=0.38,95%CI 0.28~0.52）	降低先兆子痫的发生风险
Patrelli, 2012[28]	meta分析	二次研究	9 641例	妊娠期妇女	2 g/d	钙补充与先兆子痫发生风险降低存在明显的统计学关联（RR=0.88,95%CI 0.77~1.02),低剂量钙补充显著降低先兆子痫的发生率（RR=0.73,95%CI 0.61~0.87）	降低先兆子痫的发生风险
Imdad, 2012[29]	系统综述	—	17 082例	妊娠期妇女	0.5~2 g/d	孕产期钙补充使发生先兆子痫的危险度降低52%（RR=0.75,95%CI 0.57~0.98),对孕产妇死亡率的降低有显著作用（RR=0.80,95%CI 0.65~0.97),与早产风险降低也有显著关联（RR=0.76,95%CI 0.60~0.97）	降低先兆子痫的发生风险
Hofmeyr, 2015[30]	RCT	试验研究	367例	南非先兆子痫妇女，年龄未描述	500 mg/d	钙补充组的舒张压改变（-2.6 mmHg）相较于对照组（+0.8 mmHg）具有统计学意义（MD=-3.4,95%CI -0.4~-6.4,P=0.025）	对先兆子痫有辅助治疗作用
Kumar, 2009[32]	RCT	试验研究	524例	血压低于140/90 mmHg的健康初产妇女，（钙组平均年龄21.83岁，对照组平均年龄21.91岁）	2000 mg/d	钙补充的先兆子痫发生率与对照组相比显著降低（4.0% vs 12.0%,OR=0.31,95%CI 0.15~0.63）。研究结束时，补钙组和安慰剂组的平均收缩压和舒张压有显著性差异（P=0.007和P=0.02）。补钙组的早产风险（7.0%）低于安慰剂组（12.7%）(OR=0.51,95%CI 0.28~0.93)	降低先兆子痫的发生风险

析结果显示，在钙补充剂量为 1000～1200 mg/d 的范围内，补钙对心血管疾病（cardio-vascular disease，CVD）结局的影响没有统计学意义。Lewis 等[35] 的一项 meta 分析结果同样提示，目前证据并不支持补钙会增加老年妇女冠心病或全因死亡风险的假设。其另一项 RCT 研究[36] 的结果不支持补充钙会增加颈动脉内膜中层厚度或颈动脉粥样硬化的假设。Paik 等[37] 的队列研究同样也不支持补充钙增加妇女心血管疾病风险的假设。还有 Geraldino-Pardilla 等[38] 针对类风湿关节炎患者的队列研究显示，口服高剂量钙（≥1000 mg/d）与冠状动脉粥样硬化的风险增加无关。但也有多项研究得出了不同的结论。Anderson 等[39] 的一项队列研究显示，钙补充与冠状动脉钙化的发生风险增加相关。Xiao 等[40] 的一项前瞻性研究结果表明，摄入高剂量钙与男性心血管疾病死亡的风险过高有关。Mao 等[41] 的一项 meta 分析结果也显示，补钙可能会增加发生主要心血管事件、心肌梗死和卒中的风险。Bolland 等的一项 meta 分析[42] 和一项 RCT 研究[43]、Li 等[44] 一项观察性研究以及 de Abajo 等[45] 的一项巢式病例对照研究得出的结论与其相似。此外，Li 等[46] 另一项 RCT 研究也显示出钙补充存在不良效应，会显著增加绝经期妇女的血清胆固醇浓度和动脉内膜中层厚度。所有纳入研究的详细信息见表 8-11。

表 8-10　钙补充与心血管疾病关联证据分析

内容	评级	备注
证据等级	良	4 项 meta 分析，4 项队列研究，2 项其他观察性研究，3 项 RCT 研究，1 项巢式病例对照研究
一致性	中	2 项 meta 分析、1 项队列研究、2 项 RCT 研究以及 2 项其他观察性研究和 1 项巢式病例对照研究均显示补充钙增加心血管疾病的发生风险，有 2 项 meta 分析、3 项队列研究和 1 项 RCT 研究显示补钙与心血管病的发生和发展无关
健康影响	差	钙补充是否增加心血管疾病发生风险并不明确
研究人群	差	纳入的 14 篇文献中仅 2 篇针对中国人群，其余多为欧美人群
适用性	中	适用，但有许多注意事项

（四）钙补充与结直肠癌

钙补充与结直肠癌关系的研究共有 5 篇文献，包括 1 项 meta 分析和 5 项 RCT 研究。1 项 meta 分析和 3 项 RCT 研究均显示钙补充对结直肠癌/腺瘤的治疗及预防无明显作用，2 项 RCT 研究显示钙补充可降低结直肠癌的发生风险。

综合评价以上研究结果，钙补充（1000～2000 mg/d）可能对结直肠癌/腺瘤的治疗及预防无显著作用，推荐等级为 C 级。具体研究证据的质量及价值评价见表 8-12。

钙与结直肠癌关系的研究中，Um 等[47] 的一项 RCT 研究结果显示，对于治疗期间的散发性结直肠腺瘤患者而言，钙补充组（1000 mg/d 或 2000 mg/d）相比较于对照组，促进软骨生长的胰岛素样生长因子-1（IGF-1）、胰岛素样生长因子结合蛋白-3（IGFBP-3）或 IGF-1：IGFBP-3 的比值没有明显差异。Yang 等[48] 的一项 RCT 研究采用相同的补充剂量，结果显示，补充不同剂量的钙对诊断为大肠腺瘤 4 个月以上的患者的肠屏障功能生物标志物水平无明显影响。Yang 等[49]另一项 RCT 研究同样显示，对于治疗期间的散发性结直肠腺瘤患者而言，钙补充组（1000 mg 或 2000 mg）相比较于对照组，循环 IGF-1、IGFBP-3 或 IGF-1：IGFBP-3 比值没有明显差异。Baron 等[50]开展的 RCT 研究给予受试者 1200 mg/d 剂量的钙补充剂，结果显示，与未服用钙者相比，补充钙者发生结直肠腺瘤的调整后 RR 为 0.95（95％CI 0.85～1.06）。Grau 等[51]开展的 RCT 研究结果也显示出钙补充具有降低大肠腺瘤发病风险的作用。Bristow 等[52]的 meta 分析显示，钙补充（≥500 mg/d）对结直肠癌的发生风险并无影响（RR＝1.38，95％CI 0.89～2.15，P＝0.15）。所有纳入研究的详细信息见表 8-13。

（五）钙补充与其他疾病

尚有一些关于钙补充与骨折、乳腺癌、高血压等疾病关系的研究，简述如下。

1. 钙补充与骨折

Zhao 等[53]的 meta 分析中，钙的补充剂量范围为 0.48～1.2 mg/d。结果显示，与安慰剂治疗或空白对照相比，没有发现使用钙剂能显著降低髋部骨折发病率（RR＝1.53，95％CI 0.97～2.42），并且绝对风险差异也没有统计学意义（ARD＝0.01，95％CI 0.00～0.01），也没有发现钙剂能显著降低非椎体骨折、椎体骨折及所有骨折（total fracture）的发病率。亚组分析进一步确认，无论服用钙剂人群的性别、骨折既往史、每日摄入剂量以及血清 25-羟化维生素 D 的基线水平如何，以上结论依然成立。但 Bolland 等[54]的 meta 分析结果显示，补钙（600～1200 mg/d）降低了所有骨折的发生风险（20 项 RCT，n＝58 573，RR＝0.89，95％CI 0.81～0.96）和脊椎骨折风险（12 项 RCT，n＝48 967，RR＝0.86，95％CI 0.7～1.00），但对髋部骨折（13 项 RCT，n＝56 648，95％CI 0.76～1.18）和前臂骨折（8 项 RCT，n＝51 775，95％CI 0.85～1.09）无显著作用。

2. 钙补充与乳腺癌

1 项纳入 11 项前瞻性队列研究的 meta 分析[55]结果显示，钙摄入高剂量组与低剂量组相比，发生乳腺癌的 RR 为 0.92（95％CI 0.85～0.99）；剂量反应分析显示，钙摄入量增加 300 mg/d，总乳腺癌发生率以及绝经前和绝经后乳腺癌发生率分别下降 2％（RR＝0.98，95％CI 0.96～0.99）、8％（RR＝0.92，95％CI 0.87～0.98）和 2％（RR＝0.98，95％CI 0.97～0.99）。

3. 钙补充与高血压

一项随机对照研究[56]纳入 100 名绝经后妇女，随机分为 1 g/d 钙补充试验组与对照组，最终的结果表明，与对照组相比，试验组 2 小时和 6 小时后的收缩压降低显著（>5 mmHg，P<0.02），2 小时后的舒张压也更低（P＝0.004）。另外一项关于钙补充对怀孕期血压影响的 RCT 研究[57]却显示，试验组和对照组相比，在孕期第 20 周和第 36 周时的舒张压变化 [均数±标准误（％）为−0.22±1.15（％），P＝0.8] 和收缩压变化 [均数±标准误（％）为−0.64±0.65（％），P＝0.3] 均无显著性差异。

表8-11　钙补充与心血管疾病的研究

作者，年度	研究类型	调查方法	例数	研究对象及年龄	摄入情况	结果	对疾病的影响
Chung, 2016[34]	meta分析（3篇RCT）	实验干预/食物频率问卷	8232例	混合人群（澳大利亚，新西兰，美国，欧洲，亚洲），>50岁	RCT研究（钙补充1000～1200 mg/d）	关于单独补充钙的3项RCT结果显示，补钙对心血管疾病（CVD）结局的影响没有统计学意义（HR范围为0.82～1.43）	与心血管疾病的发病风险无关
Lewis, 2015[35]	meta分析	—	63 563例	多国家，≥50岁	≥0.5 g/d	其中5项RCT的结果显示，钙补充与对照组相比，冠心病发病风险的RR为1.02（95%CI 0.96～1.09，P=0.51）；17项RCT显示，全因死亡率的RR为0.96（95%CI 0.91～1.02，P=0.18）；7项RCT显示，心肌梗死发病风险的RR为1.08（95%CI 0.92～1.26，P=0.32）；4项RCT显示，心绞痛与急性冠脉综合征发病风险的RR为1.09（95%CI 0.95～1.24，P=0.22）；4项RCT显示，慢性冠心病发病风险的RR为0.92（95%CI 0.73～1.15，P=0.46）	与心肌梗死的发病风险无关
Mao, 2013[41]	meta分析		50 252例	混合人群，56～78岁	600 mg/d, 1000 mg/d, 1200 mg/d, 1400 mg/d, 1500 mg/d	作者进行的亚组分析显示，与对照组相比，钙补充主要心血管事件发生风险增加（OR=1.16，95%CI 0.97～1.40，P=0.11），心肌梗死发病风险增加28%（OR=1.28，95%CI 0.97～1.68，P=0.08），中风发生风险也增加14%（OR=1.14，95%CI 0.90～1.46，P=0.28），但差异均无统计学意义	增加心血管疾病的发病风险
Bolland, 2010[42]	meta分析（16篇RCT）	5个患者研究（水平）数据：8151例，11个试验（水平）数据：11 921例		患者研究：未描述具体人群，56～73岁，试验研究：未描述具体人群，51～76岁	≥500 mg/d	在5项患者研究中，钙补充组发生心肌梗死的人数为143人，对照组为111人（HR=1.31，95%CI 1.02～1.67，P=0.035）（但与对照组相比，钙补充组脑卒中的发生率没有明显增加（HR=1.20，95%CI 0.96～1.50，P=0.11），心肌梗死、卒中或猝死的复合终点事件也并无显著性差异（HR=1.18，95%CI 1.00～1.39，P=0.057），死亡率也同样无显著性差异（HR=1.09，95%CI 0.96～1.23，P=0.18）。一共有296人发生心肌梗死事件（166人来自钙补组，130人来自于对照组），钙补充组发生心肌梗死的风险显著增加（RR=1.27，95%CI 1.01～1.59，P=0.038）	增加心肌梗死的发病风险

注："—"表示文献中未述及。

续表

作者，年度	研究类型	调查方法	例数	研究对象及年龄	摄入情况	结果	对疾病的影响
Anderson, 2016[39]	队列研究	问卷调查	5448例（女性2788例，男性2660例）	美国多种族人群（非西班牙裔白人，西班牙裔和中国非西班牙裔黑人），45~84岁	女性：712 mg/d 男性：454.7 mg/d	钙补充与冠状动脉钙化的发病风险增加相关（RR=1.22,95%CI 1.07~1.39）	增加冠状动脉钙化的发病风险
Raffield, 2017[33]	队列研究	问卷调查	6236例	美国多种族人群,45~84岁	1~499 mg/d, 500~999 mg/d, ≥1000 mg/d	没有证据显示钙补充与心肌梗死或血管疾病的发病风险有关，且补充低剂量（1~499 mg/d）钙者相比不补充钙的人群心肌梗死死的发病风险降低（HR=0.69,95%CI 0.48~0.98,P=0.039）	与心血管相关疾病的发病风险无关
Geraldino-Par-dilla, 2015[38]	队列研究	问卷调查	145例	美国类风湿患者,45~84岁	<1000 mg/d ≥1000 mg/d	以冠状动脉钙化（CAC）基线评分>100作为心血管疾病发生的测量指标。结果显示，对于类风湿关节炎患者，高剂量钙补充（≥1000 mg/d）组中CAC评分>100的患者明显少于低剂量钙补充（<1000 mg/d）组（OR=0.28,95%CI 0.11~0.74）；第三次随访评分>100的患者也显示出相似结果（OR=0.41,95%CI 0.18~0.95）。即通过评分法显示，高剂量钙补充与心血管发病风险增加无明显联系	与心血管疾病的发病风险无关
Paik, 2014[37]	队列研究	问卷调查	74 245例	美国护士,30~55岁	1~100 mg/d; 101~500 mg/d; 501~1000 mg/d; >1000 mg/d	对年龄，体质指数，膳食钙，维生素D摄入量及其他心血管疾病危险因素进行多变量调整后，补钙>1000 mg/d的女性与补钙少的女性相比，心血管病发病风险RR为0.82(95%CI 0.74~0.92,P<0.001),冠心病发病风险的RR为0.71(95%CI 0.61~0.83,P<0.001),脑卒中发病风险的RR为1.03(95%CI 0.87~1.21,P=0.61)。研究提示，钙补充不会增加心血管疾病发病风险	与心血管疾病的发病风险无关
Li, 2013[46]	RCT	试验研究	359例	中国女性：绝经前25~35岁，绝经后50~60岁	800 mg/d	钙补充与更年期女性血清胆固醇浓度（P<0.001）及颈动脉内膜中层厚度（CIMT）（P=0.017）有显著相关性，钙补充显著增加绝经期妇女的血清胆固醇浓度和动脉内膜内膜中层厚度（P<0.01）	对心血管疾病无辅助治疗作用，且增加动脉内膜中层厚度

续表

作者,年度	研究类型	调查方法	例数	研究对象及年龄	摄入情况	结果	对疾病的影响
Lewis, 2014[36]	RCT	试验研究	1460 例	澳大利亚妇女,>70 岁	1.2 g/d	意向治疗分析显示，与对照组相比，随机补充钙的妇女多变量调整后的平均（P=0.491）和最大（P=0.404）颈总动脉内膜中层厚度无明显差异，同样也未增大颈动脉硬化程度（P=0.066）	对动脉硬化无辅助治疗作用
Bolland, 2008[43]	RCT	试验研究	1471 例	老年妇女,≥55 岁	1000 mg/d	心肌梗死在钙补充组更易发生（31/45 vs 14/19,P=0.01）。心肌梗死、脑卒中和猝死的复合终点发生率也是钙补充组显著高于对照组（69/101 vs 42/54,P=0.008）。多因素调整后心肌梗死的相关结果依旧相同（RR=2.12,95%CI 1.01～4.47）。复合终点事件的相关结果在多因素调整后依然相同（RR=1.47,95%CI 0.97～2.23）	增加心血管疾病的发病风险
Xiao, 2013[40]	观察性研究	追踪调查	388 229 例	美国人,55~71 岁	1000 mg/d	男性补充钙与心血管疾病的死亡风险升高相关（RR=1.20,95%CI 1.05～1.36），尤其是与心脏疾病死亡率的关系（RR=1.19,95%CI 1.03～1.37），但与脑血管病死亡率无显著关联（RR=1.14,95%CI 0.81～1.61）。女性补充钙与血管疾病死亡率（RR=1.06,95%CI 0.96～1.18）、心脏疾病死亡率（RR=1.05,95%CI 0.93～1.18）或脑血管病死亡率（RR=1.08,95%CI 0.87～1.33）无关	增加心血管疾病死亡率
Li, 2012[44]	观察性研究	问卷调查	851 例	欧洲人群,35~64 岁	—	与其他未使用任何补充剂者相比，钙补充剂使用者的心肌梗死发病风险明显增加（HR=1.86,95%CI 1.17～2.96），且仅使用钙补充剂者的发病风险增加更明显（HR=2.39,95%CI 1.12～5.12）	增加心血管疾病的发病风险
de Abajo, 2017[45]	巢式病例对照研究	数据调查	343 例（病例组 50 例,对照组 293 例）	西班牙人群,40~89 岁	<1000 mg/d,≥1000 mg/d	当服用剂量≥1000 mg/d 时，发生缺血性脑卒中的风险明显上升（OR=2.09,95%CI 1.25～3.49）；而补充低剂量钙（<1000 mg/d）组未发现缺血性脑卒中发病风险增加（OR=0.76,95%CI 0.45～1.26）	增加心血管疾病的发病风险

注:"—"表示文献未描述。

表 8-12　钙补充和结直肠癌关联证据分析

内容	评级	备注
证据等级	良	1 项 meta 分析，5 项 RCT 研究
一致性	良	其中 3 项 RCT 研究和 1 项 meta 分析均显示钙补充对结直肠癌/腺瘤的治疗及预防无明显作用，2 项 RCT 研究显示钙补充可降低结直肠癌的发生风险
健康影响	差	钙补充对结直肠癌/腺瘤的治疗和预防无显著作用
研究人群	中	1 项 meta 研究及 5 项 RCT 研究均为欧美人群
适用性	中	适用，但有许多注意事项

四、结论

　　目前研究结果提示，钙补充（500～1200 mg/d）很可能具有增加老年人群骨密度、预防和治疗老年人群骨质疏松的作用，推荐等级为 B 级；钙补充（1000～1200 mg/d）很可能具有增强儿童青少年骨密度的作用，推荐等级为 B 级；钙和维生素 D 联合补充［钙（1000～1200 mg）＋维生素 D（400～1200 IU，10～30 μg/d）］很可能具有预防和治疗骨质疏松的作用，推荐等级为 B 级；钙补充（500～1000 mg/d）很可能具有降低孕产妇发生先兆子痫风险的作用，推荐等级为 B 级；钙补充是否增加心血管疾病发生风险尚存争议，高剂量补充（≥1000 mg/d）可能增加心血管事件的发生风险，但证据不充足，推荐等级为 D 级；钙补充（1000～2000 mg/d）可能对结直肠癌/腺瘤的治疗及预防无显著作用，推荐等级为 C 级。钙补充与骨折、乳腺癌、血压之间的关系，因证据力度尚不够，故未进行证据体综合评价。

　　本章对钙补充与疾病关系的研究有一定的局限性。首先，本研究是基于原始研究的二次研究，文献类型众多，不同研究在干预时间、干预措施、干预剂量等方面存在差异。其次，考虑中文文献质量不佳，尽数排除，故而可能存在人群地域差异。再者，文献搜索年限为 2012—2017 年，限于在此期间研究热度降低，许多定论可能由于文献数量不足而导致评价等级不确切。尽管钙补充与疾病关系的研究存在一定局限性，但这些研究结果仍可供我国人群参考。

（孙桂菊　杨　超　李　颖）

表 8-13 钙补充与结直肠癌的研究

作者，年度	研究类型	调查方法	例数	研究对象及年龄	摄入情况	结果	对疾病的影响
Bristow，2013[52]	meta分析(8项RCT研究)	—	9863例	欧美，>40岁	≥500 mg/d	钙补充对结直肠癌的发生风险无影响(RR=1.38,95%CI 0.89~2.15,P=0.15)	对结直肠癌无辅助治疗作用
Um，2017[47]	RCT	试验干预	193例	美国，德国人，30~74岁	1000 mg/d，2000 mg/d	对于治疗期间的散发性结直肠腺瘤患者而言，钙补充组(1000 mg/d,2000 mg/d)相比较于对照组，循环IGF-1,IGFBP-3或IGF-1：IGFBP-3比值没有显著性差异	对结直肠腺瘤无辅助治疗作用
Yang，2016[48]	RCT	试验干预	193例	美国明尼苏达州人，30~74岁	1000 mg/d，2000 mg/d	中、高剂量补钙对诊断为大肠腺瘤4个月以上的患者的肠屏障功能生物标志物水平无明显影响	对大肠腺瘤无辅助治疗作用
Baron 2015[50]	RCT	试验干预	2259例	美国人，45~75岁	1200 mg/d	与未服用钙者相比，补充钙者发生结直肠腺瘤的RR为0.95(95% CI 0.85~1.06)	降低结直肠腺瘤的发病风险
Yang，2015[49]	RCT	试验干预	193例	美国明尼苏达州人，30~74岁	1000 mg/d，2000 mg/d	在4个月的干预时间内，钙补充对降低与结直肠癌相关的C反应蛋白(CRP)和细胞因子没有明显的效果(P>0.4)；而且，钙补充对原先患结直肠腺瘤者的循环氧化或炎症标志物浓度无明显作用	对结直肠癌无辅助治疗作用
Grau，2007[51]	RCT	试验干预	822例	美国人，51.5~69.7岁	1200 mg/d	在试验结束的第一个5年内，钙补充组相较于对照组，任何腺瘤的发生风险均有持续稳定且显著的降低趋势(31.5% vs 43.2%,RR=0.63,95%CI 0.46~0.87,P=0.005)；但对于晚期腺瘤发生风险，钙补充组较于对照组只有很小且不显著的降低趋势(RR=0.85,95% CI 0.43~1.69,P=0.65)	降低大肠腺瘤的发病风险

注：“—”表示文献中未描述。IGF-1，胰岛素样生长因子-1；IGFBP-3，胰岛素样生长因子结合蛋白-3。

参考文献

［1］孙长颢. 营养与食品卫生学［M］. 北京：人民卫生出版社，2017.

［2］中国营养学会. 中国居民膳食营养素参考摄入量（2013 版）［M］. 北京：科学出版社，2014.

［3］Munns C F，Shaw N，Kiely M，et al. Global consensus recommendations on prevention and management of nutritional rickets［J］. J Clin Endocr Metab，2016，101（2）：394-415.

［4］国家卫生计生委疾病预防控制局. 中国居民营养与慢性病状况报告（2015 年）［M］. 北京：人民卫生出版社，2015.

［5］马冠生，崔朝辉，李艳平，等. 中国成年居民营养补充剂的消费现状［J］. 营养学报，2006，28（1）：8-10＋18.

［6］王金子，张雅蓉，薛勇，等. 3～12 岁儿童营养素补充剂摄入量研究［J］. 中国儿童保健杂志，2015，23（6）：584-587，591.

［7］荣莹，苗苗，孙桂菊，等. 南京市部分居民营养补充剂知识、态度、行为现况调查［J］. 中国健康教育，2009，25（9）：676-678.

［8］宓铭. 上海市孕妇营养素补充剂摄入情况分析［J］. 卫生研究，2008，37（4）：460-462.

［9］何宇纳，杨桢，徐筠，等. 北京市成年人膳食及营养补充剂中维生素和矿物质的摄入状况［J］. 营养学报，2008，30（2）：125-129.

［10］World Health Organization. WHO handbook for guideline development［M］. 2012.

［11］Tai V，Leung W，Grey A，et al. Calcium intake and bone mineral density：systematic review and meta-analysis［J］. BMJ，2015，351（24）：h4183.

［12］Reid I R，Mason B，Horne A，et al. Randomized controlled trial of calcium in healthy older women［J］. Am J Med，2006，119（9）：777-785.

［13］Prince R L，Devine A，Dhaliwal S S，et al. Effects of calcium supplementation on clinical fracture and bone structure：results of a 5-year，double-blind，placebo-controlled trial in elderly women［J］. Arch Intern Med，2006，166（8）：869-875.

［14］Ettinger A S，Lamadrid-Figueroa H，Mercado-Garcia A，et al. Effect of calcium supplementation on bone resorption in pregnancy and the early postpartum：a randomized controlled trial in Mexican women［J］. Nutr J，2014，13（1）：116.

［15］Rajatanavin R，Chailurkit L，Saetung S，et al. The efficacy of calcium supplementation alone in elderly Thai women over a 2-year period：a randomized controlled trial［J］. Osteoporosis Int，2013，24（11）：2871-2877.

［16］Nakamura K，Saito T，Kobayashi R，et al. Effect of low-dose calcium supplements on bone loss in perimenopausal and postmenopausal Asian women：a randomized controlled trial［J］. J Bone Miner Res，2012，27（11）：2264-2270.

［17］Winzenberg T，Shaw K，Fryer J，et al. Effects of calcium supplementation on bone density in healthy children：meta-analysis of randomised controlled trials［J］. BMJ，2006，333（7572）：775-778.

［18］Ma X M，Huang Z W，Yang X G，et al. Calcium supplementation and bone mineral accretion in Chinese adolescents aged 12-14 years：a 12-month，dose-response，randomised intervention trial［J］. Brit J Nutr，2014，112（9）：1510-1520.

［19］Lambert H L，Eastell R，Karnik K，et al. Calcium supplementation and bone mineral accretion in adolescent girls：an 18-mo randomized controlled trial with 2-y follow-up［J］. Am J Clin Nutr，2008，87（2）：455-462.

[20] Umaretiya P J，Thacher T D，Fischer P R，et al. Bone mineral density in Nigerian children after discontinuation of calcium supplementation [J]. Bone，2013，55（1）：64-68.

[21] Ward K A，Cole T J，Laskey M A，et al. The effect of prepubertal calcium carbonate supplementation on skeletal development in gambian boys-a 12-year follow-up study [J]. J Clin Endocr Metab，2014，99（9）：3169-3176.

[22] Karkkainen M，Tuppurainen M，Salovaara K，et al. Effect of calcium and vitamin D supplementation on bone mineral density in women aged 65-71 years：a 3-year randomized population-based trial（OSTPRE-FPS）[J]. Osteoporosis Int，2010，21（12）：2047-2055.

[23] Larsen E R，Mosekilde L，Foldspang A. Vitamin D and calcium supplementation prevents osteoporotic fractures in elderly community dwelling residents：a pragmatic population-based 3-year intervention study [J]. J Bone Miner Res，2004，19（3）：370-378.

[24] Paschalis E P，Gamsjaeger S，Hassler N，et al. Vitamin D and calcium supplementation for three years in postmenopausal osteoporosis significantly alters bone mineral and organic matrix quality [J]. Bone，2017，95（2017）：41-46.

[25] Yadav V K，Sharma S，Debata P K，et al. Change in bone mineral density and role of vitamin D and calcium supplementation during treatment of first episode nephrotic syndrome [J]. J Cancer Res Clin，2017，11（9）：SC18-SC21.

[26] Khaing W，Vallibhakara S A O，Tantrakul V，et al. Calcium and vitamin D supplementation for prevention of preeclampsia：a systematic review and network meta-analysis [J]. Nutrients，2017，9（10）：1141.

[27] Tang R，Tang I C，Henry A，et al. Limited evidence for calcium supplementation in preeclampsia prevention：a meta-analysis and systematic review [J]. Hypertens Pregnancy，2015，34（2）：181-203.

[28] Patrelli T S，Dall'Asta A，Gizzo S，et al. Calcium supplementation and prevention of preeclampsia：a meta-analysis [J]. J Matern-fetal Neo M，2012，25（12）：2570-2574.

[29] Imdad A，Bhutta Z A. Effects of calcium supplementation during pregnancy on maternal，fetal and birth outcomes [J]. Paediatr Perinat Ep，2012，26：138-152.

[30] Hofmeyr G J，Seuc A H，Betran A P，et al. The effect of calcium supplementation on blood pressure in non-pregnant women with previous preeclampsia：an exploratory，randomized placebo controlled study [J]. Pregnancy Hypertens，2015，5（4）：273-279.

[31] Hofmeyr G J，Lawrie T A，Atallah A N，et al. Calcium supplementation during pregnancy for preventing hypertensive disorders and related problems [J]. Cochrane Db Syst Rev，2014（6）：CD001059.

[32] Kumar A，Devi S G，Batra S，et al. Calcium supplementation for the prevention of preeclampsia [J]. Int J Gynecol Oestet，2009，104（1）：32-36.

[33] Raffield L M，Agarwal S，Hsu F C，et al. The association of calcium supplementation and incident cardiovascular events in the multi-ethnic study of atherosclerosis（MESA）[J]. Nutr Metab Cardiovas，2016，26（10）：899-907.

[34] Chung M，Tang A M，Fu Z X，et al. Calcium intake and cardiovascular disease risk an updated systematic review and meta-analysis [J]. Ann Intern Med，2016，165（12）：856-U186.

[35] Lewis J R，Radavelli-Bagatini S，Rejnmark L，et al. The effects of calcium supplementation on verified coronary heart disease hospitalization and death in postmenopausal women：a collaborative meta-analysis of randomized controlled trials [J]. J Bone and Miner Res，2015，30（1）：165-175.

[36] Lewis J R，Zhu K，Thompson P L，et al. The effects of 3 years of calcium supplementation on com-

mon carotid artery intimal medial thickness and carotid atherosclerosis in older women：an ancillary study of the CAIFOS randomized controlled trial [J]. J Bone Miner Res，2014，29（3）：534-541.

[37] Paik J M，Curhan G C，Sun Q，et al. Calcium supplement intake and risk of cardiovascular disease in women [J]. Osteoporos Int，2014，25（8）：2047-2056.

[38] Geraldino-Pardilla L，Dhaduvai S，Giles J T，et al. Lack of association of oral calcium supplementation with coronary artery calcification in rheumatoid arthritis [J]. Arthritis Rheumatol，2015，67（6）：1465-1473.

[39] Anderson J J B，Kruszka B，Delaney J A C，et al. Calcium intake from diet and supplements and the risk of coronary artery calcification and its progression among older adults：10-year follow-up of the multi-ethnic study of atherosclerosis（MESA）[J]. J Am Heart Assoc，2016，5（10）：e003815.

[40] Xiao Q，Murphy R A，Houston D K，et al. Dietary and supplemental calcium intake and cardiovascular disease mortality [J]. Jama Inter Med，2013，173（8）：639-646.

[41] Mao P J，Zhang C，Tang L，et al. Effect of calcium or vitamin D supplementation on vascular outcomes：a meta-analysis of randomized controlled trials [J]. Int J Cardiol，2013，169（2）：106-111.

[42] Bolland M J，Avenell A，Baron J A，et al. Effect of calcium supplements on risk of myocardial infarction and cardiovascular events：meta-analysis [J]. BMJ，2010，341：c3691.

[43] Bolland M J，Barber P A，Doughty R N，et al. Vascular events in healthy older women receiving calcium supplementation：randomised controlled trial [J]. BMJ，2008，336（7638）：262-266.

[44] Li K R，Kaaks R，Linseisen J，et al. Associations of dietary calcium intake and calcium supplementation with myocardial infarction and stroke risk and overall cardiovascular mortality in the Heidelberg cohort of the European Prospective Investigation into Cancer and Nutrition study（EPIC-Heidelberg）[J]. Heart，2012，98（12）：920-925.

[45] de Abajo F J，Rodriguez-Martin S，Rodriguez-Miguel A，et al. Risk of ischemic stroke associated with calcium supplements with or without vitamin D：a nested case-control study [J]. J Am Heart Assoc，2017，6（5）：e005795.

[46] Li S，Na L，Li Y，et al. Long-term calcium supplementation may have adverse effects on serum cholesterol and carotid intima-media thickness in postmenopausal women：a double-blind，randomized，placebo-controlled trial [J]. Am J Clin Nutr，2013，98（5）：1353-1359.

[47] Um C Y，Fedirko V，Flanders W D，et al. Circulating insulin-like growth factor-related biomarkers：correlates and responses to calcium supplementation in colorectal adenoma patients [J]. Mol Carcinogen，2017，56（9）：2127-2134.

[48] Yang B Y，Bostick R M，Tran H Q，et al. Circulating biomarkers of gut barrier function：correlates and nonresponse to calcium supplementation among colon adenoma patients [J]. Cancer Epidem Biomar，2016，25（2）：318-326.

[49] Yang B Y，Gross M D，Fedirko V，et al. Effects of calcium supplementation on biomarkers of inflammation and oxidative stress in colorectal adenoma patients：a randomized controlled trial [J]. Cancer Prev Res，2015，8（11）：1069-1075.

[50] Baron J A，Barry E L，Mott L A，et al. A trial of calcium and vitamin D for the prevention of colorectal adenomas [J]. New Engl J Med，2015，373（16）：1519-1530.

[51] Grau M V，Baron J A，Sandler R S，et al. Prolonged effect of calcium supplementation on risk of colorectal adenomas in a randomized trial [J]. J Natl Cancer Inst，2007，99（2）：129-136.

[52] Bristow S M，Bolland M J，MacLennan G S，et al. Calcium supplements and cancer risk：a meta-analysis of randomised controlled trials [J]. Brit J Nutr，2013，110（8）：1384-1393.

[53] Zhao J G，Zeng X T，Wang J，et al. Association between calcium or vitamin D supplementation and

fracture incidence in community-dwelling older adults ［J］. JAMA，2017，318 (24)：2466.

［54］ Bolland M J，Leung W，Tai V，et al. Calcium intake and risk of fracture：systematic review ［J］. BMJ，2015：351.

［55］ Hidayat K，Chen G C，Zhang R，et al. Calcium intake and breast cancer risk：meta-analysis of prospective cohort studies ［J］. Brit J Nutr，2016，116 (1)：158-166.

［56］ Bristow S M，Gamble G D，Stewart A，et al. Acute effects of calcium supplements on blood pressure and blood coagulation：secondary analysis of a randomised controlled trial in post-menopausal women ［J］. Brit J Nutr，2015，114 (11)：1868-1874.

［57］ Goldberg G R，Jarjou L M A，Cole T J，et al. Randomized，placebo-controlled，calcium supplementation trial in pregnant Gambian women accustomed to a low calcium intake：effects on maternal blood pressure and infant growth ［J］. Am J Clin Nutr，2013，98 (4)：972-982.

第九章　铁补充与疾病改善

一、引言

　　铁（iron）是所有活体组织的组成成分，是人体重要的必需微量元素。食物中的铁主要分为血红素铁和非血红素铁[1]。血红素铁的生物利用度高，有效吸收率接近40％，主要存在于动物性食物中如红肉、鱼肉、肝、肾、蛋黄等；而非血红素铁则需先被还原成二价铁才能被吸收，有效吸收率仅为5％～10％，主要存在于植物性食物中如豆类、蔬菜、谷物等。铁在人体内具有许多重要的生理功能[2]。其一，铁是血红蛋白、肌红蛋白、细胞色素、细胞色素氧化酶及触媒的组成部分，还可激活琥珀脱氢酶、黄嘌呤氧化酶等酶的活性，因而铁直接或间接参与了体内氧的运送和组织呼吸过程。其二，机体中的铁大多存在于红细胞中，缺铁会影响血红蛋白的合成，甚至影响DNA 合成及幼红细胞增殖，因而铁水平的稳定能维持正常的造血功能。其三，铁参与维持正常的免疫功能。研究发现，缺铁会使机体感染增加，白细胞的杀菌能力降低，淋巴细胞功能受损。但铁过量可促进细菌生长，对抵抗感染不利。另外，有研究发现，铁还与氧化应激有关，铁过量有可能会提高机体活性氧簇水平，加重氧化应激状态[3]。

　　正常成年人体内含铁总量为 3～4 g，每日血红蛋白分解代谢相当于 20～25 mg 的铁。人体能保留代谢铁的 90％以上，并能将其反复利用，细胞死亡后其内部的铁也同样被保留和利用[4]。人体对铁的需求以及体内铁的水平随着年龄、性别、营养状况和健康状况的不同而异，人体铁缺乏仍然是世界性的主要营养问题之一。铁缺乏或铁利用障碍将导致氧气运输和贮存能力减弱，氧代谢水平降低，细胞活力下降；长时间缺铁则会耗尽机体储备，降低血红蛋白水平和红细胞比容，导致缺铁性贫血，同时伴有慢性疲劳、烦躁不安、免疫功能紊乱、情绪或认知障碍、记忆力减退等症状。婴幼儿及青少年缺铁更有可能影响其脑部及身体发育。妊娠期女性由于铁需求量大，也很容易发生铁缺乏，影响自身和胎儿健康[1]。随着人们对缺铁危害认识的深入，铁补充剂的研发与生产得到了更广泛的重视。

　　1831 年，法国学者 Blaud 将硫酸亚铁与碳酸钾制成复方制剂，开创了贫血治疗的新方法[5]。随后，碳酸亚铁、氯化亚铁、焦磷酸铁等一系列无机铁相继被开发成口服铁补充剂。无机铁中的铁多以 Fe^{2+} 形式存在，比元素铁和 Fe^{3+} 更容易吸收，但存在严重的胃肠刺激作用，导致恶心、呕吐、腹痛、便秘等症状。同时，铁离子易与硫化物和多酚等结合而失效，限制了它的使用。

　　为弥补第一代铁补充剂的使用缺陷，提高铁的吸收率和生物利用度，减缓胃肠道刺激，医药工作者研发了第二代铁剂[6]。第二代铁剂的分子更加稳定，延缓了铁离子的释放速度，从而降低了毒性反应。其中包括小分子有机酸铁盐（乳酸亚铁、葡萄糖酸亚铁、琥珀酸亚铁、富马酸亚铁、抗坏血酸亚铁、EDTA 铁钠等）、氨基酸螯合铁、血红素铁等。

第一代和第二代铁剂都是口服制剂，补充方便，花费低廉，对于预防性补充的人群来说，是理想的补铁方式，但其使用仍存在一定的限制。肠道对铁的吸收有限，同时食物中的多种成分可能会影响铁的吸收，因此，对于已经患有严重缺铁性贫血、经历大失血或接受血液透析的患者，口服铁补充剂的效果非常有限，必须使用胃肠外补铁的方式。1947 年，Nissim 等试验发现，静脉给予糖铁复合物是安全的。目前，国内外已上市的可肠外给药的多糖铁复合物有高分子右旋糖酐铁、低分子右旋糖酐铁、蔗糖铁、葡萄糖酸钠铁、羧基麦芽糖铁、多聚糖超顺磁氧化铁纳米粒、异麦芽糖酐铁1000 等。多糖铁复合物自出现以来得到了广泛使用，其功能特性和作用机制也在不断被探究和了解[7]。

除此之外，铁补充还可以采用食品添加剂的方式。在酱油中添加铁元素或铁补充剂如EDTA 铁钠是较为经济、有效、大众化的补铁措施[8]。另外，在牛奶、饼干、谷物中按照相关标准进行铁强化也是较为常见的方式[9-10]。

铁缺乏在全世界范围内都广泛存在，铁补充剂的合理使用受到了越来越多人的关注和重视。但目前，针对铁补充剂与疾病的相关研究纷繁复杂，质量高低不一，且研究结果缺乏一致性。本章旨在对近年国内外的相关研究证据进行收集、整理和评价，形成证据体，为铁补充剂的实际应用提供理论依据。

二、证据收集方法

本研究围绕铁补充与贫血、慢性肾病、妊娠结局、心力衰竭、糖尿病、癌症的关系进行系统性文献检索。检索数据库包括外文数据库（PubMed 等）和中文数据库（万方数据库等），文献起止时间为 2012 年 1 月 1 日至 2017 年 11 月 30 日。根据检索词和起止时间范围，共检索出 10 889 篇文献，其中中文文献 1710 篇，英文文献 9179 篇。

文献的纳入标准如下：①人群研究；②研究的暴露因素除铁补充外不伴随其他营养物质的补充，如叶酸、维生素、钙等；③除所研究的疾病外，研究对象不伴随其他基础性疾病（并发症除外）。排除明显不符合纳入标准、纯膳食铁摄入、除肠内营养（包括经口、管饲、造瘘等途径，仅限于营养素直接摄入）和肠外营养（包括静脉注射和滴注等途径）以外其他接触途径（如滴眼液、局部外敷等）以及未提供相关结论数据或质量过低的文献，剩余文献 135 篇作为本次研究的主要证据，其中中文文献 26 篇，外文文献 109 篇。铁补充与相关疾病的中英文检索词、文献数量如表 9-1 所示。

三、铁补充与疾病的关系

参照世界卫生组织（WHO）推荐的证据评价方法和标准[11]，对铁补充与贫血、慢性肾病、妊娠结局、心力衰竭相关的文献进行综合评价，对铁补充与糖尿病、癌症等疾病相关的文献做简要概述，其结果如下。

表 9-1　铁补充与相关疾病检索情况

疾病	检索词		文献数（纳入/总）		
	中文检索词	英文检索词	中文	英文	合计
贫血	（"铁补充"或"铁强化"）和（"贫血"或"血红蛋白"）	iron AND(supplement* OR fortified OR fortification OR intervention OR effect) AND(anemia OR hemoglobin)	11/731	51/3762	62/4493
慢性肾病	（"铁补充"或"铁强化"）和（"肾病"或"透析"）	iron AND(supplement* OR fortified OR fortification OR intervention OR effect) AND (CKD OR(kidney disease) OR (renal disease) OR hemodialysis)	13/114	29/727	42/841
妊娠结局	（"铁补充"或"铁强化"）和（"妊娠"或"孕期"）	Iron AND(supplement* OR fortified OR fortification OR intervention OR effect) AND(pregnancy* OR gestation*)	1/292	13/947	14/1239
心力衰竭	（"铁补充"或"铁强化"）和（"心血管"或"心力衰竭"）	iron AND(supplement* OR fortified OR fortification OR intervention OR effect) AND(CVD OR(cardiovascular disease) OR(heart failure))	1/60	13/1009	14/1069
糖尿病	（"铁补充"或"铁强化"）和（"糖尿病"或"血糖"）	iron AND(supplement* OR fortified OR fortification OR intervention OR effect) AND(diabetes OR insulin OR glucose)	0/152	5/707	5/859
癌症	（"铁补充"或"铁强化"）和（"癌"或"肿瘤"）	iron AND(supplement* OR fortified OR fortification OR intervention OR effect) AND(cancer OR tumor OR carcinoma)	0/361	4/2033	4/2394
文献总合计			26/1710	109/9179	135/10 889

注：纳入的贫血相关文献中有5篇英文文献与妊娠结局的文献重复，纳入的糖尿病相关文献中有1篇英文文献与妊娠结局的文献重复，故纳入的中文文献总计26篇，英文文献总计109篇，共计135篇；文献总数量的统计同上。

（一）铁补充与贫血

尽管铁缺乏引起缺铁性贫血，补铁可以治疗缺铁性贫血已得到公认，但为了进一步提供人群研究的科学证据，本次研究仍然研究了铁补充与贫血的关系。

铁补充与贫血关系的研究共纳入62篇文献，其中中文文献11篇，英文文献51篇。所纳入的文献中不包括因其他慢性疾病（如慢性肾病，该内容将在"铁补充与慢性肾病"部分详细阐述）而引发的继发性贫血。62篇文献涉及63项研究，包括13项系统综述（meta分析）、35项随机对照试验、1项非随机对照试验、5项自身前后对照试验、2项队列研究、7项横断面研究。按照研究对象划分，所纳入文献中有35篇的研究对象为儿童或青少年，14篇文献的研究对象为妊娠期女性，14篇文献的研究对象为中老年人、非妊娠期女性或其他。

综合研究结果显示，铁补充（儿童或青少年3.5～400 mg/d口服，妊娠期女性1～300 mg/d口服，其他人群19～600 mg/d口服）很可能降低贫血的发病风险，同时铁补充（儿童或青少年4～100 mg/d口服，妊娠期女性60 mg/d口服或200～600 mg/w静脉铁剂注射，其他人群8～975 mg/d口服或200～400 mg/w静脉铁剂注射）对贫血具有治疗和改善作用，综合评价等级为A级。具体研究证据的质量及评价结果见表9-2。

共有 56 项人群研究结果显示，铁补充对贫血的发生风险具有保护性作用，或能改善贫血状态、提高血红蛋白水平；7 项研究结果显示铁补充对贫血没有显著影响。在 56 项得出阳性结论的研究中，37 项研究探究了口服铁补充剂对贫血的影响，14 项研究采用铁强化食物（包括铁强化牛奶、面包、调味品等）干预，4 项采用静脉铁剂补充方式，1 项对比了口服铁剂与静脉铁剂的效果。在 7 项得出阴性结论的研究中，4 项研究探究了口服铁补充剂对贫血的影响，另 3 项研究采用铁强化食物（面包、面粉、谷物）干预。在 2017 年一篇合并了 5 项随机对照试验的综合分析中[12]，研究者发现，对 2037 位贫血患者进行 2 周的口服铁剂治疗后，72.8% 的患者血红蛋白升高 ≥10 g/L，且 2 周内血红蛋白水平升高 10 g/L 以上是后续 6～8 周血红蛋白继续改善的准确预测指标。Low 等[13] 于 2016 年进行了一项系统综述研究，拟探究铁补充对 12～50 岁女性血红蛋白水平、贫血状态等健康结局的影响。结果显示，与对照组相比，进行铁补充的女性血红蛋白水平显著升高（WMD①=5.30 g/L，95%CI 4.14～6.45 g/L；51 项高质量随机对照研究），发生贫血的风险显著降低（RR=0.39，95%CI 0.25～0.60；10 项中等质量随机对照研究）。另一项发表于 Cochrane 系统综述数据库的研究显示[14]，预防性铁补充能使孕妇发生贫血的风险降低 70%（RR=0.30，95%CI 0.19～0.46；14 项随机对照试验），发生缺铁性贫血的风险降低 67%（RR=0.33，95%CI 0.16～0.69；6 项随机对照试验）。2013 年有 3 项系统综述研究同时探究了铁补充对幼儿血红蛋白水平及贫血发病风险的影响[15-17]。研究结果均显示，铁补充能显著升高血红蛋白水平（6.97～8.38 g/L 不等），并将贫血的发病风险降低 39%～50%。但还有一项系统综述纳入了 13 个随机对照试验，研究对象为 3905 名 4～59 月龄儿童，结果指出铁补充与贫血发病风险的降低没有显著关联[18]。所有纳入研究的详细信息见表 9-3。

表 9-2　铁补充与贫血关系证据分析

内容	评级	备注
证据等级	良	63 项研究平均得分为 10.8 分，23.8%（15 项）的研究等级为优，65.1%（41 项）的研究等级为良
一致性	良	88.9%（56 项）的研究结果相一致
健康影响	良	对健康影响大。88.9%（56 项）的研究结果显示铁补充能降低贫血的发病风险，或能改善贫血状态、提高血红蛋白水平。11.1%（7 项）的研究结果显示铁补充对贫血没有影响
研究人群	良	19.0%（12 项）的研究人群为中国人
适用性	优	直接适用

（二）铁补充与慢性肾病

铁补充与慢性肾病关系的研究共纳入 42 篇文献，其中中文文献 13 篇，英文文献 29 篇。42 篇文献中包括 3 项系统综述（meta 分析）、20 项随机对照试验、8 项自身前后对照试验、1 项交叉对照试验和 10 项队列研究。

———————————
① WMD，加权均数差。

表 9-3 铁补充与贫血的研究

作者,年度	研究类型	调查方法	例数	研究对象及年龄	摄入情况	结果	对疾病的影响
Okam, 2017[12]	系统评价,5项随机对照试验关于口服铁补充剂对缺铁性贫血的治疗效果	口服铁剂补充	2037例	美国,15~80岁	975 mg/d	对贫血患者进行2周的口服铁剂治疗后,72.8%的患者血红蛋白升高≥10 g/L,且上周内血红蛋白水平升高10 g/L以上是后续6~8周血红蛋白继续改善的准确预测指标	对贫血有辅助治疗作用
Low, 2016[13]	系统评价,51项随机对照研究关于铁补充对孕妇血红蛋白水平的影响,10项随机对照研究关于铁补充对贫血发病的影响	试验组:铁补充剂 对照组:安慰剂或无	6861例	女性,13~45岁	1~300 mg/d	与对照组相比,进行铁补充的女性在干预后血红蛋白显著升高(WMD=5.30 g/L,95%CI 4.14~6.45 g/L,发生贫血的风险显著降低(RR=0.39,95%CI 0.25~0.60)	降低贫血的发病风险
Pena-Rosas, 2015[14]	系统评价,61项随机试验关于产前铁补充对孕妇及胎儿健康的影响	试验组:含铁补充剂 对照组:不含铁补充剂或安慰剂或无	43 274例	欧洲(24项)、美洲(11项)、非洲(4项)、亚洲(15项)、伊朗(4项)、澳大利亚(3项),年龄未描述	9~900 mg/d	与对照组相比,铁补充能显著降低孕妇发生贫血的风险(RR=0.30,95%CI 0.19~0.46)	降低贫血的发病风险
Cantor, 2015[19]	系统评价,4项随机对照研究关于铁补充对孕妇铁缺乏症的影响	试验组:铁补充剂 对照组:不补充铁剂	762例	美国(1项)、澳大利亚(1项)、丹麦(1项)、伊朗(1项),年龄未描述	20~200 mg/d	与未进行铁补充的孕妇相比,铁补充组发生产时发生缺铁性贫血的风险降低(OR=0.29,95%CI 0.17~0.49)	降低贫血的发病风险
Tay, 2015[20]	系统评价,3项随机对照研究关于铁补充对老年人血红蛋白水平的影响	试验组:铁补充剂 对照组:安慰剂或无	440例	英国,70~83岁	600 mg/d	与对照组相比,进行铁补充的老年人在干预后血红蛋白水平显著升高(WMD=3.5 g/L,95%CI 1.2~5.9 g/L)	降低贫血的发病风险
Athe, 2014[21]	系统评价,18项随机对照研究关于铁强化食物对儿童血红蛋白水平的影响	试验组:铁强化食物 对照组:普通食物	5142例	巴西(5项)、印度(5项)、越南(2项)、南非(2项)、肯尼亚(1项)、印尼(1项)、美国(1项)、韩国(1项),平均年龄为0.5~9.5岁	3.5~12.7 mg/d	与普通食物组相比,铁强化组儿童血红蛋白水平显著升高(WMD=5.09 g/L,95%CI 3.23~6.95 g/L)	降低贫血的发病风险

续表

作者,年度	研究类型	调查方法	例数	研究对象及年龄	摄入情况	结果	对疾病的影响
郭慧,2014[22]	系统评价,8 项随机对照研究关于 EDTA 铁钠强化调味品对贫血发病风险的影响	试验组:铁强化调味品 对照组:安慰剂或空白调味品	19 766 例	瑞士(1 个)、越南(2 个)、中国(5 个),年龄未描述	—	与对照组相比,EDTA 铁钠强化调味品干预能有效提高血红蛋白浓度(WMD=3.2 g/L,95%CI 2.9~3.5 g/L);学龄少年食用 EDTA 铁钠强化调味品降低缺铁性贫血患病率的效果最明显(OR=0.4,95%CI 0.2~0.5),其次是青年(OR=0.5,95%CI 0.4~0.6),而对学龄前儿童作用不明显(OR=0.7,95%CI 0.4~1.0)	降低贫血的发病风险
Haider,2013[23]	系统评价,48 项随机对照试验及 44 项随队列研究关于产前铁补充对孕妇血液学情况及不良妊娠结局的影响	—	186 9475 例	随机对照试验:高收入国家(27 项)、中低收入国家(21 项)队列研究:高收入国家(22 项)、中低收入国家(22 项)年龄未描述	10~240 mg/d	与对照组相比,铁补充能显著升高孕妇红蛋白水平(WMD=4.59 g/L,95%CI 3.72~5.46 g/L),并显著降低贫血的风险(RR=0.50,95%CI 0.42~0.59)	降低贫血的发病风险
Low,2013[15]	系统评价,32 项随机对照研究关于儿童铁补充对儿童血红蛋白水平及贫血发病风险的影响	试验组:铁补充剂 对照组:安慰剂或无	7089 例	非洲(9 项)、美洲(4 项)、亚洲(16 项)、大洋洲(1 项)、欧洲(2 项),5~12 岁	5~400 mg/d	与对照组相比,进行铁补充的儿童在干预后血红蛋白水平显著升高(WMD=8.38 g/L,95%CI 6.21~10.56 g/L),发生贫血的风险显著降低(RR=0.50,95%CI 0.39~0.64)	降低贫血的发病风险
Pasricha,2013[16]	系统评价,26 项随机对照研究关于幼儿铁补充对幼儿红蛋白水平的影响,17 项随机对照研究关于幼儿铁补充对幼儿贫血发病的影响	试验组:铁补充剂 对照组:安慰剂或非铁强化食物	5479 例	幼儿,4~23 个月	20~300 mg/d	与对照组相比,进行铁补充的幼儿在干预后血红蛋白水平显著升高(WMD=7.22 g/L,95%CI 4.87~9.57 g/L),发生贫血的风险显著降低(RR=0.61,95%CI 0.50~0.74)	降低贫血的发病风险
Thompson,2013[17]	系统评价,15 项随机对照研究关于儿童铁补充对儿童红蛋白水平的影响	试验组:铁补充剂 对照组:安慰剂或无	1690 例	非洲(7 项)、亚洲(5 项)、欧洲(1 项)、美洲(2 项),2~5 岁	10~123.75 mg/d	与对照组相比,进行铁补充的儿童在干预后血红蛋白水平显著升高(WMD=6.97 g/L,95%CI 4.21~9.72 g/L)	降低贫血的发病风险

续表

作者、年度	研究类型	例数	研究对象及年龄	调查方法	摄入情况	结果	对疾病的影响
Cembranel, 2013[18]	系统评价,13项随机对照研究关于铁补充对儿童贫血发病风险的影响	3905例	巴西(7项)、拉丁美洲(3项)、亚洲(2项)、非洲(1项),4~59个月	试验组:铁补充剂 对照组:安慰剂或非铁强化食物	25~280 mg/k	铁补充与贫血发病风险的降低没有显著关联	与贫血的发病风险无关
Imdad, 2012[24]	系统评价,18项随机对照研究关于铁补充对孕妇贫血发病风险的影响	4390例	—	试验组:铁补充剂 对照组:安慰剂或无	20~300 mg/d	与对照组相比,进行铁补充的孕妇在分娩时发生贫血的风险显著降低(RR=0.31,95%CI 0.22~0.44)	降低贫血的发病风险
Balkowski, 2017[25]	随机对照试验	555例	美国,>18岁	试验组一:低剂量铁补充 试验组二:中剂量铁补充 对照组一:安慰剂 对照组二:无	试验组一:19 mg/d 试验组二:38 mg/d	对献血者进行60天的铁剂补充能显著增加机体的铁总量,且两个剂量组之间没有显著性差异	降低贫血的发病风险
Karakochuk, 2017[26]	随机对照试验	809例	柬埔寨(女性),18~25岁	试验组一:铁补充剂 试验组二:微量营养素混合补充剂 试验组三:铁+微量营养素混合补充剂 对照组:安慰剂	60 mg/d	持续12周单纯铁补充能显著升高血红蛋白水平(5.6 g/L,95%CI 3.8~7.4 g/L),但额外的混合营养素补充没有显著的附加功效	降低贫血的发病风险
Metha, 2017[27]	随机对照试验	179例	印度(女性),18~35岁	试验组:铁补充棒 对照组:无	14 mg/d	对贫血患者干预90天后,试验组患者血红蛋白水平显著升高(14 g/L),贫血治愈率为70.8%	对贫血有辅助治疗作用
Powers, 2017[28]	随机对照试验	80例	美国(婴幼儿),9~48月龄	试验组:口服硫酸亚铁 对照组:口服多糖铁复合物	3 mg/(kg·d)	经过12周口服铁剂干预,两组婴儿的血红蛋白水平均显著升高($P<0.05$);硫酸亚铁组血红蛋白高血治愈率效果更好,且该组患儿治愈率高于多糖铁复合物组(29% vs 6%,$P=0.04$)	对贫血有辅助治疗作用
Mast, 2016[29]	随机对照试验	692例	美国,>18岁	试验组一:低剂量铁补充 试验组二:中剂量铁补充 对照组一:安慰剂 对照组二:无,并提供铁水平信息 对照组三:无,不提供铁水平信息	试验组一:19 mg/d 试验组二:38 mg/d	每日补充19 mg或38 mg铁剂均能有效减轻定期献血者的缺铁状态,且两者间没有显著性差异	对贫血有辅助治疗作用

续表

作者，年度	研究类型	例数	调查方法	研究对象及年龄	摄入情况	结果	对疾病的影响
Matos, 2016[30]	随机对照试验	108例	试验组一：铁补充剂，每周1次 试验组二：铁补充剂，每周两次	巴西（婴幼儿），0.5~1.5岁	每次25 mg	每周1~2次铁补充能提高婴幼儿血红蛋白平均水平，并降低贫血患病率，但每周两次铁补充效果更为明显	对贫血有辅助治疗作用
Barth-Jaeggi, 2015[31]	随机对照试验	微量元素粉剂+Fe 287例	试验组：微量元素粉剂+Fe 对照组：微量元素粉剂	肯尼亚（婴儿），6个月	2.5 mg/d	干预1年后，两组婴儿血红蛋白水平均上升，但组间没有显著性差异；两组的贫血发病率均无关	与贫血的发病风险无关
Berglund, 2015[32]	随机对照试验	285例	试验组一：低剂量铁补充剂 试验组二：高剂量铁补充剂 对照组：无	瑞典（婴儿），6周	试验组一：1 mg/(kg·d) 试验组二：2 mg/(kg·d)	干预后，组间铁蛋白水平、缺铁性贫血发病风险均有显著性差异（$P<0.01$），且高剂量铁补充剂组铁蛋白水平最高，缺铁性贫血发病率最低	降低贫血风险
Etheredge, 2015[33]	随机对照试验	1500例	试验组：口服铁（硫酸亚铁） 对照组：安慰剂	坦桑尼亚（孕妇），平均年龄23.9岁（平均孕龄±标准差：18.2±4.4周）	60 mg/d	与安慰剂相比，铁补充能显著提高孕妇的血红蛋白水平（$P<0.001$）；铁补充剂显著降低生产时贫血的发病风险（RR=0.60，95%CI 0.51~0.71）	降低贫血的发病风险
Finkelstein, 2015[34]	随机对照试验	246例	试验组：铁强化珍珠谷 对照组：普通珍珠谷	印度（青少年），12~16岁	试验组：17.26~25.89 mg/d 对照组：4.36~6.54 mg/d（1~4个月）或10.24~15.36 mg/d（5~6个月）	与对照组相比，铁强化珍珠谷干预对血红蛋白水平没有显著影响（$P=0.41$）	与贫血的发病风险无关
Zhao, 2015[35]	随机对照试验	2371例	试验组：铁补充剂+叶酸 对照组：叶酸	中国（孕妇），>18岁（孕龄≤20周）	试验组：60 mg/d铁+0.4 mg/d叶酸 对照组：安慰剂+0.4 mg/d叶酸	与仅补充叶酸的对照组孕妇相比，试验组的孕妇生产时血红蛋白水平显著升高，且贫血的发病风险降低（RR=0.53，95%CI 0.43~0.66）	降低贫血发病风险
王念蓉, 2015[36]	随机对照试验	120例	试验组一：铁补充剂，每天一次 试验组二：铁补充剂，隔日一次 试验组三：铁补充剂，每周一次 试验组四：铁强化食物	中国（婴儿），5~6个月	每次2 mg/kg	治疗后，第一、二、三组的贫血患儿贫血率降为0，第四组降为40%（$P<0.01$）；4组婴儿的血红蛋白水平均升高，且第一、二组婴儿的值高于其他两组（$P<0.01$）	对贫血有辅助治疗作用

续表

作者，年度	研究类型	调查方法	例数	研究对象及年龄	摄入情况	结果	对疾病的影响
钟和悦，2015[37]	随机对照试验	试验组：富铁食物+铁剂 对照组：铁剂	899例	中国（儿童），0.5~6岁	试验组：铁剂 5 mg/(kg·d)+自行食用富铁食物 对照组：铁剂 5 mg/(kg·d)	与干预前比较，试验组和对照组儿血红蛋白水平均显著升高（$P<0.05$），且试验组升高程度高于对照组；两组患儿治愈率分别为91.3%和89.6%，无显著性差异（$P>0.05$）	对贫血有辅助治疗作用
Miranda，2014[38]	随机对照试验	试验组一：钙铁混合补充剂 试验组二：铁补充剂	195例	玻利维亚（儿童），6~10岁	试验组一：钙700 mg/d 铁30 mg/d 试验组二：铁30 mg/d	干预3个月后，两组儿童贫血的患病率均显著降低（$P<0.001$），钙铁补充从15%降到3%，铁补充从21.5%降到3%	对贫血有辅助治疗作用
Perello，2014[39]	随机对照试验	试验组：口服铁剂+静脉铁剂 对照组：口服铁剂+静脉安慰剂	72例	西班牙，平均年龄29.7岁	口服铁剂：105 mg/d 静脉铁剂：200 mg/d，连续2天	干预30天后，两组血白蛋白水平、血细胞容积均显著升高（$P<0.01$），但组间没有显著差异。与安慰剂相比，在口服铁补充剂的基础上补充静脉铁剂并无更明显的疗效	对贫血有辅助治疗作用
Price，2014[40]	随机对照试验	试验组：静脉铁剂补充 对照组：无	静脉铁剂补充 19例	美国，≥65岁	200 mg/w	与对照组相比，进行静脉铁剂补充的贫血患者6分钟步行测试距离显著延长，血红蛋白平均水平显著升高（$P<0.05$），但机体认知能力、生活质量及虚弱程度在组间没有显著性差异	对贫血有辅助治疗作用
Van Der Woude，2014[41]	随机对照试验	试验组一：铁补充剂+叶酸 试验组二：铁补充剂	112例	荷兰（产后女性），平均年龄30.6岁	试验组一：600 mg/d（焦磷酸铁）+1.0 mg/d（叶酸） 试验组二：600 mg/d（焦磷酸铁）	干预4周后，两组贫血女性血红蛋白均显著升高（$P<0.001$），但组间没有显著差异	对贫血有辅助治疗作用
龙卉，2014[42]	随机对照试验	低铁组：低剂量铁剂 高铁组：高剂量铁剂 对照组：不处理	75例	中国（早产儿），2周至6个月	低铁组：1 mg/(kg·d) 高铁组：2 mg/(kg·d)	低铁组、高铁组贫血发病率显著低于对照组（$P<0.05$），平均血红蛋白水平显著高于对照组（$P<0.05$）	降低贫血的发病风险
邵小飞，2014[43]	随机对照试验	试验组一：2周龄开始补充铁剂 试验组二：4周龄开始补充铁剂 试验组三：2月龄开始补充铁剂 对照组：不处理	207例	中国（低出生体重儿），≥2月龄	2 mg/(kg·d)	3个试验组患儿的血红蛋白水平均明显比对照组高，贫血发病率均比对照组低，差异均有统计学意义（$P<0.05$）	降低贫血的发病风险

续表

作者，年度	研究类型	调查方法	例数	研究对象及年龄	摄入情况	结果	对疾病的影响
张瑞杰，2014[44]	随机对照试验	试验组一：生血宁片 试验组二：琥珀酸亚铁片 对照组：不处理	300 例	中国（孕妇），21~32 岁（孕龄 16~24 周）	试验组一：生血宁片 每天 4 片；每片 0.25 g 试验组二：琥珀酸亚铁片，每天 3 片，每片 0.1 g	干预 2 个月后，试验组高于对照组孕妇血红蛋白水平均显著高于对照组（$P<0.05$），缺铁性贫血的发病率显著低于对照组（试验组一为 13%，试验组二为 10.1%，对照组为 37.4%，$P<0.05$），两试验组间无显著性差异（$P>0.05$）	降低贫血的发病风险
Coutinho，2013[45]	随机对照试验	试验组一：口服含铁溶液（每周 1 次，连续 10 个月）试验组二：口服含铁溶液（每天 1 次，连续 20 个上学日）	110 例	巴西（儿童），2~5 岁	试验组一：30 mg/w 试验组二：30 mg/d	干预后，试验组一贫血患病率从 17.65% 降到 3.92%（$P<0.0005$），试验组二贫血患病率从 22.90% 降到 6.25%（$P<0.0005$），两组血红蛋白水平也显著升高（$P<0.016$），但组间效应量并没有显著性差异	对贫血有辅助治疗作用
Hawamdeh，2013[46]	随机对照试验	试验组一：口服铁补充剂每周 1 次 试验组二：口服铁补充剂每周 2 次 试验组三：口服铁补充剂每日 1 次	148 例	约旦（婴幼儿），0.5~5 岁	6 mg/kg	干预 12 周后，3 组贫血幼儿血红蛋白水平均显著升高（$P<0.0001$），贫血治愈率分别为 78%、90.2% 和 74.5%	对贫血有辅助治疗作用
Kochhar，2013[47]	随机对照试验	试验组一：铁补充剂，一日 3 次 试验组二：隔日注射 200 mg 含铁制剂（蔗糖铁）	100 例	印度（孕妇），>18 岁（孕龄 24~34 周）	试验组一：60 mg/d（口服）试验组二：200 mg 隔日（注射）	干预 4 周后，两组贫血孕妇血红蛋白均有显著升高（31 g/L $vs.$ 51 g/L，$P=0.002$），注射蔗糖铁对血红蛋白水平的影响更大	对贫血有辅助治疗作用
Nogueira Arcanjo，2013[48]	随机对照试验	试验组：铁强化米饭 对照组：非铁强化米饭	171 例	巴西（幼儿），10~23 个月	56.4 mg/w	干预 18 周后，铁强化组幼儿血红蛋白水平显著升高（$P<0.0001$），贫血患病率显著降低（$P=0.012$；对照组幼儿血红蛋白水平及贫血患病率没有显著改变	对贫血有辅助治疗作用
Nogueira Arcanjo，2013[49]	随机对照试验	试验组一：铁补充剂，每周 1 次 试验组二：铁补充剂，每天 1 次 对照组：安慰剂	210 例	巴西（幼儿），1~2 岁	试验组一：25 mg/w 试验组二：12.5 mg/d	每周或每日进行铁补充都能显著升高幼儿血红蛋白平均水平（$P<0.0001$），并降低贫血的患病率（$P<0.001$）	对贫血有辅助治疗作用

续表

作者，年度	研究类型	调查方法	例数	研究对象及年龄	摄入情况	结果	对疾病的影响
Rousham, 2013[50]	随机对照试验	试验组一：铁补充剂，每周1次，24周；试验组二：铁补充剂，每周2次，12周；对照组：不处理	948例	巴基斯坦（儿童），5~17岁	试验组一：63 mg/w，24周；试验组二：每次63 mg，每周2次，12周	与对照组相比，每周1次或2次铁补充并没有显著提升高血红蛋白水平，也未显著降低贫血的患病率	对贫血无辅助治疗作用
Yewale, 2013[51]	随机对照试验	试验组一：抗坏血酸亚铁补充剂；试验组二：胶铁补充剂	73例	印度（儿童），0.5~12岁	3 mg/kg	干预12周后，两组贫血儿童血红蛋白水平都显著升高，抗坏血酸亚铁干预组升高更为显著（35.9±16.7 g/L vs 24.3±17.3 g/L，P<0.01），且抗坏血酸铁干预组贫血转阴率显著高于胶体铁干预组（64.86% vs. 31.01%，P<0.01）	对贫血有辅助治疗作用
Araki, 2012[52]	随机对照试验	试验组一：含糖氧化铁补充；试验组二：枸橼酸铁补充	91例	日本，平均年龄58.4岁	含糖氧化铁：1.65±0.54安瓿；枸橼酸铁：1.52±0.49安瓿	对贫血患者干预14天后，两组患者血红蛋白平均水平均显著升高（P<0.05），枸橼酸铁起效速度与治疗贫血的疗效优于含糖氧化铁	对贫血有辅助治疗作用
Arcanjo, 2012[53]	随机对照试验	试验组：铁强化牛奶玉米糊；对照组：非铁强化牛奶玉米糊	120例	巴西（儿童），4岁	10 mg/d	铁加强牛奶玉米糊干预后，血红蛋白水平显著升高（P<0.00001），贫血患病率从75%降低到20%（P<0.00001）；对照组血红蛋白水平显著升高（P<0.00001），但升高程度低于试验组儿童（P<0.00001），贫血患病率无显著变化	对贫血有辅助治疗作用
Barbosa, 2012[54]	随机对照试验	试验组：铁强化面包；对照组：非铁强化面包	324例	巴西（儿童），2~6岁	试验组：4 mg/d；对照组：0.7 mg/d	试验组和对照组儿童在经过24周干预后，血红蛋白的平均水平都显著升高（P=0.0001），干预前就患有贫血的儿童血红蛋白升高更明显，两组贫血患儿血红蛋白升高后贫血患病率都显著降低	对贫血有辅助治疗作用
Bokhari, 2012[55]	随机对照试验	试验组：富铁面包；对照组：普通面包	34例	英国（孕妇），平均年龄31.9岁（平均孕龄±标准差：23.5±3.2周）	5.0 mg/d	干预6周后，两组孕妇的血红蛋白水平均无显著变化（试验组P=0.816，对照组P=0.803；试验组与对照组后铁缺乏率分别为12%和27%	对贫血无辅助治疗作用

续表

作者,年度	研究类型	调查方法	例数	研究对象及年龄	摄入情况	结果	对疾病的影响
Gokcay, 2012[56]	随机对照试验	试验组:铁补充剂 对照组:无	105 例	土耳其(婴儿),6个月	1.0 mg/(kg·d)	试验6个月后,两组有显著血红蛋白水平没有显著差异(P=0.33)	与贫血的发病风险无关
Hieu, 2012[57]	随机对照试验	试验组一:多种微量元素强化饼干(每天)+铁补充片剂(每周1次) 试验组二:非强化饼干(每天)+铁补充片剂(每周1次) 对照组:非强化饼干(每天)+安慰片剂(每周1次)	384 例	越南(儿童),6~9岁	体重<20 kg 的儿童:30 mg/w 体重≥20 kg 的儿童:40 mg/w	干预6个月后,3组儿童的贫血患病率都显著降低,但多种微量元素强化饼干干预的儿童患病率最低(P<0.05)	对贫血有辅助治疗作用
Muthayya, 2012[58]	随机对照试验	试验组:铁强化全麦餐 对照组:非强化全麦餐	401 例	印度(儿童),6~15岁	6.0 mg/d	干预7个月后,贫血患病率在试验组显著降低(20.5 vs 14.1,P<0.05),而在对照组显著升高(19.2 vs 24.4,P=0.05)	对贫血有辅助治疗作用
汪正园, 2012[59]	随机对照试验	试验组:铁补充剂 对照组:安慰剂	75 例	中国(女性),21~45岁	8 mg/d	干预6个月后,试验组女性血红蛋白水平显著高于对照组(P<0.01)	降低贫血的发病风险
Bal, 2015[60]	非随机对照试验	高剂量组:高剂量铁强化饼干 低剂量组:低剂量铁强化饼干	112 例	印度(儿童),6~12岁	高剂量组:30 mg/d 低剂量组:1.8 mg/d	高或低剂量的铁强化饼干都能显著升高两组贫血儿童的血红蛋白水平(P<0.0001),且高剂量组儿童血红蛋白升高显著高于低剂量组(P=0.007);试验干预后,两组贫血患病率有显著性差异(P=0.024),高剂量组显著低于低剂量组	降低贫血的发病风险
Wu, 2016[61]	自身前后对照试验	铁补充剂干预	87 例	中国,44.76±16.89岁	口服三价铁 139.02±49.39 mg/d 或二价铁 96.34±23.43 mg/d	二价铁干预后,贫血患者血红蛋白水平显著升高(P<0.001),效果优于三价铁干预	对贫血有辅助治疗作用
陈丽丽, 2016[62]	自身前后对照试验	铁强化酱油干预	3029 例	中国(青少年),12~15岁	—	经过12个月铁强化酱油干预,学生平均血红蛋白浓度由基线的142.1 g/L 上升到146.5 g/L(P<0.001),贫血患病率由干预前的6.9%下降到2.8%(P<0.01)	降低贫血的发病风险

续表

作者，年度	研究类型	调查方法	例数	研究对象及年龄	摄入情况	结果	对疾病的影响
赵栋，2016[63]	自身前后对照试验	铁强化酱油干预	567例	中国（女性），15~55岁	—	经过12个月铁强化酱油干预，贫血发病率显著降低（$P<0.001$）	降低贫血的发病风险
陈巍，2015[64]	自身前后对照试验	铁强化酱油干预	321例	中国（青少年），12~15岁	—	经过12个月铁强化酱油干预，学生平均血红蛋白浓度由基线的143.0±11.1 g/L上升到147.9±10.5 g/L（$P<0.01$），贫血患病率由干预前的4.7%下降到0.9%（$P<0.01$）	降低贫血的发病风险
Kriplani，2013[65]	自身前后对照试验	静脉铁剂补充	100例	印度（孕妇），27.8±3.9岁（孕龄14~32周）	每次200 mg，每周2次	干预8周后，贫血孕妇血红蛋白、铁蛋白、网织红细胞计数，血清铁水平均显著升高（$P<0.001$），无明显不良反应发生	对贫血有辅助治疗作用
Arija，2013[66]	队列研究	半结构化调查	285例	西班牙（孕妇），31.1±4.4岁（孕龄8~12周）	铁补充的孕妇中：77.5%补充6~7 d/w，16.1%补充5 d/w，6.7%补充1~2 d/w	孕期进行铁补充的女性，生产时发生缺铁性贫血的风险明显低于孕期未进行铁补充的女性	降低贫血的发病风险
Ribot，2013[67]	队列研究	临床产科记录	358例	西班牙（孕妇），>18岁（孕龄8~10周）	17.0%：未进行铁补充 47.2%：低剂量铁补充（<60 mg/d）10.7%：中剂量铁补充（60~100 mg/d）25.1%：高剂量铁补充（>100 mg/d）	孕妇平均每日补充铁剂量越高，分娩时发生铁缺乏性贫血的概率越低（$P<0.001$）	降低贫血的发病风险
曾继花，2014[68]	横断面研究	问卷调查	163例	中国（孕妇），18~35岁（孕龄37~42周）	—	补充铁剂孕妇贫血发生率明显低于未补充铁剂孕妇（12.24% vs 33.33%，$P<0.05$）	降低贫血的发病风险
Brito，2013[9]	横断面研究	对国家实施铁强化牛奶项目前后所收集到的幼儿样本进行比较研究	253例	智利（幼儿），12~18个月	6.0 mg/d	国家实施铁强化牛奶项目后，幼儿贫血发病率从27%降低到9%，显著低于实施前（$P<0.001$）	降低贫血的发病风险
Brito，2013[9]	横断面研究	随机抽样调查	320例	智利（幼儿），11~18个月	6.0 mg/d	在调整混杂因素后，服用铁强化牛奶与贫血发病风险降低有关（OR=0.50,95%CI 0.26~0.96）	降低贫血的发病风险

续表

作者，年度	研究类型	调查方法	例数	研究对象及年龄	摄入情况	结果	对疾病的影响
Chris-tensen, 2013[69]	横断面研究	问卷调查	325 例	阿根廷（幼儿），<42 个月	—	与患贫血的幼儿组相比，未患贫血的幼儿组中母亲对幼儿进行铁补充的依从性较高（OR=0.28，95%CI 0.1~0.69）	降低贫血的发病风险
Yalcin, 2013[70]	横断面研究	分层抽样，问卷调查	1589 例	土耳其（幼儿），12~23 个月	5.40%：未进行铁补充 3.60%：1~2 d/w 11.37%：3~5 d/w 79.62%：6~7 d/w	与未进行铁补充的幼儿相比，进行铁补充的幼儿发生贫血的风险显著降低（OR=0.45，95%CI 0.20~0.97）	降低贫血的发病风险
Assun-cao, 2012[71]	横断面研究	营养专业人士家访、问卷调查	3159 例	巴西（儿童），<6 岁	—	铁强化面粉的食用对儿童贫血患病率没有显著影响	与贫血的发病风险无关
da Sil-va, 2012[10]	横断面研究	对国家实施铁强化粮食项目前后医疗数据库中的孕妇样本进行比较研究	778 例	巴西（孕妇），年龄未描述	4.2 mg/100 g 面粉	与铁强化粮食项目实施前孕妇相比，铁强化粮食项目实施后孕妇发生贫血的风险显著降低（OR=0.684，95%CI 0.470~0.994）	降低贫血的发病风险

注："—"表示文献未描述。WMD，加权均数差。

综合研究结果显示，铁补充很可能对慢性肾病患者预后具有改善作用。30～975 mg/d 口服或 10～9600 mg 静脉铁总补充量可改善肾性贫血相关指标，750 mg/d 口服或 427～1557 mg 静脉铁总补充量可降低患者对促红细胞生成素的需要剂量，600 mg/d 口服或 200 mg/w 静脉铁补充可改善生活质量，综合评价等级为 B 级，即在大多数情况下证据体指导实践是可信的。具体研究证据的质量及评价结果见表 9-4。

所纳入文献涉及的与慢性肾病预后相关的指标包括：肾性贫血相关指标（血红蛋白、血细胞比容、铁蛋白、转铁蛋白饱和度等）、炎症及氧化应激相关指标、患者促红细胞生成素（ESA）需要剂量、生活质量、全因死亡风险、入院治疗率、不良事件发生率等[72-113]。42 篇文献中，34 篇文献研究结果显示，铁补充能改善慢性肾病患者血红蛋白、血细胞比容、铁蛋白、转铁蛋白饱和度水平，或能降低患者对促红细胞生成素的需要剂量，或能降低患者全因死亡风险，改善生活质量。但有 4 篇文献研究结果显示[72-75]，铁补充可能会增加慢性肾病患者入院治疗、发展为终末期肾病的风险或全因死亡风险，并且铁补充与体内炎症及氧化应激状态的加重有关。6 篇文献研究结果显示，铁补充对慢性肾病预后没有显著影响。36 项显示铁补充对慢性肾病预后存在显著影响的研究中，有 11 项探究了口服铁补充剂对研究结局的影响，13 项采用静脉铁剂的补充方式，12 项对比了口服铁剂与静脉铁剂的效果。值得指出的是，在上述 12 项比较了口服铁剂与静脉铁剂效果的研究中，9 项研究结果指出，静脉铁剂对慢性肾病患者相关指标的改善作用优于口服铁剂，仅 1 项研究给出相反结论，另有 2 项研究显示两种制剂的效果没有显著差别。所有纳入研究中，15 项研究对象为中国人群，其研究结果均显示铁补充对慢性肾病预后相关结局具有一定的保护性作用，主要包括改善肾性贫血指标、改善生活质量以及减少促红细胞生成素的使用剂量。但有 1 项研究结果表明[78]，铁剂的使用会增加机体炎症与氧化应激水平。需注意的是，以中国人群为对象的研究，其研究结局未涉及全因死亡风险、入院治疗率、严重不良事件发生率等，因此，对于中国人群，铁剂的使用对相关结局是否存在影响，需进一步研究加以考证。所有纳入研究的详细信息见表 9-5。

表 9-4 铁补充与慢性肾病关系证据分析

内容	评级	备注
证据等级	良	42 篇文献平均得分为 9.2 分，4.8%（2 篇）的文献等级为优，64.3%（27 篇）的文献等级为良
一致性	良	81.0%（34 篇）的文献研究结果一致，即铁补充对慢性肾病患者预后具有改善作用
健康影响	良	对健康影响大。81.0%（34 篇）的文献研究结果显示，铁补充能改善慢性肾病患者血红蛋白、血细胞比容、铁蛋白、转铁蛋白饱和度水平，或能降低患者对促红细胞生成素（ESA）的需要剂量，或能降低患者全因死亡风险，改善生活质量。9.5%（4 篇）的文献研究结果显示，铁补充会增加慢性肾病患者入院治疗、发展为终末期肾病的风险或全因死亡风险，且铁补充与体内炎症及氧化应激状态的加重有关。14.3%（6 篇）的文献研究结果显示，铁补充对慢性肾病预后相关指标没有显著影响
研究人群	良	35.7%（15 篇）的文献研究人群为中国人
适用性	良	适用，但有个别注意事项

表9-5 铁补充与慢性肾病的研究

作者，年度	研究类型	调查方法	例数	研究对象及年龄	摄入情况	结果	对疾病的影响
Shepshelovich, 2016[26]	系统评价，24项随机对照研究关于静脉与口服铁剂补充对慢性肾病患者贫血的治疗效果	试验组一：口服铁剂补充 试验组二：静脉铁剂补充	3187例	—	口服铁剂:30~975 mg/d 静脉铁剂:25~500 mg/w	与口服铁剂相比，静脉铁剂改善血红蛋白的效果更好，死亡率和不良反应发生率在组间没有显著性差异	对慢性肾病有辅助治疗作用
Susantitaphong, 2014[27]	系统评价，34项研究关于静脉铁补充剂对透析患者贫血指标、氧化应激或炎症指标的影响	前后对照试验或随机对照试验，静脉铁剂补充	2658例	美国(10项)、台湾(3项)、德国(3项)、以色列(2项)、捷克(2项)、西班牙(1项)、荷兰(1项)、加拿大(1项)、土耳其(1项)、日本(1项)、瑞士(1项)、比利时(1项)、瑞典(1项)、南斯拉夫(1项)、意大利(1项)、澳大利亚(1项)、平均年龄13~73岁	总补充量:10~9600 mg	静脉铁剂补充能显著增加血红蛋白、铁蛋白、转铁蛋白饱和度，铁离子、网织红细胞比例及红细胞生成素给药剂量。同时，铁补充没有显著增加包括感染、心脏疾病及死亡率在内的不良事件的发生风险	对慢性肾病有辅助治疗作用
Albaramki, 2012[28]	系统评价，28项随机对照试验关于静脉及口服铁补充剂对慢性肾病有贫血的成年人及儿童的影响	试验组一：口服铁剂补充 试验组二：静脉铁剂补充 对照组：无或安慰剂(或无对照组)	2098例	—	口服铁剂总剂量：4347~63 000 mg 静脉铁剂总剂量:500~4800 mg	与口服铁补充剂相比，静脉铁剂更能显著提高慢性肾病患者血红蛋白、铁蛋白、转铁蛋白浓度，不良事件发生率在组间没有显著性差异	对慢性肾病有辅助治疗作用
李月娥, 2016[29]	随机对照试验	试验组一：血泵前铁剂静脉滴注组 试验组二：血泵后铁剂静脉注射组	90例	中国，45.5±11.5岁	蔗糖铁:100 mg/w	干预10周后，两组患者血红蛋白均显著升高(P<0.001)，组间升高程度无显著性差异	对慢性肾病有辅助治疗作用

续表

作者，年度	研究类型	调查方法	例数	研究对象及年龄	摄入情况	结果	对疾病的影响
Agarwal，2015[80]	随机对照试验	试验组一：口服铁剂补充 试验组二：静脉铁剂补充	136例	美国，65.5±11.3岁	200 mg/d	与干预前相比，两组患者血红蛋白水平都显著升高，但组间升高水平没有差异及生活质量率没有差异；两组患者肾功能下降速率相似，静脉铁剂注射会显著增加；与口服铁剂组相比，严重不良事件的发生率异(P<0.0001)	对慢性肾病有辅助治疗作用
Bhandari，2015[81]	随机对照试验	试验组一：异麦芽糖铁剂（一次性注射） 试验组二：异麦芽糖铁剂（分次注射）	351例	印度，美国，德国，波兰，瑞典，瑞士，罗马尼亚，丹麦，美国，59.92±15.92岁	500 mg/d	3种铁剂补充方式疗效相似，能使82%以上的慢性肾病患者的血红蛋白水平维持在目标范围内(95～125 g/L)；不良事件的发生率、类型及严重程度在组间没有显著性差异	对慢性肾病有辅助治疗作用
Block，2015[82]	随机对照试验	试验组：口服铁剂补充 对照组：安慰剂	149例	美国，平均年龄65岁	630 mg/d	与干预前相比，铁补充剂组转铁蛋白饱和度及血红蛋白显著升高，对照组干预前后各指标无显著差异。两组严重不良事件发生率及严重程度没有显著差异	对慢性肾病有辅助治疗作用
Fishbane，2015[83]	随机对照试验	试验组：含铁剂的透析液治疗 对照组：不含铁剂的透析治疗	599例	美国，加拿大，平均年龄57.0岁	2 μmol/L	治疗48周后，含铁透析液治疗的患者血红蛋白水平保持稳定，普通透析液治疗的患者血红蛋白水平显著降低(P<0.001)；不良事件的发生率在组间没有显著差异	对慢性肾病有辅助治疗作用
Pisani，2015[84]	随机对照试验	试验组一：口服铁剂补充 试验组二：静脉铁剂补充	99例	意大利，平均年龄51.3岁	口服铁剂脂质体铁：30 mg/d 静脉铁剂葡萄糖酸铁：3个月，总剂量1000 mg	与干预前相比，两组慢性肾病患者血红蛋白水平均显著升高，组间无显著性差异。不良事件发生率在组间没有显著差异	对慢性肾病有辅助治疗作用
陈娟娟，2015[85]	随机对照试验	试验组一：口服铁剂补充 试验组二：静脉铁剂补充	200例	中国，49.2±7.5岁	口服铁剂琥珀酸亚铁：300～600 mg/d 静脉铁剂蔗糖铁：每次500mg，每月1次	干预8周后，两组患者血红蛋白、红细胞计数、血清铁、血清铁蛋白、转铁蛋白饱和度均显著升高(P<0.05)，且静脉铁剂补充效果优于口服铁剂补充组	对慢性肾病有辅助治疗作用
郑磊，2015[86]	随机对照试验	试验组一：口服铁剂补充 试验组二：静脉铁剂补充	50例	中国，平均年龄55岁	口服铁剂右旋糖酐铁：300 mg/d 静脉铁剂蔗糖铁：每次100 mg，每周3次	干预8周后，两组患者血红蛋白、网织红细胞计数、网织红细胞比容、总铁结合力、血清铁均显著升高(P<0.05)，且静脉铁剂补充优于口服铁剂补充。两组升高程度及有效率及不良反应率没有显著性差异	对慢性肾病有辅助治疗作用

续表

作者,年度	研究类型	例数	研究对象及年龄	调查方法	摄入情况	结果	对疾病的影响
丁志勇, 2014[87]	随机对照试验	68例	中国,33~65岁	试验组一:口服铁剂补充 试验组二:静脉铁剂补充	口服铁剂右旋糖酐铁:150 mg/d 静脉铁剂蔗糖铁:每次100 mg,每周2次	干预8周后,静脉铁剂补充组贫血改善率为61.76%,显著高于口服铁剂补充组32.35%(P=0.029),两组患者血红蛋白、血细胞比容、铁蛋白、转铁蛋白饱和度均显著高于干预前,且静脉铁剂补充效果优于口服铁剂补充组	对慢性肾病有辅助治疗作用
金碧辉, 2014[88]	随机对照试验	60例	中国,57.4±16.2岁	试验组一:口服铁剂补充 试验组二:静脉铁剂补充	口服铁剂琥珀酸亚铁:600 mg/d 静脉铁剂蔗糖铁:每次100 mg,每周2次	干预8周后,两组患者血红蛋白、血细胞比容、血清铁蛋白、转铁蛋白饱和度均显著升高(P<0.05),且静脉铁剂补充组效果优于口服铁剂补充组	对慢性肾病有辅助治疗作用
廖冰, 2014[89]	随机对照试验	183例	中国,平均年龄62.8岁	试验组:静脉铁剂补充使铁参数达到目标值后继续补充铁剂12周 对照组:静脉铁剂补充使铁参数达到目标值后停止补铁	蔗糖铁:100 mg/w	对照组患者停药12周后,血清转铁蛋白、转铁蛋白水平均低于干预前(P<0.05),血红蛋白水平无显著改变;试验组患者维持干预12周后,血清铁蛋白以及转铁蛋白水平均明显高于干预前,且均明显高于干预12周后对照组(P<0.05)。试验组患者停药12周后有效率和贫血改善率分别为34.78%、56.52%和91.30%,均高于对照组(P<0.05)	对慢性肾病有辅助治疗作用
马晓辉, 2014[90]	随机对照试验	40例	中国,45.3±19.5岁	试验组一:口服铁剂硫酸亚铁片 试验组二:口服生血宁片	口服铁剂硫酸亚铁片:900 mg/d 口服生血宁片:1.5 g/d	干预12周后,两组患者红细胞计数、血红蛋白、血清铁蛋白、转铁蛋白饱和度均显著升高(P<0.05),但生血宁组效果优于硫酸亚铁组,且副作用较少	对慢性肾病有辅助治疗作用
Arogundade, 2013[91]	随机对照试验	41例	尼日利亚,41.2±15.9岁	试验组一:口服铁剂 试验组二:静脉注射铁剂	195 mg/d	静脉铁补充剂能显著提升高慢性肾病患者平均血细胞比容(P=0.002),且能改善1/3患者的贫血状态	对慢性肾病有辅助治疗作用
Goldstein, 2013[92]	随机对照试验	145例	美国,俄罗斯,平均年龄13.3岁	试验组一:低剂量静脉铁剂补充 试验组二:中剂量静脉铁剂补充 试验组三:高剂量静脉铁剂补充	低剂量组:0.5 mg/kg 中剂量组:1.0 mg/kg 高剂量组:1.5 mg/kg	3组慢性肾病患者的临床治疗效良优率分别为26.1%(低剂量),22.2%(中剂量)和30.0%(高剂量),组间没有显著差异;血红蛋白水平105~140 g/L,转铁蛋白饱和度20%~50%,促红细胞生成素使用剂量稳定,以上3项均满足	对慢性肾病有辅助治疗作用
Nagaraju, 2013[93]	随机对照试验	40例	加拿大,平均年龄75岁	试验组一:口服铁剂补充 试验组二:静脉铁剂补充	口服铁剂血红素铁肽:33 mg/d 静脉铁剂:200 mg/m	两组慢性肾病患者干预前后血红蛋白水平均无显著差异,转铁蛋白饱和度均显著升高。不良事件发生率在两组间没有显著性差异	对慢性肾病无辅助治疗作用

续表

作者，年度	研究类型	调查方法	例数	研究对象及年龄	摄入情况	结果	对疾病的影响
王金玲，2013[75]	随机对照试验	试验组一：口服铁剂补充 试验组二：静脉铁剂补充	92例	中国，68.3±11.2岁	口服铁剂琥珀酸亚铁：200 mg/d 静脉铁剂蔗糖铁：100 mg，每周3次	干预8周后，两组慢性肾病患者血红蛋白水平均显著升高（$P<0.05$），且静脉铁剂补充组改善更为明显。但干预后，两组患者血清丙二醛及终末氧化蛋白产物均显著升高，谷胱甘肽过氧化物酶及超氧化物歧化酶水平显著降低（$P<0.05$），提示体内炎症与氧化应激状态加重	对肾性贫血有辅助治疗作用，但会增加炎症及氧化应激反应
Barra-clough，2012[94]	随机对照试验	试验组一：血红素铁肽补充 试验组二：硫酸亚铁补充	62例	澳大利亚，平均年龄59.5岁	240 mg/d	两组透析患者血红蛋白浓度、转铁蛋白饱和度干预前后没有显著性差异	对慢性肾病无辅助治疗作用
Kum-basar，2012[95]	随机对照试验	试验组一：间歇性蔗糖铁补充 试验组二：间歇性右旋糖酐铁补充 试验组三：单次大剂量右旋糖酐铁补充 对照组：无	101例	土耳其，47.4±13.9岁	试验组一：100 mg/w 试验组二：100 mg/w 试验组三：400 mg/m	经过4周干预，4组患者血红蛋白水平、铁指标、脂质过氧化物质指标及炎症指标间均无显著性差异	对慢性肾病无辅助治疗作用
刘林，2012[96]	随机对照试验	试验组一：口服铁剂补充 试验组二：静脉铁剂补充	42例	中国，22~65岁	口服多糖铁复合胶囊：每天1粒 静脉铁剂蔗糖铁：100 mg，每周2次	干预12周后，两组患者血红蛋白、血细胞比容、血清铁蛋白、转铁蛋白饱和度均显著升高（$P<0.05$），且口服铁剂补充效果优于静脉铁剂补充组	对慢性肾病有辅助治疗作用
向海燕，2012[97]	随机对照试验	试验组一：口服铁剂补充 试验组二：静脉铁剂补充	30例	中国，平均年龄58岁	口服铁剂硫酸亚铁：600 mg/d 静脉铁剂蔗糖铁：100 mg，每周2次	干预8周后，两组患者血红蛋白水平均显著升高（$P<0.01$），且患者精神、食欲、体力、生活质量等均明显改善。副作用方面，口服铁剂补充效果优于静脉铁剂补充组	对慢性肾病有辅助治疗作用
Dogaru，2015[98]	交叉对照试验	静脉或动脉铁剂补充	20例	芬兰，年龄未描述	100 mg/w	慢性肾病患者进行透析治疗会显著降低红细胞总的抗氧化能力，但进行铁补充（静脉/动脉）对其他氧化能力没有显著影响	对慢性肾病无辅助治疗作用
Deira，2016[99]	自身前后对照试验	静脉铁剂补充	36例	西班牙，年龄未描述	蔗糖铁：20 mg，每次透析疗程后	干预30天后，血液透析患者网织红细胞计数、网织红细胞血红蛋白含量、红细胞生成力、铁总抗氧化能力指标均无显著改善	对慢性肾病有辅助治疗作用

续表

作者，年度	研究类型	调查方法	例数	研究对象及年龄	摄入情况	结果	对疾病的影响
Tanaka, 2016[100]	自身前后对照试验	口服铁剂补充	15例	日本，67.1±10.7岁	750 mg/d	口服铁剂补充6个月后能显著升高慢性肾病患者血红蛋白及铁蛋白水平，同时降低红细胞生成素的平均需要量，但对氧化应激及炎症标志物没有显著影响	对慢性肾病有辅助治疗作用
杜粉丽，2015[101]	自身前后对照试验	静脉铁剂补充	78例	中国，年龄未描述	静脉铁剂蔗糖铁：100 mg/w	干预12周后，慢性肾病患者的贫血均得到明显改善，血红蛋白、血细胞比容、铁蛋白、转铁蛋白饱和度均显著升高（$P<0.05$）	对慢性肾病有辅助治疗作用
薛渊，2015[102]	自身前后对照试验	静脉铁剂补充	41例	中国，年龄未描述	蔗糖铁：100 mg/w	干预8周后，患者血红蛋白、血清铁、血清铁蛋白、转铁蛋白饱和度均显著升高（$P<0.05$）	对慢性肾病有辅助治疗作用
Takasawa, 2014[103]	自身前后对照试验	口服铁剂补充	51例	日本，平均年龄72岁	50 mg/d	经过8周铁剂干预后，透析患者血红蛋白水平有显著升高（$P<0.01$）	对慢性肾病有辅助治疗作用
Prats, 2013[104]	自身前后对照试验	静脉铁剂补充	47例	西班牙，平均年龄72岁	15 mg/kg，单次补充	高剂量单次补铁水平能显著升高慢性肾病患者血红蛋白水平（$P<0.0001$），但对炎症因子及内皮细胞因子水平没有显著影响	对慢性肾病有辅助治疗作用
马晓莉，2013[105]	自身前后对照试验	静脉铁剂补充	21例	中国，58±18岁	右旋糖酐铁：100 mg/w	干预6周后，患者血红蛋白、血细胞比容、血清铁蛋白、转铁蛋白饱和度均显著升高（$P<0.05$）	对慢性肾病有辅助治疗作用
Cooke, 2012[106]	自身前后对照试验	右旋糖酐铁静脉补充	100例	英国，18~87岁	高剂量单次静脉注射：1000 mg	单次高剂量铁剂补充3个月后，慢性肾病患者血清铁蛋白及血红蛋白水平均显著升高（$P<0.001$），肾小球滤过率显著降低，未观察到明显的不良反应	对慢性肾病有辅助治疗作用
Michels, 2017[107]	队列研究	医疗数据库	12 969例	美国，62±15岁	透析患者中，4511例维持静脉铁剂补充，总补充量1002±575 mg；8458例未持续进行铁剂补充，总补充量775±656 mg	透析治疗患者保持静脉铁剂补充能降低红细胞生成素给药剂量，提高早期生存率	对慢性肾病有辅助治疗作用

续表

作者，年度	研究类型	调查方法	例数	研究对象及年龄	摄入情况	结果	对疾病的影响
Bailie，2015[72]	队列研究	医疗记录、随访	32 435 例	澳大利亚、比利时、加拿大、意大利、德国、法国、新西兰、西班牙、瑞典、英国、美国、日本，平均年龄62.5岁	32%:无 10%:1~99 mg/m 19%:100~199 mg/m 17%:200~299 mg/m 6%:300~399 mg/m 15%:>400 mg/m	与100~199 mg/m铁补充剂组的人群相比，不补充铁剂组，1~99 mg/m剂量组及200~299 mg/m剂量人群全因死亡率风险无显著性差异，但300~399 mg/m剂量组及>400 mg/m剂量人群全因死亡率显著升高（HR=1.13，95%CI 1.00~1.27；HR=1.18，95%CI 1.07~1.30）。与100~199 mg/m铁补充剂组的人群相比，每月补充300 mg及以上铁剂的人群住院治疗的风险较高（HR=1.12，95%CI 1.07~1.18）	增加慢性肾病患者全因死亡风险及住院治疗风险
Kuo，2015[74]	队列研究	医疗数据库	31 971 例	台湾，平均年龄65岁	补充铁剂的人群：29.2%:<45 mg/d 口服铁剂 53.6%:≥45 mg/d 口服铁剂 9.0%:<100 mg/m 静脉铁剂 5.6%:100~199 mg/m 静脉铁剂 2.6%:>200 mg/m 静脉铁剂	在接受促红细胞生成素治疗的未透析慢性肾病患者中，与未使用铁剂的人群相比，使用铁剂的人群全因死亡风险（HR=0.85，95%CI 0.80~0.90）及住院风险（HR=0.97，95%CI 0.94~0.99）显著降低，但进展为终末期肾病的风险显著升高（HR=1.05，95%CI 1.01~1.08）	降低慢性肾病患者全因死亡风险及住院治疗风险，但增加进展为终末期肾病的风险
Tangri，2015[108]	队列研究	医疗数据库	9544 例	美国，平均年龄65.63岁	7.3%:无 15.6%:6 个月以上累计铁补充量 0 mg 48.4%:6 个月累计铁补充量 900 mg 以上至 2100 mg 28.7%:6 个月累计铁补充量≥2100 mg	累计高剂量的铁剂补充与全因住院率及心血管疾病或感染性疾病住院率没有显著关联	对慢性肾病无辅助治疗作用
Bansal，2014[109]	队列研究	医疗数据库	140 例	美国，60.8±13.6岁		静脉铁剂补充能显著降低终末期肾病患者对促红细胞生成素（ESA）的需要量，同时不会增加感染性并发症的发病率	对慢性肾病有辅助治疗作用
Miskulin，2014[110]	队列研究	医疗数据库	14 078 例	美国，平均年龄64岁	补充铁剂的人群中：18.2%:0~150 mg/m 31.8%:150~350 mg/m 50.0%:>350 mg/m	与0~150 mg/m铁补充剂量组的人群相比，150~350 mg/m剂量组及>350 mg/m剂量组全因死亡风险显著降低（HR=0.78，95%CI 0.64~0.95；HR=0.79，95%CI 0.62~0.99），不服用铁剂的人群全因死亡风险无显著性差异	降低慢性肾病患者全因死亡风险

续表

作者，年度	研究类型	调查方法	例数	研究对象及年龄	摄入情况	结果	对疾病的影响
Yessayan，2014[111]	队列研究	医疗数据库	108例	美国，平均年龄69.0岁	60%:1000 mg/m 40%:500 mg/m	铁剂补充能显著升高慢性肾病患者血红蛋白，铁蛋白水平及转铁蛋白饱和度，同时显著降低血小板计数	对慢性肾病有辅助治疗作用
Zitt，2014[112]	队列研究	医疗数据库	235例	澳大利亚，61.7±14.0岁	12.5~62.5 mg/w	在透析患者中，铁剂补充能显著降低全因死亡风险(HR=0.22,95%CI 0.08~0.58)	降低慢性肾病患者全因死亡风险
Brookhart，2013[113]	队列研究	医疗数据库	776 203例	美国，平均年龄61.3岁	24%:高剂量铁剂(>200 mg/d) 38%:低剂量铁剂(1~200 mg/d) 38%:不服用铁剂	与不服用铁剂的人群相比，低剂量铁补充心血管疾病发病风险没有显著关联。与低剂量组相比，高剂量组人群因感染而住院或院死亡的风险较高(RR=1.05,95%CI 1.02~1.08)	对慢性肾病无辅助治疗作用
Kuo，2012[73]	队列研究	医疗数据库	1239例	台湾，59±14岁	补充铁剂的人群中：68.75%:6个月累计铁补充剂量40~800 mg 16.92%:6个月累计铁补充剂量801~1600 mg 14.33%:6个月累计铁补充剂量1601~2400 mg	6个月中累计铁补充剂量>800 mg会显著增加长期透析患者严重心血管疾病及死亡的风险	增加慢性肾病患者患心血管疾病及死亡的风险

注："—"表示文献未描述。

（三）铁补充与妊娠结局

铁补充与妊娠结局关系的研究共纳入 14 篇文献，其中中文文献 1 篇，英文文献 13 篇。14 篇文献中包括 4 项系统综述（meta 分析）、4 项随机对照试验、5 项队列研究，1 项横断面研究。

综合研究结果显示，女性孕期补充铁（9~240 mg/d 口服）可能降低分娩低出生体重儿、早产儿的风险，综合评价等级为 C 级，即证据体为推荐意见提供了一定支持，但在应用时应加以注意。具体研究证据的质量及评价结果见表 9-6。

纳入文献所涉及的主要研究结局包括：孕妇贫血相关指标、先兆子痫、胎盘早剥、胎儿生长指标（双顶径、头围、腹围、胸围、身长等）、婴儿低出生体重率、早产率、围产儿死亡率、小于胎龄儿发生率、出生畸形率等。8 篇文献研究结果表明，铁补充对孕妇健康及妊娠结局具有保护性作用，主要表现为能显著降低孕妇发生贫血的风险，降低婴儿低出生体重和早产的风险；1 篇文献的研究结果则指出，铁补充会使孕妇分娩低出生体重儿的风险显著升高；5 篇文献研究结果显示，铁补充对母婴相关健康结局没有显著影响。所有研究均以口服铁补充剂作为暴露因素。Haider 等[23]在 2013 年对既往的随机对照试验及队列研究进行了系统综述及 meta 分析。研究结果显示，孕期补充铁剂能够显著降低婴儿低出生体重的发生风险（RR＝0.81，95％CI 0.71~0.93）。进一步的剂量反应分析结果显示，孕期铁补充剂量每增加 10 mg/d，婴儿出生体重增加 15.1 g（95％CI 6.0~24.2），婴儿低出生体重的风险降低 3％（RR＝0.97，95％CI 0.95~0.98）。现有的文献中，有 3 篇研究对象为中国人群。一项随机对照研究结果显示，与仅补充叶酸组相比，补充复合营养素或叶酸合并铁剂的孕妇分娩早产儿的风险没有显著性差异[114]。另一项基于医疗数据库的队列研究结果显示[115]，妊娠期女性补充铁剂对胎儿出生后体重、身长、头围、胸围无影响，对早产儿、小于胎龄儿、低出生体重儿的发生率也无显著影响。2017 年发表的一篇横断面研究报道结果显示[116]，与不补充铁剂的孕妇相比，整个孕期都补充铁剂的孕妇分娩出低出生体重儿的风险较低（OR＝0.72，95％CI 0.50~0.95），但小于胎龄儿、胎儿宫内生长受限的发生风险没有显著性差异。所有纳入研究的详细信息见表 9-7。

表 9-6　铁补充与妊娠结局关系证据分析

内容	评级	备注
证据等级	良	14 篇文献平均得分为 10.7 分，21.4％（3 篇）的文献等级为优，71.4％（10 篇）的文献等级为良
一致性	中	57.1％（8 篇）的文献研究结果一致，即铁补充对孕妇健康及妊娠结局有保护性作用
健康影响	良	对健康影响大。8 篇文献研究结果表明，铁补充对孕妇健康及妊娠结局具有保护性作用，主要表现为能显著降低孕妇发生贫血的风险，降低婴儿低出生体重和早产的风险；1 篇文献的研究结果则指出，铁补充会使孕妇分娩低出生体重儿的风险显著升高；5 篇文献的研究结果显示，铁补充对母婴相关健康结局没有显著影响
研究人群	中	21.4％（3 篇）的文献研究人群为中国人
适用性	中	适用，但有个别注意事项

表 9-7 铁补充与妊娠结局的研究

作者，年度	研究类型	例数	调查方法	研究对象及年龄	摄入情况	结果	对疾病的影响
Khambalia, 2016[117]	系统评价	960例	随机对照试验，铁剂补充	伊朗，年龄未描述	30 mg/d	与对照组相比，每日补充30 mg铁剂不会增加孕妇患妊娠糖尿病、早产、胎盘早剥、子痫前期以及胎儿宫内生长缓慢的风险	与妊娠糖尿病、早产、胎盘早剥、子痫前期，胎儿宫内生长缓慢的发生风险无关
Pena-Rosas, 2015[14]	系统评价，61项随机对照试验关于孕期铁补充剂使用对母婴健康的影响	43 274例	试验组：铁剂补充 对照组：安慰剂或无	欧洲(24项)，美洲(11项)，亚洲(19项)，非洲(4项)，大洋洲(3项)，年龄未描述	9~240 mg/d (除一项试验为900 mg/d外)	孕期补充铁剂能够显著降低孕妇贫血($RR=0.30$,95%CI 0.19~0.46)，铁缺乏($RR=0.43$,95%CI 0.27~0.66)，缺铁性贫血($RR=0.33$,95%CI 0.16~0.69)的发生风险。与对照组相比，进行铁补充的女性更少分娩出低出生体重儿，早产儿，巨大儿(但无统计学显著性)，但新生儿死亡率及出生畸形率在组间没有显著性差异	降低孕期贫血的发病风险，对其他母婴健康相关指标无显著影响
Haider, 2013[23]	系统评价，48项随机对照试验和44项队列研究关于孕期铁补充剂使用对孕妇血红蛋白及不良妊娠及妊娠结局发生风险的影响	随机对照试验：17 793例 队列研究：1 851 682例	随机对照试验 试验组：铁剂补充 对照组：安慰剂或无 队列研究：问卷调查，随访，医疗数据库	随机对照试验：高收入国家(27项)，中低收入国家(21项)队列研究：高收入国家(22项)，中低收入国家(22项)	随机对照试验：10~240 mg/d(除一项试验为900 mg/d外)	孕期补充铁剂能够使孕妇血红蛋白平均水平显著提高($MD=4.59$ g/L,95%CI 3.72~5.46)，同时显著降低贫血($RR=0.52$,95%CI 0.42~0.59)，缺铁性贫血($RR=0.59$,95%CI 0.46~0.79)以及婴儿缺铁($RR=0.40$,95%CI 0.26~0.60)以及婴儿低出生体重($RR=0.81$,95%CI 0.71~0.93)的发生风险(但对早产的发生没有显著影响)。剂量反应分析结果显示，孕期铁补充剂量每增加10 mg/d，发生贫血的风险降低12%($RR=0.88$,95%CI 0.84~0.92)，婴儿出生体重增加15.1 g(95%CI 6.0~24.2)，婴儿低出生体重的风险降低3%($RR=0.97$,95%CI 0.95~0.98)	降低孕期贫血的发病风险，降低婴儿低出生体重的发生风险
Imdad, 2012[24]	系统评价，30项随机对照试验关于孕期铁补充剂使用对孕妇贫血及不良妊娠结局的影响	8665例	试验组：铁剂补充 对照组：安慰剂或无	—	20~300 mg/d	与对照组相比，孕期使用铁补充剂的孕妇贫血的风险降低69%($RR=0.31$,95%CI 0.22~0.44)，分娩出低出生体重儿的风险降低20%($RR=0.80$,95%CI 0.71~0.90)，产后贫血，先兆子痫，早产儿，围产儿死亡，小于胎龄儿的发生没有显著性差异	降低孕期贫血的发病风险，降低婴儿低出生体重的发生风险

续表

作者，年度	研究类型	调查方法	例数	研究对象及年龄	摄入情况	结果	对疾病的影响
Li, 2017[114]	随机对照试验	试验组一：复合微量营养素补充；试验组二：铁剂+叶酸补充；对照组：叶酸补充	18 775 例	中国，平均年龄 23 岁	试验组一：含 0.4 mg 叶酸及 30 mg 铁剂的复合营养素；试验组二：0.4 mg 叶酸+30 mg 铁剂；对照组：0.4 mg 叶酸	与对照组相比，补充复合营养素或叶酸出早产儿、孕妇分娩出早产儿的风险没有显著性差异	与分娩出早产儿的风险无关
Ramakrishnan, 2016[118]	随机对照试验	试验组一：复合微量营养素补充；试验组二：铁剂+叶酸补充；对照组：叶酸补充	5011 例	越南，平均年龄 26 岁	试验组一：含 2.8 mg 叶酸及 60 mg 铁剂的复合营养素；试验组二：2.8 mg 叶酸+60 mg 铁剂；对照组：2.8 mg 叶酸	与对照组相比，补充复合营养素或叶酸出早产儿、低出生体重的风险，低出生体重儿、小于胎龄儿的风险没有显著性差异	与分娩出早产儿、低出生体重儿，小于胎龄儿的风险无关
Etheredge, 2015[33]	随机对照试验	试验组：铁剂补充；对照组：安慰剂	1500 例	坦桑尼亚，平均年龄 24 岁	60 mg/d	干预 1 个月后，与对照组相比，试验组孕妇分娩时发生贫血的风险显著降低，新生儿的体重没有显著性差异	降低孕期贫血的发病风险，对其他母婴健康相关指标无显著影响
Mwangi, 2015[119]	随机对照试验	试验组：铁剂补充；对照组：安慰剂	470 例	肯尼亚，15～45 岁	60 mg/d	干预 1 个月后，与对照组相比，试验组孕妇感染疟原虫的风险没有显著差异，但新生儿体重明显增加（$P=0.002$）	降低婴儿低出生体重的发生风险
Hwang, 2013[120]	队列研究	问卷调查、随访	337 例	韩国，29.9±3.6 岁	铁补充剂使用人群平均补充剂量：63.8 mg/d（SD=48.3 mg/d）	与不使用铁补充剂的孕妇相比，使用铁补充剂的孕妇双顶径及腹围显著增大（$P<0.05$）	降低胎儿发育不良的发生风险
Papadopoulou, 2013[121]	队列研究	问卷调查、随访	1279 例	希腊，平均年龄 29.5 岁	14.8%：不补充铁剂；60.3%：≤100 mg/d；24.9%：>100 mg/d	与对照组相比，孕期使用铁补充剂与低出生体重儿、小于胎龄儿的发生风险没有显著关联	与低出生体重儿，小于胎龄儿的发生风险无关
Ribot, 2013[67]	队列研究	问卷调查、随访	358 例	西班牙，平均年龄 31.1 岁	17.0%：不补充铁剂；6.6%：1～3 d/w；15.8%：4～5 d/w；60.6%：6～7 d/w	孕期补充的铁量越大，孕妇发生缺铁性贫血、分娩出早产儿的概率越低（$P<0.01$），新生儿体重越重	降低孕期贫血的发病风险，降低婴儿低出生体重的发生风险

续表

作者,年度	研究类型	调查方法	例数	研究对象及年龄	摄入情况	结果	对疾病的影响
Shastri, 2015[122]	队列研究	问卷调查、随访	1196例	印度,25±4岁	33.3%:≤36.4 mg/d 33.3%:36.5~39.2 mg/d 33.3%:>39.2 mg/d	与铁补充剂摄入量较低(≤36.4 mg/d)的孕妇相比,摄入量较高(>39.2 mg/d)的孕妇分娩出低出生体重儿的风险显著升高(RR=1.89,95%CI 1.26~2.83),但早产儿和小于胎龄儿的发生率无显著性差异	增加婴儿低出生体重儿的发生风险,与早产儿或小于胎龄儿的发生风险无关
官相君, 2012[115]	队列研究	医疗数据库	10 269例	中国/—	95.5%:未补充铁剂 1.9%:偶尔使用 0.6%:服用不到1个月 2.0%:服用1个月以上	单独服用铁剂对胎儿出生后体重、身长、头围、胸围无影响,对早产儿、小于胎龄儿、低出生体重儿的发生率也无影响	与早产儿、小于胎龄儿、低出生体重儿的发生风险无关
Yang, 2017[116]	横断面研究	问卷调查	7375例	中国/—	—	与不补充铁剂的孕妇相比,整个孕期都补充铁剂的孕妇分娩出低出生体重儿的风险较低(OR=0.72,95%CI 0.50~0.95),但小于胎龄儿、胎儿宫内生长受限的发生风险没有显著性差异	降低婴儿低出生体重儿的发生风险,与小于胎龄儿、胎儿宫内生长受限的发生风险无关

注:"—"表示文献未描述。

（四）铁补充与心力衰竭

铁补充与心力衰竭关系的研究共纳入 14 篇文献，其中中文文献 1 篇，英文文献 13 篇。14 篇文献中包括 3 项系统综述（meta 分析）、8 项随机对照试验、2 项自身前后对照试验和 1 项队列研究。此外，有 3 篇文献报道的为同一研究人群，但其结局评价指标的选择不同[123-125]。

综合研究结果显示，铁补充很可能对心力衰竭患者预后具有改善作用。65～150 mg/d 口服或 500～4800 mg 静脉铁总补充量可改善心功能水平，65～150 mg/d 口服或 500～4800 mg 静脉铁总补充量可提高患者生命质量，65～150 mg/d 口服或 200～2000 mg 静脉铁总补充量可降低再入院率和不良事件发生率，综合评价等级为 B 级，即在大多数情况下证据体指导实践是可信的。具体研究证据的质量及评价结果见表 9-8。

所纳入文献涉及的与心力衰竭患者预后相关的指标包括：健康相关生活质量、心功能水平、贫血相关指标（血红蛋白、血细胞比容、铁蛋白、转铁蛋白饱和度等）、再入院率、不良事件发生率、全因死亡率等。所有纳入文献研究结果均表明，铁补充对心力衰竭患者遥预后具有改善作用。14 项研究中，2 项研究探究了口服铁补充剂对研究结局的影响，10 项采用静脉铁剂的补充方式，2 项对比了口服铁剂与静脉铁剂的效果。所有纳入的文献中，仅有 1 篇文献的研究对象为中国人群。武云等[126]对 56 名心力衰竭患者进行的随机对照试验结果显示，慢性心力衰竭患者经过口服或静脉铁剂补充后，其血红蛋白、血清铁、铁蛋白、转铁蛋白饱和度、左室射血分数、心功能分级、6 分钟步行试验均有显著改善，静脉补充组血红蛋白及血清铁水平显著高于口服补充组，其他指标在两组间没有显著性差异。Qian 等[127]对 5 项随机对照试验进行了系统综述，研究结果显示，与对照组相比，静脉铁剂补充能显著降低心力衰竭患者再入院率（HR＝0.28，95％CI 0.16～0.49）及不良事件发生率（HR＝0.50，95％CI 0.34～0.75），但对全因死亡率无显著影响（HR＝0.81，95％CI 0.42～1.57）。由于以中国人群为对象的研究资料有限，铁补充剂对心力衰竭患者健康相关生活质量、再入院率及不良事件发生率的影响仅在外国人群中进行了探究，此部分结论是否适用于中国仍需进一步考证。所有纳入研究的详细信息见表 9-9。

表 9-8　铁补充与心力衰竭关系的证据分析

内容	评级	备注
证据等级	良	14 篇文献平均得分为 11.5 分，50.0％（7 篇）的文献等级为优，35.7％（5 篇）的文献等级为良
一致性	良	92.9％（13 篇）的文献研究结果一致，即铁补充对心力衰竭患者预后具有改善作用
健康影响	良	对健康影响较大。92.9％（13 篇）的纳入文献研究结果表明，铁补充对心力衰竭患者预后具有改善作用，主要表现为能提高心力衰竭患者最高耗氧量，提升健康相关生活质量，改善心功能及贫血相关指标，降低再入院率及不良事件发生率。7.1％（1 篇）的文献表明，口服铁剂对心力衰竭患者最高耗氧量、心功能相关指标没有显著改善作用
研究人群	中	7.1％（1 篇）的文献研究人群为中国人
适用性	中	适用，但有许多注意事项

表 9-9　铁补充与心力衰竭的研究

作者，年度	研究类型	调查方法	例数	研究对象及年龄	摄入情况	结果	对疾病的影响
Jankowska，2016[128]	系统评价，5项随机对照试验关于静脉铁补充对收缩性心力衰竭合并铁缺乏患者的治疗作用	试验组：静脉铁剂补充 对照组：常规治疗	831例	阿根廷，英国，巴西，德国，俄国，年龄未描述	200 mg/w 或单次500～1000 mg	与对照组相比，静脉铁剂干预能显著降低不良事件的发生风险，如全因死亡、心血管疾病入院、心力衰竭恶化等，同时能改善心功能等级，增加6分钟行走距离，提高生命质量	对心力衰竭有辅助治疗作用
Qian，2016[127]	系统评价，5项随机对照研究关于铁补充剂对慢性心力衰竭患者的影响	试验组：静脉铁剂补充 对照组：安慰剂或无	907例	英国，阿根廷，西班牙，美国，俄罗斯，年龄未描述	总剂量200～1000 mg	与对照组相比，铁补充剂干预能显著降低心衰竭患者再入院率（HR＝0.28,95% CI 0.16～0.49）及不良事件发生率（HR＝0.50,95% CI 0.34～0.75），对全因死亡率无显著影响（HR＝0.81,95%CI 0.42～1.57）	对心力衰竭有辅助治疗作用
Avni，2012[129]	系统评价，4项随机对照研究关于铁补充剂对慢性心力衰竭患者的影响	试验组：静脉铁剂补充 对照组：安慰剂	370例	英国，阿根廷，西班牙，俄罗斯，年龄未描述	总剂量1000～2000 mg	与对照组相比，铁补充剂干预能显著改善患者生命质量和心功能等级，同时显著降低再入院率和C反应蛋白水平，增加6分钟行步距离以及心脏平均射血分数（P<0.05）。铁剂补充未显著增加不良事件的发生率	对心力衰竭有辅助治疗作用
Lewis，2017[130]	随机对照试验	试验组：口服铁剂补充 对照组：安慰剂	225例	美国，平均年龄64岁	多糖铁复合物：300 mg/d	干预16周后，两组患者最大耗氧量，6分钟步行距离，B型利尿肽水平，堪萨斯城心肌病患者生存质量表（KCCQ）得分均无显著性差异	对心力衰竭无辅助治疗作用
van Veldhuisen，2017[131]	随机对照试验	试验组：静脉铁剂补充 对照组：常规治疗	172例	荷兰，平均年龄64岁	麦芽糖铁：每次500～1000 mg	干预24周后，与对照组相比，心力衰竭患者最大耗氧量具有有益效应，且能改善机体铁储备水平	对心力衰竭有辅助治疗作用
Ponikowski，2015[132]	随机对照试验	试验组：静脉铁剂补充 对照组：安慰剂	304例	美国，平均年龄69岁	总剂量500～2000 mg	与对照组相比，铁补充剂干预24周能显著延长6分钟步行距离，健康相关生命质量评价指数，并显著改善心功能等级，患者整体自我评价及疲劳指数（P<0.05）。同时，铁剂补充能显著降低再入院率和死亡率（HR＝0.39,95%CI 0.19～0.82）。不良事件发生率在组间没有显著差异	对心力衰竭有辅助治疗作用

续表

作者，年度	研究类型	调查方法	例数	研究对象及年龄	摄入情况	结果	对疾病的影响
Beck-da-Silva 2013[133]	随机对照试验	试验组一：静脉铁剂补充 试验组二：口服铁剂补充 对照组：安慰剂	23例	巴西，66.2±11.7岁	试验组一：静脉铁剂 200 mg/w，试验组二：口服硫酸亚铁 600 mg/d	对心力衰竭患者干预2个月后，静脉铁剂补充组最高耗氧量平均升高 3.5 ml/(kg·min)，口服铁剂补充组该指标无显著变化；两干预组的患者铁蛋白、转铁蛋白饱和度均显著升高，所有组中血红蛋白水平均显著升高，但升高幅度没有显著性差异	对心力衰竭有辅助治疗作用
Comin-Colet, 2013[123] Filippatos, 2013[124] Gutzwiller, 2013[125]	随机对照试验	试验组：静脉铁剂补充 对照组：安慰剂	459例	西班牙，平均年龄67.5岁	200 mg/w	健康相关生活质量通过3项量表[疾病特异性堪萨斯城心肌病患者生存质量评估量表（KCCQ）、欧洲生命质量评估量表（EQ-5D），患者整体评估量表（PGA）]及心功能分级来评估。铁剂补充24周后，患者3项量表得分均显著提高（$P<0.05$），移动能力、自理能力、疼痛、焦虑、日常活动和心功能等均有显著改善	对心力衰竭有辅助治疗作用
武云，2013[126]	随机对照试验	试验组一：口服铁剂补充 试验组二：静脉铁剂补充	56例	中国，71±12岁	口服铁剂多糖复合物铁：150 mg/d 静脉铁剂蔗糖铁：100 mg/w	两组患者通过不同途径补充铁后，血清铁、铁蛋白、转铁蛋白饱和度、血红蛋白、左室射血分数、心功能分级、6分钟步行试验均有显著改善（$P<0.05$），总铁结合力水平无显著变化。静脉补充组血清铁及血红蛋白水平显著高于口服补充组，其他指标在两组间没有显著性差异	对心力衰竭有辅助治疗作用
Reed, 2015[134]	前后对照试验	静脉铁剂补充	13例	美国，58.9±12.8岁	钠铁葡糖酸盐 500 mg/d	铁剂干预后，心力衰竭患者血红蛋白、铁蛋白、转铁蛋白饱和度均显著升高（$P<0.05$），血压及心率无明显变化	对心力衰竭有辅助治疗作用
Gaber, 2012[135]	前后对照试验	静脉铁剂补充	40例	埃及，57±13岁	200 mg/w	干预后，心力衰竭患者心功能等级、6分钟步行试验、心肌收缩及舒张速率、心脏收缩应变率均得到显著改善（$P<0.05$）	对心力衰竭有辅助治疗作用
Niehaus, 2015[136]	队列研究	医疗数据库	105例	美国，69±14岁	65~150 mg/d	铁补充剂能显著增加心力衰竭患者血清铁、铁蛋白、转铁蛋白饱和度、血红蛋白水平（$P<0.001$），间接改善心功能、生活质量和再入院率	对心力衰竭有辅助治疗作用

（五）铁补充剂与其他疾病

以下铁补充与疾病关系的研究报道较少，不再一一列表说明。

1. 铁补充与糖尿病

铁补充与糖尿病关系的研究共纳入 5 篇文献，包括 2 项系统综述、1 项随机对照试验和 2 项队列研究。有 2 项研究以 2 型糖尿病为研究结局，另外 3 项研究以妊娠糖尿病为研究结局。Bao 等[137]以美国有妊娠糖尿病史的女性作为研究对象，通过随访调查发现，与不补充铁剂的女性相比，每天补充铁剂 0.1～29.9 mg 的女性患 2 型糖尿病的风险高 47%，每天补充铁剂＞30 mg 的女性患 2 型糖尿病的风险高 83%。2012 年一篇综合探究"膳食铁摄入、铁补充剂摄入、机体铁贮存水平与 2 型糖尿病发病风险"的文献中[138]，作者纳入了 2 项研究铁补充与 2 型糖尿病关系的队列研究（由于研究数过少，未做 meta 分析）。研究结果均显示，与不服用铁剂组相比，铁补充剂量最高组（≥30 mg/d 或 22 mg/d）患 2 型糖尿病的风险没有显著性差异。在 2016 年的一项研究报道中[139]，研究者对 7229 名产妇进行回顾性队列研究发现，孕期补充了铁剂的孕妇患妊娠糖尿病的风险降低，但差异没有统计学意义（OR＝0.78，95% CI 0.60～1.02）。另两篇以妊娠糖尿病为研究终点的研究结果显示[117,140]，每日补充铁 30～100 mg 不会增加孕妇患妊娠糖尿病/糖耐受不良的风险。

2. 铁补充与癌症

铁补充与癌症关系的研究共纳入 4 篇文献，包括 2 项队列研究和 2 项病例对照研究。这 4 项研究的目标人群均为欧美人群，其中 3 项为美国人群，1 项包括了欧洲、拉丁美洲及美国人群。Inoue-Choi 等[141]于 2004 年起对 2118 名患癌症的美国女性进行随访，平均随访 6.1 年后发现，与不服用铁补充剂的患者相比，服用铁补充剂的患者死亡风险要高 39%（HR＝1.39，95% CI 1.09～1.77）。另一项美国的大型队列研究数据显示[142]，对 490 593 位研究对象平均随访 10.1 年后发现，与不服用铁补充剂的人群相比，服用铁补充剂的人群患食管腺癌的风险显著降低（HR＝0.68，95% CI 0.49～0.94），患胃非贲门腺癌的风险显著升高（HR＝1.59，95% CI 1.24～2.05），患食管鳞状细胞癌及胃贲门腺癌的风险无显著性差异。Ashmore 等[143]于 2013 年对 1005 例结直肠癌患者及 1062 例健康对照进行的病例对照研究发现，与不服用铁补充剂的人群相比，铁补充剂＞18 mg/d 的人群患结直肠癌的风险显著增加（OR＝2.31，95% CI 1.48～3.59）。Li 等[144]于 2012 年通过医疗数据库对 6391 名研究对象进行了病例对照研究，结果发现与不服用铁补充剂的人群相比，服用铁补充剂的人群患头颈部癌症的风险没有显著性差异（OR＝0.92，95% CI 0.69～1.23）。

四、结论

本章通过对近年国内外关于铁补充与疾病的研究证据进行收集、整理和评价，形成了完整的证据体。综合研究结果显示：铁补充很可能降低贫血的发病风险（儿童或青少年口服 3.5～400 mg/d，妊娠期女性口服 1～300 mg/d，其他人群口服 19～600 mg/d），同时对贫血具有治疗和改善的作用（儿童或青少年口服 4～100 mg/d，妊娠期女性：口服 60 mg/d

或静脉铁剂注射 200～600 mg/w，其他人群口服 8～975 mg/d 或静脉铁剂注射 200～400 mg/w），综合评价等级为 A 级；铁补充很可能对慢性肾病患者预后具有改善作用，口服 30～975 mg/d 或静脉铁总补充量 10～9600 mg 可改善肾性贫血相关指标，口服 750 mg/d 或静脉铁总补充量 427～1557 mg 可降低患者对促红细胞生成素的需要剂量，口服 600 mg/d 或静脉铁补充 200 mg/w 可改善生活质量，综合评价等级为 B 级；女性孕期进行铁补充（口服9～240 mg/d）可能降低分娩出低出生体重儿、早产儿的风险，综合评价等级为 C 级；铁补充很可能对心力衰竭患者预后具有改善作用，口服 65～150 mg/d 或静脉铁总补充量 500～4800 mg 可改善心功能水平，口服 65～150 mg/d 或静脉铁总补充量 500～4800 mg可提高患者生命质量，口服 65～150 mg/d 或静脉铁总补充量 200～2000 mg 可降低再入院率和不良事件发生率，综合评价等级为 B 级。此外，国外有研究指出，铁补充对糖尿病及癌症的发病风险及结局预后存在影响，但由于相关证据过少，未进行证据体综合评价，其结论仍需更多的研究加以验证。

总体而言，铁补充与疾病的研究证据较为丰富，证据等级普遍优良，但由于针对中国人群的研究样本量普遍较小，且铁补充对部分研究结局或疾病转归的影响仅在外文文献/外国人群中进行了探讨，缺乏相关的中国研究，因此，本评价系统的结论在实际应用时仍应根据具体情况加以分析对待。

（刘烈刚　李珮芸）

参考文献

[1] 中国营养学会. 中国居民膳食营养素参考摄入量（2013 版）[M]. 北京：科学出版社，2014.
[2] Crichton R R，Ward R J. Iron homeostasis [J]. Met Ions Biol Syst，1998，35：633.
[3] Zhuang T，Han H，Yang Z. Iron, oxidative stress and gestational diabetes [J]. Nutrients，2014，6（9）：3968-3980.
[4] Ganz T. Systemic iron homeostasis [J]. Physiol Rev，2013，93（4）：1721-1741.
[5] 展筱林，王凤山，王京端，等. 缺铁性贫血治疗药物研究进展 [J]. 齐鲁医学杂志，2008，23（5）：467-468，470.
[6] 王方海，赵维，陈建芳，等. 补铁剂研究进展 [J]. 药学进展，2016，40（9）：680-688.
[7] Macdougall I C. Evolution of iv iron compounds over the last century [J]. J Ren Care，2009，35（Suppl 2）：8-13.
[8] Fidler M C，Davidsson L，Walczyk T，et al. Iron absorption from fish sauce and soy sauce fortified with sodium iron EDTA [J]. Am J Clin Nutr，2003，78（2）：274-278.
[9] Brito A，Olivares M，Pizarro T，et al. Chilean complementary feeding program reduces anemia and improves iron status in children aged 11 to 18 months [J]. Food Nutr Bull，2013，34（4）：378-385.
[10] da Silva C L，Saunders C，Szarfarc S C，et al. Anaemia in pregnant women before and after the mandatory fortification of wheat and corn flours with iron [J]. Public Health Nutr，2012，15（10）：1802-1809.
[11] World Health Organization. WHO handbook for guideline development [M]. 2012.
[12] Okam M M，Koch T A，Tran M H. Iron supplementation, response in iron-deficiency anemia：analysis of five trials [J]. Am J Med，2017，130（8）：991. e1-991. e8
[13] Low M S，Speedy J，Styles C E，et al. Daily iron supplementation for improving anaemia, iron sta-

tus and health in menstruating women [J]. Cochrane Db Syst Rev，2016（4）：Cd009747.

[14] Pena-Rosas J P，De-Regil L M，Garcia-Casal M N，et al. Daily oral iron supplementation during pregnancy [J]. Cochrane Db Syst Rev，2015（7）：Cd004736.

[15] Low M，Farrell A，Biggs B A，et al. Effects of daily iron supplementation in primary-school-aged children：systematic review and meta-analysis of randomized controlled trials [J]. CMAJ，2013，185（17）：E791-802.

[16] Pasricha S R，Hayes E，Kalumba K，et al. Effect of daily iron supplementation on health in children aged 4-23 months：a systematic review and meta-analysis of randomised controlled trials [J]. Lancet Glob Health，2013，1（2）：e77-86.

[17] Thompson J，Biggs B A，Pasricha S R. Effects of daily iron supplementation in 2-to 5-year-old children：systematic review and meta-analysis [J]. Pediatrics，2013，131（4）：739-753.

[18] Cembranel F，Dallazen C，Gonzalez-Chica D A. Effectiveness of ferrous sulfate supplementation in the prevention of anemia in children：a systematic literature review and meta-analysis [J]. Cad Saude Publica，2013，29（9）：1731-1751.

[19] Cantor A G，Bougatsos C，Dana T，et al. Routine iron supplementation and screening for iron deficiency anemia in pregnancy：a systematic review for the US Preventive Services Task Force [J]. Ann Intern Med，2015，162（8）：566-576.

[20] Tay H S，Soiza R L. Systematic review and meta-analysis：what is the evidence for oral iron supplementation in treating anaemia in elderly people [J]? Drug Aging，2015，32（2）：149-158.

[21] Athe R，Rao M V，Nair K M. Impact of iron-fortified foods on Hb concentration in children（<10 years）：a systematic review and meta-analysis of randomized controlled trials [J]. Public Health Nutr，2014，17（3）：579-586.

[22] 郭慧，李文芳，梅勇，等. 乙二胺四乙酸铁钠强化调味品防治贫血效果的 meta 分析 [J]. 卫生研究，2014，43（6）：998-1003.

[23] Haider B A，Olofin I，Wang M，et al. Anaemia，prenatal iron use，and risk of adverse pregnancy outcomes：systematic review and meta-analysis [J]. BMJ，2013，346：f3443.

[24] Imdad A，Bhutta Z A. Routine iron/folate supplementation during pregnancy：effect on maternal anaemia and birth outcomes [J]. Paediatr Perinat Ep，2012，26（Suppl 1）：168-177.

[25] Bialkowski W，Kiss J E，Wright D J，et al. Estimates of total body iron indicate 19 mg and 38 mg oral iron are equivalent for the mitigation of iron deficiency in individuals experiencing repeated phlebotomy [J]. Am J Hematol，2017，92（9）：851-857.

[26] Karakochuk C D，Barker M K，Whitfield K C，et al. The effect of oral iron with or without multiple micronutrients on hemoglobin concentration and hemoglobin response among nonpregnant Cambodian women of reproductive age：a 2×2 factorial，double-blind，randomized controlled supplementation trial [J]. Am J Clin Nutr，2017，106（1）：233-244.

[27] Mehta R，Platt A C，Sun X，et al. Efficacy of iron-supplement bars to reduce anemia in urban Indian women：a cluster-randomized controlled trial [J]. Am J Clin Nutr，2017，105（3）：746-757.

[28] Powers J M，Buchanan G R，Adix L，et al. Effect of low-dose ferrous sulfate vs iron polysaccharide complex on hemoglobin concentration in young children with nutritional iron-deficiency anemia：a randomized clinical trial [J]. JAMA，2017，317（22）：2297-2304.

[29] Mast A E，Bialkowski W，Bryant B J，et al. A randomized，blinded，placebo-controlled trial of education and iron supplementation for mitigation of iron deficiency in regular blood donors [J]. Transfusion，2016，56（6 Pt 2）：1588-1597.

[30] Matos T A，Arcanjo F P，Santos P R，et al. Prevention and treatment of anemia in infants through

supplementation，assessing the effectiveness of using iron once or twice weekly [J]. J Trop Pediatr，2016，62 (2)：123-130.

[31] Barth-Jaeggi T，Moretti D，Kvalsvig J，et al. In-home fortification with 2.5 mg iron as NaFeEDTA does not reduce anaemia but increases weight gain：a randomised controlled trial in Kenyan infants [J]. Matern Child Nutr，2015，11 (Suppl 4)：151-162.

[32] Berglund S K，Westrup B，Domellof M. Iron supplementation until 6 months protects marginally low-birth-weight infants from iron deficiency during their first year of life [J]. J Pediatr Gastr Nutr，2015，60 (3)：390-395.

[33] Etheredge A J，Premji Z，Gunaratna N S，et al. Iron supplementation in iron-replete and nonanemic pregnant women in Tanzania：a randomized clinical trial [J]. JAMA Pediatr，2015，169 (10)：947-955.

[34] Finkelstein J L，Mehta S. A randomized trial of iron-biofortified pearl millet in school children in India [J]. J Nutr，2015，145 (7)：1576-1581.

[35] Zhao G，Xu G，Zhou M，et al. Prenatal iron supplementation reduces maternal anemia, iron deficiency，and iron deficiency anemia in a randomized clinical trial in rural China，but iron deficiency remains widespread in mothers and neonates [J]. J Nutr，2015，145 (8)：1916-1923.

[36] 王念蓉，赵妍. 婴儿缺铁性贫血治疗方法的临床效果比较 [J]. 重庆医学，2015，44 (17)：2365-2367.

[37] 钟和悦，伍秀芳，吴慕仪. 强化铁食物联合铁补充剂治疗儿童缺铁性贫血的效果 [J]. 中国热带医学，2015，15 (10)：1274-1275，1277.

[38] Miranda M，Olivares M，Brito A，et al. Reducing iron deficiency anemia in Bolivian school children：calcium and iron combined versus iron supplementation alone [J]. Nutrition，2014，30 (7-8)：771-775.

[39] Perello M F，Coloma J L，Masoller N，et al. Intravenous ferrous sucrose versus placebo in addition to oral iron therapy for the treatment of severe postpartum anaemia：a randomised controlled trial [J]. BJOG，2014，121 (6)：706-713.

[40] Price E，Artz A S，Barnhart H，et al. A prospective randomized wait list control trial of intravenous iron sucrose in older adults with unexplained anemia and serum ferritin 20-200 ng/ml [J]. Blood Cells Mol Dis，2014，53 (4)：221-230.

[41] Van Der Woude D A，De Vries J，Van Wijk E M，et al. A randomized controlled trial examining the addition of folic acid to iron supplementation in the treatment of postpartum anemia [J]. Int J Gynaecol Obstet，2014，126 (2)：101-105.

[42] 龙卉，任锦霞，衣京梅，等. 氨基酸螯合铁剂对34～37周早产儿贫血的防治作用 [J]. 中国医刊，2014，49 (4)：45-47.

[43] 邵小飞，刘杰，郑娟. 207例低出生体重儿预防缺铁性贫血的疗效观察 [J]. 海南医学，2014，25 (22)：3327-3329.

[44] 张瑞杰. 孕中期常规口服生血宁片预防孕妇缺铁性贫血的疗效观察 [J]. 河北医药，2014，36 (16)：2464-2466.

[45] Coutinho G G，Cury P M，Cordeiro J A. Cyclical iron supplementation to reduce anemia among Brazilian preschoolers：a randomized controlled trial [J]. BMC Public Health，2013，13：21.

[46] Hawamdeh H M，Rawashdeh M，Aughsteen A A. Comparison between once weekly，twice weekly，and daily oral iron therapy in Jordanian children suffering from iron deficiency anemia [J]. Matern Child Health J，2013，17 (2)：368-373.

[47] Kochhar P K，Kaundal A，Ghosh P. Intravenous iron sucrose versus oral iron in treatment of iron

deficiency anemia in pregnancy: a randomized clinical trial [J]. J Obstet Gynaecol Res, 2013, 39 (2): 504-510.

[48] Nogueira Arcanjo F P, Roberto Santos P, Madeiro Leite A J, et al. Rice fortified with iron given weekly increases hemoglobin levels and reduces anemia in infants: a community intervention trial [J]. Int J Vitam Nutr Res, 2013, 83 (1): 59-66.

[49] Nogueira Arcanjo F P, Santos P R, Costa Arcanjo C P, et al. Daily and weekly iron supplementations are effective in increasing hemoglobin and reducing anemia in infants [J]. J Trop Pediatr, 2013, 59 (3): 175-179.

[50] Rousham E K, Uzaman B, Abbott D, et al. The effect of a school-based iron intervention on the haemoglobin concentration of school children in north-west Pakistan [J]. Eur J Clin Nutr, 2013, 67 (11): 1188-1192.

[51] Yewale V N, Dewan B. Treatment of iron deficiency anemia in children: a comparative study of ferrous ascorbate and colloidal iron [J]. Indian J Pediatr, 2013, 80 (5): 385-390.

[52] Araki T, Takaai M, Miyazaki A, et al. Clinical efficacy of two forms of intravenous iron-saccharated ferric oxide and cideferron-for iron deficiency anemia [J]. Pharmazie, 2012, 67 (12): 1030-1032.

[53] Arcanjo F P, Arcanjo C C, Arcanjo F C, et al. Milk-based cornstarch porridge fortified with iron is effective in reducing anemia: a randomized, double-blind, placebo-controlled trial [J]. J Trop Pediatr, 2012, 58 (5): 370-374.

[54] Barbosa T N, Taddei J A, Palma D, et al. Double-blind randomized controlled trial of rolls fortified with microencapsulated iron [J]. Rev Assoc Med Bras, 2012, 58 (1): 118-124.

[55] Bokhari F, Derbyshire E J, Hickling D, et al. A randomized trial investigating an iron-rich bread as a prophylaxis against iron deficiency in pregnancy [J]. Int J Food Sci Nutr, 2012, 63 (4): 461-467.

[56] Gokcay G, Ozden T, Karakas Z, et al. Effect of iron supplementation on development of iron deficiency anemia in breastfed infants [J]. J Trop Pediatr, 2012, 58 (6): 481-485.

[57] Hieu N T, Sandalinas F, de Sesmaisons A, et al. Multi-micronutrient-fortified biscuits decreased the prevalence of anaemia and improved iron status, whereas weekly iron supplementation only improved iron status in Vietnamese school children [J]. Br J Nutr, 2012, 108 (8): 1419-1427.

[58] Muthayya S, Thankachan P, Hirve S, et al. Iron fortification of whole wheat flour reduces iron deficiency and iron deficiency anemia and increases body iron stores in Indian school-aged children [J]. J Nutr, 2012, 142 (11): 1997-2003.

[59] 汪正园，孙建琴，王露，等. 补充铁剂对上海育龄妇女缺铁性贫血改善效果研究 [J]. 卫生研究，2012，41 (1): 51-55.

[60] Bal D, Nagesh K, Surendra H S, et al. Effect of supplementation with iron fortified biscuits on the hemoglobin status of children in rural areas of Shimoga, Karnataka [J]. Indian J Pediatr, 2015, 82 (3): 253-259.

[61] Wu T W, Tsai F P. Comparison of the therapeutic effects and side effects of oral iron supplements in iron deficiency anemia [J]. Drug Res, 2016, 66 (5): 257-261.

[62] 陈頔，孙静，黄建，等. 铁强化酱油改善寄宿制学校学生贫血效果研究 [J]. 卫生研究，2016，45 (2): 221-225.

[63] 赵栋，周标，方跃强，等. 铁强化酱油对 15 至 55 岁女性人群贫血状况的干预研究 [J]. 营养学报，2016，38 (1): 11-14.

[64] 陈頔，孙静，黄建，等. 东北地区中小学生铁强化酱油营养干预效果评价 [J]. 中国学校卫生，

2015，36（12）：1783-1786.

［65］Kriplani A，Mahey R，Dash B B，et al. Intravenous iron sucrose therapy for moderate to severe a-naemia in pregnancy ［J］. Indian J Med Res，2013，138：78-82.

［66］Arija V，Ribot B，Aranda N. Prevalence of iron deficiency states and risk of haemoconcentration during pregnancy according to initial iron stores and iron supplementation ［J］. Public Health Nutr，2013，16（8）：1371-1378.

［67］Ribot B，Aranda N，Giralt M，et al. Effect of different doses of iron supplementation during pregnancy on maternal and infant health ［J］. Ann Hematol，2013，92（2）：221-229.

［68］曾继花. 孕妇补铁现状及其对孕妇贫血的影响 ［J］. 中国临床研究，2014，27（1）：64-65.

［69］Christensen L，Sguassero Y，Cuesta C B. Anemia and compliance to oral iron supplementation in a sample of children attending the public health network of Rosario，Santa Fe ［J］. Arch Argent Pediatr，2013，111（4）：288-294.

［70］Yalcin S S，Tezel B，Yurdakok K，et al. A community-based iron supplementation program，"Iron-Like Turkey"，and the following prevalence of anemia among infants aged 12-23 months ［J］. Turk J Pediatr，2013，55（1）：16-28.

［71］Assuncao M C，Santos I S，Barros A J，et al. Flour fortification with iron has no impact on anaemia in urban Brazilian children ［J］. Public Health Nutr，2012，15（10）：1796-1801.

［72］Bailie G R，Larkina M，Goodkin D A，et al. Data from the Dialysis Outcomes and Practice Patterns Study validate an association between high intravenous iron doses and mortality ［J］. Kidney Int，2015，87（1）：162-168.

［73］Kuo K L，Hung S C，Lin Y P，et al. Intravenous ferric chloride hexahydrate supplementation induced endothelial dysfunction and increased cardiovascular risk among hemodialysis patients ［J］. PLoS One，2012，7（12）：e50295.

［74］Kuo K L，Hung S C，Liu J S，et al. Iron supplementation associates with low mortality in pre-dialyzed advanced chronic kidney disease patients receiving erythropoiesis-stimulating agents：a nation-wide database analysis ［J］. Nephrol Dial Transplant，2015，30（9）：1518-1525.

［75］王金玲，徐晓燕. 静脉补铁对老年维持性血液透析患者微炎症及氧化应激状态的影响 ［J］. 中国老年学杂志，2013，33（8）：1950-1951.

［76］Shepshelovich D，Rozen-Zvi B，Avni T，et al. Intravenous versus oral iron supplementation for the treatment of anemia in CKD：an updated systematic review and meta-analysis ［J］. Am J Kidney Dis，2016，68（5）：677-690.

［77］Susantitaphong P，Alqahtani F，Jaber B L. Efficacy and safety of intravenous iron therapy for functional iron deficiency anemia in hemodialysis patients：a meta-analysis ［J］. Am J Nephrol，2014，39（2）：130-141.

［78］Albaramki J，Hodson E M，Craig J C，et al. Parenteral versus oral iron therapy for adults and children with chronic kidney disease ［J］. Cochrane Db Syst Rev，2012，1：Cd007857.

［79］李月娥，赖丽梅，卢梅英. 两种不同方式补充铁剂在血液透析患者中的效果观察 ［J］. 护士进修杂志，2016，31（1）：11-13.

［80］Agarwal R，Kusek J W，Pappas M K. A randomized trial of intravenous and oral iron in chronic kidney disease ［J］. Kidney Int，2015，88（4）：905-914.

［81］Bhandari S，Kalra P A，Kothari J，et al. A randomized，open-label trial of iron isomaltoside 1000（Monofer（R））compared with iron sucrose（Venofer（R））as maintenance therapy in haemodialysis patients ［J］. Nephrol Dial Transpl，2015，30（9）：1577-1589.

［82］Block G A，Fishbane S，Rodriguez M，et al. A 12-week，double-blind，placebo-controlled trial of ferric citrate for the treatment of iron deficiency anemia and reduction of serum phosphate in patients with CKD Stages 3-5 [J]. Am J Kidney Dis，2015，65（5）：728-736.

[83] Fishbane S N，Singh A K，Cournoyer S H，et al. Ferric pyrophosphate citrate（Triferic）administration via the dialysate maintains hemoglobin and iron balance in chronic hemodialysis patients [J]. Nephrol Dial Transpl，2015，30（12）：2019-2026.

[84] Pisani A，Riccio E，Sabbatini M，et al. Effect of oral liposomal iron versus intravenous iron for treatment of iron deficiency anaemia in CKD patients：a randomized trial [J]. Nephrol Dial Transpl，2015，30（4）：645-652.

[85] 陈娟娟，邢小红，张晓萍. 大剂量静脉补铁联合促红细胞生成素纠正腹膜透析患者肾性贫血的效果观察及护理 [J]. 齐鲁护理杂志，2015，21（10）：31-33.

[86] 郑磊，熊子波，王青，等. 静脉注射右旋糖酐铁治疗腹膜透析肾性贫血的效果观察 [J]. 中国综合临床，2015，31（5）：401-403.

[87] 丁志勇，刘瑞莲，冯梅. 两种补铁途径治疗血液透析患者肾性贫血的临床疗效比较 [J]. 中国基层医药，2014，21（16）：2480-2482.

[88] 金碧辉，乔亚舜. 静脉注射及口服铁剂对尿毒症患者肾性贫血治疗对比 [J]. 内蒙古医学杂志，2014，46（9）：1057-1059.

[89] 廖冰，杨帆，王波，等. 蔗糖铁不同给药方案对尿毒症患者肾性贫血的疗效影响分析 [J]. 四川医学，2014，35（8）：976-978.

[90] 马晓辉，李晓刚. 生血宁与硫酸亚铁治疗肾性贫血的疗效比较 [J]. 贵阳中医学院学报，2014，36（3）：59-60.

[91] Arogundade F A，Soyinka F O，Sanusi A A，et al. Iron status and benefit of the use of parenteral iron therapy in pre-dialysis chronic kidney disease patients [J]. Niger Postgrad Med J，2013，20（4）：299-304.

[92] Goldstein S L，Morris D，Warady B A. Comparison of the safety and efficacy of 3 iron sucrose iron maintenance regimens in children，adolescents，and young adults with CKD：a randomized controlled trial [J]. Am J Kidney Dis，2013，61（4）：588-597.

[93] Nagaraju S P，Cohn A，Akbari A，et al. Heme iron polypeptide for the treatment of iron deficiency anemia in non-dialysis chronic kidney disease patients：a randomized controlled trial [J]. BMC Nephrol，2013，14：64.

[94] Barraclough K A，Brown F，Hawley C M，et al. A randomized controlled trial of oral heme iron polypeptide versus oral iron supplementation for the treatment of anaemia in peritoneal dialysis patients：HEMATOCRIT trial [J]. Nephrol Dial Transpl，2012，27（11）：4146-4153.

[95] Kumbasar A，Gursu M，Kaya C，et al. The effect of different doses and types of intravenous iron on oxidative stress and inflammation in hemodialysis patients [J]. J Nephrol，2012，25（5）：825-832.

[96] 刘林. 不同补铁方式治疗维持性血液透析患者肾性贫血42例 [J]. 中国药业，2012，21（5）：68-69.

[97] 向海燕，刘伦志. 静脉补充铁剂治疗维持性血液透析患者肾性贫血的疗效观察 [J]. 中国基层医药，2012，19（14）：2133-2134.

[98] Dogaru C B，Capusa C，Gaman L，et al. Venous versus arterial iron administration in haemodialysis：influence on erythrocytes antioxidant parameters [J]. J Med Life，2015，8（Spec Issue）：69-73.

[99] Deira J，Gonzalez-Sanchidrian S，Polanco S，et al. Very low doses of direct intravenous iron in each session as maintenance therapy in hemodialysis patients [J]. Ren Fail，2016，38（7）：1076-1081.

[100] Tanaka M，Miyamura S，Imafuku T，et al. Effect of a ferric citrate formulation，a phosphate binder，on oxidative stress in chronic kidney diseases-mineral and bone disorder patients receiving he-

modialysis：a pilot study [J]. Biol Pharm Bull，2016，39 (6)：1000-1006.

[101] 杜粉丽，王志娜，侯延平. 蔗糖铁注射液治疗肾性贫血疗效观察 [J]. 河北医药，2015，37 (15)：2282-2284.

[102] 薛渊. 高血清铁蛋白合并低转铁蛋白饱和度肾性贫血患者铁剂治疗的临床疗效分析 [J]. 安徽医药，2015，19 (10)：2024-2025.

[103] Takasawa K，Takaeda C，Maeda T，et al. Hepcidin-25，mean corpuscular volume，and ferritin as predictors of response to oral iron supplementation in hemodialysis patients [J]. Nutrients，2014，7 (1)：103-118.

[104] Prats M，Font R，Garcia-Ruiz C，et al. Acute and sub-acute effect of ferric carboxymaltose on inflammation and adhesion molecules in patients with predialysis chronic renal failure [J]. Nefrologia，2013，33 (3)：355-361.

[105] 马晓莉，孙晓丹，曹雪莹. 高血清铁蛋白合并低转铁蛋白饱和度肾性贫血患者铁剂治疗的临床疗效分析 [J]. 中国现代医学杂志，2013，23 (10)：72-74.

[106] Cooke M，Lamplugh A，Naudeer S，et al. Efficacy and tolerability of accelerated-dose low-molecular-weight iron dextran (Cosmofer) in patients with chronic kidney disease [J]. Am J Nephrol，2012，35 (1)：69-74.

[107] Michels W M，Jaar B G，Ephraim P L，et al. Intravenous iron administration strategies and anemia management in hemodialysis patients [J]. Nephrol Dial Transpl，2017，32 (1)：173-181.

[108] Tangri N，Miskulin D C，Zhou J，et al. Effect of intravenous iron use on hospitalizations in patients undergoing hemodialysis：a comparative effectiveness analysis from the DEcIDE-ESRD study [J]. Nephrol Dial Transpl，2015，30 (4)：667-675.

[109] Bansal A，Sandhu G，Gupta I，et al. Effect of aggressively driven intravenous iron therapy on infectious complications in end-stage renal disease patients on maintenance hemodialysis [J]. Am J Ther，2014，21 (4)：250-253.

[110] Miskulin D C，Tangri N，Bandeen-Roche K，et al. Intravenous iron exposure and mortality in patients on hemodialysis [J]. Clin J Am Soc Nephrol，2014，9 (11)：1930-1939.

[111] Yessayan L，Yee J，Zasuwa G，et al. Iron repletion is associated with reduction in platelet counts in non-dialysis chronic kidney disease patients independent of erythropoiesis-stimulating agent use：a retrospective cohort study [J]. BMC Nephrol，2014，15：119.

[112] Zitt E，Sturm G，Kronenberg F，et al. Iron supplementation and mortality in incident dialysis patients：an observational study [J]. PLoS One，2014，9 (12)：e114144.

[113] Brookhart M A，Freburger J K，Ellis A R，et al. Infection risk with bolus versus maintenance iron supplementation in hemodialysis patients [J]. J Am Soc Nephrol，2013，24 (7)：1151-1158.

[114] Li Z，Mei Z，Zhang L，et al. Effects of prenatal micronutrient supplementation on spontaneous preterm birth：a double-blind randomized controlled trial in China [J]. Am J Epidemiol，2017，186 (3)：318-325.

[115] 宫相君，郝加虎，陶芳标，等. 孕妇增补微量营养素状况及其与妊娠结局关联的队列研究 [J]. 中国妇幼保健，2012，27 (22)：3395-3401.

[116] Yang J，Cheng Y，Pei L，et al. Maternal iron intake during pregnancy and birth outcomes：a cross-sectional study in Northwest China [J]. Br J Nutr，2017，117 (6)：862-871.

[117] Khambalia A Z，Aimone A，Nagubandi P，et al. High maternal iron status，dietary iron intake and iron supplement use in pregnancy and risk of gestational diabetes mellitus：a prospective study and systematic review [J]. Diabet Med，2016，33 (9)：1211-1221.

[118] Ramakrishnan U，Nguyen P H，Gonzalez-Casanova I，et al. Neither preconceptional weekly multi-

ple micronutrient nor iron-folic acid supplements affect birth size and gestational age compared with a folic acid supplement alone in rural Vietnamese women：a randomized controlled trial [J]. J Nutr，2016，146（7）：1445s-1452s.

[119] Mwangi M N，Roth J M，Smit M R，et al. Effect of daily antenatal iron supplementation on plasmodium infection in Kenyan women：a randomized clinical trial [J]. JAMA，2015，314（10）：1009-1020.

[120] Hwang J Y，Lee J Y，Kim K N，et al. Maternal iron intake at mid-pregnancy is associated with reduced fetal growth：results from Mothers and Children's Environmental Health（MOCEH）study [J]. Nutr J，2013，12：38.

[121] Papadopoulou E，Stratakis N，Roumeliotaki T，et al. The effect of high doses of folic acid and iron supplementation in early-to-mid pregnancy on prematurity and fetal growth retardation：the mother-child cohort study in Crete，Greece（Rhea study）[J]. Br J Nutr，2013，52（1）：327-336.

[122] Shastri L，Mishra P E，Dwarkanath P，et al. Association of oral iron supplementation with birth outcomes in non-anaemic South Indian pregnant women [J]. Eur J Clin Nutr，2015，69（5）：609-613.

[123] Comin-Colet J，Lainscak M，Dickstein K，et al. The effect of intravenous ferric carboxymaltose on health-related quality of life in patients with chronic heart failure and iron deficiency：a subanalysis of the FAIR-HF study [J]. Eur Heart J，2013，34（1）：30-38.

[124] Filippatos G，Farmakis D，Colet J C，et al. Intravenous ferric carboxymaltose in iron-deficient chronic heart failure patients with and without anaemia：a subanalysis of the FAIR-HF trial [J]. Eur J Heart Fail，2013，15（11）：1267-1276.

[125] Gutzwiller F S，Pfeil A M，Comin-Colet J，et al. Determinants of quality of life of patients with heart failure and iron deficiency treated with ferric carboxymaltose：FAIR-HF sub-analysis [J]. Int J Cardiol，2013，168（4）：3878-3883.

[126] 武云，哈斯叶提·木拉提，古丽娜尔·白托拉，等. 不同补铁途径治疗慢性心力衰竭合并缺铁性贫血患者的疗效比较 [J]. 广东医学，2013，34（2）：302-304.

[127] Qian C，Wei B，Ding J，et al. The efficacy and safety of iron supplementation in patients with heart failure and iron deficiency：a systematic review and meta-analysis [J]. Can J Cardiol，2016，32（2）：151-159.

[128] Jankowska E A，Tkaczyszyn M，Suchocki T，et al. Effects of intravenous iron therapy in iron-deficient patients with systolic heart failure：a meta-analysis of randomized controlled trials [J]. Eur J Heart Fail，2016，18（7）：786-795.

[129] Avni T，Leibovici L，Gafter-Gvili A. Iron supplementation for the treatment of chronic heart failure and iron deficiency：systematic review and meta-analysis [J]. Eur J Heart Fail，2012，14（4）：423-429.

[130] Lewis G D，Malhotra R，Hernandez A F，et al. Effect of oral iron repletion on exercise capacity in patients with heart failure with reduced ejection fraction and iron deficiency：the IRONOUT HF randomized clinical trial [J]. JAMA，2017，317（19）：1958-1966.

[131] van Veldhuisen D J，Ponikowski P，van der Meer P，et al. Effect of ferric carboxymaltose on exercise capacity in patients with chronic heart failure and iron deficiency [J]. Circulation，2017，136（15）：1374-1383.

[132] Ponikowski P，van Veldhuisen D J，Comin-Colet J，et al. Beneficial effects of long-term intravenous iron therapy with ferric carboxymaltose in patients with symptomatic heart failure and iron deficiency [J]. Eur Heart J，2015，36（11）：657-668.

[133] Beck-da-Silva L，Piardi D，Soder S，et al. IRON-HF study：a randomized trial to assess the effects

of iron in heart failure patients with anemia [J]. Int J Cardiol, 2013, 168 (4): 3439-3442.

[134] Reed B N, Blair E A, Thudium E M, et al. Effects of an accelerated intravenous iron regimen in hospitalized patients with advanced heart failure and iron deficiency [J]. Pharmacotherapy, 2015, 35 (1): 64-71.

[135] Gaber R, Kotb N A, Ghazy M, et al. Tissue doppler and strain rate imaging detect improvement of myocardial function in iron deficient patients with congestive heart failure after iron replacement therapy [J]. Echocardiography, 2012, 29 (1): 13-18.

[136] Niehaus E D, Malhotra R, Cocca-Spofford D, et al. Repletion of iron stores with the use of oral iron supplementation in patients with systolic heart failure [J]. J Card Fail, 2015, 21 (8): 694-697.

[137] Bao W, Chavarro J E, Tobias D K, et al. Long-term risk of type 2 diabetes in relation to habitual iron intake in women with a history of gestational diabetes: a prospective cohort study [J]. Am J Clin Nutr, 2016, 103 (2): 375-381.

[138] Bao W, Rong Y, Rong S, et al. Dietary iron intake, body iron stores, and the risk of type 2 diabetes: a systematic review and meta-analysis [J]. BMC Med, 2012, 10: 119.

[139] Darling A M, Mitchell A A, Werler M M. Preconceptional iron intake and gestational diabetes mellitus [J]. Int J Environ Res Public Health, 2016, 13 (6): 525.

[140] Kinnunen T I, Luoto R, Helin A, et al. Supplemental iron intake and the risk of glucose intolerance in pregnancy: re-analysis of a randomised controlled trial in Finland [J]. Matern Child Nutr, 2016, 12 (1): 74-84.

[141] Inoue-Choi M, Greenlee H, Oppeneer S J, et al. The association between postdiagnosis dietary supplement use and total mortality differs by diet quality among older female cancer survivors [J]. Cancer Epidem Biom Prev, 2014, 23 (5): 865-875.

[142] Dawsey S P, Hollenbeck A, Schatzkin A, et al. A prospective study of vitamin and mineral supplement use and the risk of upper gastrointestinal cancers [J]. PLoS One, 2014, 9 (2): e88774.

[143] Ashmore J H, Lesko S M, Miller P E, et al. Association of dietary and supplemental iron and colorectal cancer in a population-based study [J]. Eur J Cancer Prev, 2013, 22 (6): 506-511.

[144] Li Q, Chuang S C, Eluf-Neto J, et al. Vitamin or mineral supplement intake and the risk of head and neck cancer: pooled analysis in the INHANCE consortium [J]. J Neurosci, 2012, 131 (7): 1686-1699.

第十章 锌补充与疾病改善

一、引言

锌是人体必需的微量元素之一。锌在体内广泛存在和在细胞中高浓度的性质，使其在机体内发挥着重要的生理功能[1-2]。第一是催化功能：锌是体内多种酶的组成部分。在不影响蛋白质功能时移除锌，其酶活性降低，补充锌后酶活性恢复，这种酶称为锌金属酶。如碱性磷酸酶是一种锌依赖酶，锌摄入量减少时，其酶活性降低。但不能认为锌耗竭时出现的体征和症状与碱性磷酸酶活性的变化直接相关。第二是结构功能：锌指蛋白体现了锌的结构功能，它可让锌与四面体复合物相结合。锌指存在于各种参与细胞分化和增殖、信号转导、细胞黏附或转录的蛋白质中。锌也参与维持酶的结构，如铜锌超氧化物歧化酶中，铜在活化部位，锌维持酶结构。第三是调节基因表达：锌参与调节的主要成分包括调节基因启动子的金属－结合转录子和金属反应元件。锌的转运体通过将锌转入或转出细胞器从而调节代谢，影响激素或神经递质的基因转录或分泌。通过上述的生理功能，锌在生长发育、免疫防御、认知行为、创伤愈合、味觉调节等方面发挥重要作用[1-2]。

成年男子体内锌总量约为 2.5 g，成年女子体内锌总量约为 1.5 g[1]。膳食中锌长期摄入不足时容易导致锌缺乏。锌缺乏属于Ⅱ型营养素缺乏，没有特定的临床症状和生化特征改变，常见的症状有：味觉障碍，偏食、厌食或异食；生长发育不良；腹泻（肠病性肢皮炎）、伤口愈合不良，反复性口腔溃疡；免疫力减退，反复感染；男性不育；认知能力差等。

因此，《中国居民膳食营养素参考摄入量（2013 版）》推荐成年人每日锌摄入量（RNI）男性为 12.5 mg/d，女性为 7.5 mg/d，可耐受最高限量（UL）为 40 mg/d[1]。对于经常接触铅、汞、镉等毒性金属的职业群体，在高温和高原环境作业的人员，孕妇和乳母以及运动员，均应增加锌的摄入量[3]。2015 年中国居民营养与慢性病状况报告结果显示，中国居民平均每标准人日锌摄入量城市为 10.6 mg，农村为 10.8 mg[4]。

本章拟通过充分检索国内外相关文献，综合评价分析锌补充对儿童腹泻、儿童肺炎、糖尿病、血脂异常、抑郁症等各种疾病的影响。

二、证据收集方法

本研究围绕锌补充与儿童腹泻、儿童肺炎、糖尿病、血脂异常、抑郁症、婴儿低出生体重、男性不育、儿童反复呼吸道感染和厌食的关系进行系统性文献检索，共查阅 1368 篇文献。中文文献和英文文献均检索自 2012 年 1 月 1 日至 2017 年 11 月 30 日国内外公开发表的相关文献。

　　根据总体要求和排除标准，排除动物实验、细胞实验、仅直接供给自然食物的肠内营养、滴眼液或局部外敷等非肠外营养接触途径以及质量较低的文献后，共有 31 篇文献作为本次研究的主要证据，其中中文文献 4 篇，英文文献 27 篇。锌补充与相关疾病，如儿童腹泻、儿童肺炎、糖尿病、血脂异常、抑郁症、婴儿低出生体重、男性不育、儿童反复呼吸道感染和厌食的中英文检索词、文献数量等见表 10-1。

表 10-1　锌补充与相关疾病检索情况

疾病	检索词		文献数（纳入/总）		
	中文检索词	英文检索词	中文	英文	合计
儿童腹泻	锌，补充，补充剂，腹泻	zinc，supplement，supplementation，fortified，fortification，intervention，effect，diarrhea，diarrhea，children	3/546	8/153	11/699
儿童肺炎	锌，补充，补充剂，肺炎	zinc，supplement，supplementation，fortified，fortification，intervention，effect，pneumonia，children	0/57	7/116	7/173
糖尿病	锌，补充，补充剂，糖尿病	zinc，supplement，supplementation，fortified，fortification，intervention，effect，diabetes	0/33	4/108	4/141
血脂异常	锌，补充，补充剂，血脂异常	zinc，supplement，supplementation，fortified，fortification，intervention，effect，dyslipidemia	0/10	3/46	3/56
抑郁症	锌，补充，补充剂，抑郁症	zinc，supplement，supplementation，fortified，fortification，intervention，effect，depression	0/13	3/25	3/38
婴儿低出生体重	锌，补充，补充剂，低出生体重	zinc，supplement，supplementation，fortified，fortification，intervention，effect，low birth weight，neonate	0/34	2/40	2/74
男性不育	锌，补充，补充剂，男性不育	zinc，supplement，supplementation，fortified，fortification，intervention，effect，male infertility	0/19	1/32	1/51
儿童反复呼吸道感染	锌，补充，补充剂，反复呼吸道感染	zinc，supplement，supplementation，fortified，fortification，intervention，effect，recurrentrespiratory tract infection，children	1/23	0/50	1/73
厌食	锌，补充，补充剂，厌食	zinc，supplement，supplementation，fortified，fortification，intervention，effect，anorexia，apocleisis，asitia	0/30	1/35	1/65
文献总合计			4/765	27/603	31/1368

注：纳入的糖尿病相关文献中有 2 篇英文文献与血脂异常的文献重复，故纳入的英文文献总计 27 篇，英文文献总数为 603 篇。

三、锌补充与疾病的关系

　　参照世界卫生组织（WHO）推荐的证据评价方法和标准[5]，对锌补充与相关疾病，如儿童腹泻、儿童肺炎、糖尿病、血脂异常和抑郁症关联的文献进行综合评价，而对锌补充与婴儿低出生体重、男性不育、儿童反复呼吸道感染和厌食关联的文献进行简要描述，其结果如下。

（一）锌补充与儿童腹泻

锌补充与儿童腹泻关系的研究共有 11 篇文献，包括 4 项 meta 分析和 7 项 RCT 研究。10 项研究表明补充锌能改善儿童腹泻状况。

综合研究结果显示，锌补充（2.5～45 mg/d）很可能具有辅助治疗儿童腹泻的作用，可改善腹泻症状、缩短腹泻持续时间，综合评价等级为 B 级。具体研究证据的质量及价值评价结果见表 10-2。

在锌补充与儿童腹泻关系的研究中，Zou 等[6] 于 2016 年综合了 8 项 RCT 的研究结果，该研究中涉及的总人数为 2229 例。研究结果显示，锌补充（10～40 mg/d）可减少儿童急性腹泻的持续时间（$P<0.05$）。Lazzerini 等[7] 于 2016 年综合了 33 项 RCT 的研究结果，该研究中涉及的总人数为 10 841 例。研究结果显示，6 个月以上婴幼儿补充锌（5～45 mg/d）可使腹泻持续时间缩短约半天（均数差值为 －11.46h，95％ CI － 19.72～－3.19），但在 6 个月以下婴幼儿中这种效果不明显。Lamberti 等[8] 于 2013 年综合了 104 项 RCT 的研究结果，该研究中涉及的总人数为 18 822 例。研究结果显示，锌补充（2.5～45 mg/d）可使 5 岁以下儿童急性腹泻的发病率降低 26％（95％ CI 20％～32％）。Galvao 等[11] 于 2013 年综合了 18 项 RCT 的研究结果，该研究中涉及总人数 7314 例。研究结果显示，锌补充（6～45 mg/d）有助于减少腹泻持续时间（均数差值＝－20.12h，95％ CI －29.15～－11.09），在营养不良儿童中效果尤其明显。所有纳入研究的详细信息见表 10-3。

表 10-2　锌补充与儿童腹泻关系证据分析

内容	评级	备注
证据等级	良	4 项 meta 分析，7 项 RCT 研究
一致性	良	10 项研究发现锌补充与儿童腹泻有关，1 项研究发现锌补充与儿童腹泻无关
健康影响	良	锌补充可以减轻儿童腹泻的临床症状、降低发病率和缩短住院时间
研究人群	良	中国、印度、土耳其、伊朗等国家的儿童
适用性	优	直接适用

（二）锌补充与儿童肺炎

锌补充与儿童肺炎关系的研究共有 7 篇文献，包括 2 项 meta 分析和 5 项 RCT 研究。4 项研究表明锌补充可减轻儿童肺炎的严重程度、减少住院时间和发病率等。

综合研究结果显示，锌补充（10～40 mg/d）很可能具有辅助治疗儿童肺炎的作用，可改善儿童肺炎症状、缩短肺炎康复时间，综合评价等级为 B 级。具体研究证据的质量及价值评价结果见表 10-4。

在锌补充与儿童肺炎关系的研究中，Tie 等[17] 于 2016 年综合了 9 项 RCT 的研究结果，该研究中总观察人数为 2926 例。研究结果显示，锌辅助治疗（10～20 mg/d）不能缩短重症肺炎的恢复时间［HR＝1.04，95％CI 0.90～1.19］和住院时间（HR＝1.04，95％

表10-3 锌补充与儿童腹泻的研究

作者，年度	研究类型	调查方法	例数	研究对象及年龄	摄入情况	结果	对疾病的影响
Zou, 2016[6]	meta分析（8项RCT）	试验干预	总人数2229例	腹泻患者，印度人、土耳其人和中国人，年龄2个月至5岁	在对照组常规治疗基础上加锌，10~40 mg/d,持续治疗10~14天	锌补充可减少儿童急性腹泻的持续时间	对疾病有辅助治疗作用
Lazzerini, 2016[7]	meta分析（33项RCT）	试验干预	总人数10 841例	腹泻患者，2项研究对象年龄为6个月以下，17项研究对象年龄为6个月以上，14项研究对象年龄大于1个月（包括上述两个年龄段）	在对照组加上加锌，5~45 mg/d,持续治疗10~14天	6个月以上婴幼儿锌补充可使腹泻持续时间缩短约半天（均数差值-11.46小时,95%CI-19.72~-3.19），6个月以下婴幼儿效果不明显	对疾病有辅助治疗作用
Lamberti, 2013[8]	meta分析（104项RCT）	试验干预	总人数18 822例	腹泻患者，中国人，年龄<5岁	在对照组常规治疗基础上加锌，2.5~45 mg/d,持续治疗10~14天	口服锌补充可使5岁以下儿童急性腹泻的发病率降低26%（95%CI 20%~32%）	降低疾病的发病风险
Galvao, 2013[9]	meta分析（18项RCT）	试验干预	总人数7314例	腹泻患者，印度人、土耳其人、孟加拉国人、尼泊尔人、巴西人，年龄<5岁	在对照组常规治疗基础上加锌，6~45 mg/d,持续治疗10~14天	锌有助于减少腹泻持续时间（均数差值=-20.12小时,95%CI=-29.15~-11.09），在营养不良儿童中效果尤其明显	对疾病有辅助治疗作用
Yazar, 2016[10]	RCT	试验干预	总人数165例	急性感染性腹泻患者，土耳其人，年龄6个月至10岁。观察组55例，对照组55例，益生菌组55例	在对照组常规治疗基础上加锌，15 mg/d，连续治疗5天	锌补充显著减少腹泻持续时间（试验组86.3±30.8h,对照组114.3±30.9h;P<0.001）	对疾病有辅助治疗作用
Negi, 2015[11]	RCT	试验干预	总人数134例	腹泻患者，印度人，5~12岁。锌补充组67例，男43例，女性24例；对照组67例，男40例，女27例	在对照组常规治疗基础上加锌，40 mg/d,连续治疗14天	锌补充组在腹泻治愈时间、住院时间、腹泻复发风险方面与对照组没有显著性差异（P<0.05）	对疾病无辅助治疗作用
McDonald, 2015[12]	RCT	试验干预	总人数2400例	正常婴幼儿，坦桑尼亚人，年龄6个月。锌补充组596例，平均年龄5.9(SD=0.4)个月；对照组604例，平均年龄5.9(SD=0.4)个月	在对照组常规治疗基础上加锌，6个月者补充5 mg/d,>7个月者补充10 mg/d,持续18个月	锌补充组婴幼儿各种类型的腹泻发病率均降低（RR=0.88,95%CI 0.81~0.96）	降低疾病的发病风险

作者,年度	研究类型	调查方法	例数	研究对象及年龄	摄入情况	结果	对疾病的影响
姚良爱,2014[13]	RCT	试验干预	总人数168例	腹泻患儿,年龄6个月至2岁。治疗组84例,对照组84例	在对照组常规治疗基础上加锌,6个月者补充10 mg/d,>6个月者补充20 mg/d,连续治疗10天	治疗组总有效率比对照组显著升高,呕吐消失时间、腹泻消失时间、大便恢复正常时间、纠正脱水时间、住院天数有显著性差异($P<0.05$);腹泻复发例数及发生率差异有统计学意义($P<0.05$)	对疾病有辅助治疗作用
张晓杰,2014[14]	RCT	试验干预	总人数124例	腹泻患儿,中国人。观察组62例,平均年龄1.39(SD=1.17)岁;对照组62例,平均年龄1.50(SD=1.24)岁	在对照组常规治疗基础上加锌,10 mg/d,连续治疗3个月	试验组治疗后血锌水平明显高于治疗前,且高于对照组($P<0.05$);试验组显效率70.97%,高于对照组,差异具有统计学意义;试验组平均止泻时间低于对照组($P<0.05$)	对疾病有辅助治疗作用
Malik,2013[15]	RCT	试验干预	总人数272例	腹泻患者,印度人,年龄6~11个月	在对照组常规治疗基础上加锌,20 mg/d,持续治疗2周	婴幼儿5个月内腹泻发病率减少39%,腹泻持续总天数减少39%。补充锌可降低6~11月龄婴幼儿5个月内的腹泻发病率	对疾病有辅助治疗作用
罗佳,2012[16]	RCT	试验干预	总人数136例	支气管肺炎继发腹泻患者,中国人,男82例,女54例,年龄6~36个月。两组各68例	在对照组常规治疗基础上加锌,20 mg/d,连续治疗10天	两组治疗效果比较差异有统计学意义($P<0.05$)	对疾病有辅助治疗作用

表 10-4 锌补充与儿童肺炎关系证据分析

内容	评级	备注
证据等级	良	2 项 meta 分析，5 项 RCT 研究
一致性	中	4 项研究发现锌补充与儿童肺炎有关，3 项研究发现锌补充与儿童肺炎无关
健康影响	良	锌补充可降低儿童肺炎的严重程度和发病率
研究人群	良	中国、印度、尼泊尔、孟加拉国、乌干达、伊朗、坦桑尼亚等国家的儿童
适用性	良	适用，但有个别注意事项

CI $0.83 \sim 1.13$）。Lassi 等[18]于 2016 年综合了 6 项 RCT 的研究结果，该研究中总观察人数为 5193 例。研究结果显示，锌补充（$10 \sim 20$ mg/d）使肺炎发病率降低 13%（HR＝0.87，95%CI $0.81 \sim 0.94$），并且使肺炎患病率降低 41%（HR＝0.59，95%CI $0.35 \sim 0.99$），说明锌补充与 $2 \sim 59$ 个月儿童肺炎的发病率和患病率降低之间有显著相关性。所有纳入研究的详细信息见表 10-5。

（三）锌补充与糖尿病

锌补充与糖尿病关系的研究共有 4 篇文献，包括 3 项 meta 分析和 1 项 RCT 研究。其中 3 篇文献结果显示，补充锌与糖尿病患者血糖相关指标的降低有关。

综合研究结果显示，锌补充（$9 \sim 266$ mg/d）很可能降低糖尿病患者的血糖和糖化血红蛋白水平，综合评价等级为 B 级。具体研究证据的质量及价值评价结果见表 10-6。

表 10-6 锌补充与糖尿病关系证据分析

内容	评级	备注
证据等级	良	3 项 meta 分析，1 项 RCT 研究
一致性	良	3 项研究发现锌补充与降低糖尿病患者血糖有关，1 项研究发现锌补充与降低糖尿病患者血糖无关
健康影响	良	补充锌可以降低糖尿病患者血糖
研究人群	良	美国、伊朗、韩国、印度等国家的儿童和成年人
适用性	良	适用，但有个别注意事项

在锌补充与糖尿病关系的研究，El Dib 等[24]于 2015 年综合了 3 项 RCT 的研究成果，该研究中涉及的总观察人数为 128 例。结果显示，锌补充（$30 \sim 50$ mg/d）对糖尿病患者的各项指标影响不明显，表明补充锌预防 2 型糖尿病的证据不明显。Capdor 等[25]于 2013 年综合了 14 项病例对照研究的研究成果，该研究的总观察人数为 3978 例。结果显示，糖尿病患者补充锌（$10 \sim 240$ mg/d）后，餐后血糖浓度有明显降低（-0.19mmol/L±0.08mmol/L，$P＝0.013$），糖化血红蛋白 A1c（HbA1c）呈降低趋势（-0.64%±0.36%，$P＝0.072$），血清中胰岛素浓度没有明显变化，说明锌补充有助于控制糖尿病患者的血糖浓度。Jayawardena 等[26]于 2012 年综合了 25 项 RCT 的研究成果，该研究的总观察人数为 1362 例。结果显示，锌补充组（$9 \sim 266$ mg/d）和对照组的空腹血糖平均差值为

表 10-5 锌补充与儿童肺炎的研究

作者,年度	研究类型	调查方法	例数	研究对象及年龄	摄入情况	结果	对疾病的影响
Tie, 2016[17]	meta分析(9项RCT)	试验干预	总人数 2926例	肺炎患者,印度,乌干达,尼泊尔,孟加拉国,乌干达,伊朗,2个月至5岁	在对照组综合治疗基础上加锌,10~20 mg/d,持续治疗5~14天	锌辅助治疗不能减少严重肺炎的恢复时间(HR=1.04,95%CI 0.90~1.19)和住院时间(HR=1.04,95%CI 0.83~1.13)	对疾病无辅助治疗作用
Lassi, 2016[18]	meta分析(6项RCT)	试验干预	总人数 5193例	肺炎患者,印度,秘鲁,南非,2~59个月	在对照组综合治疗基础上加锌,10~20mg/d,持续治疗4~12个月	锌补充使肺炎发病率降低13%(HR=0.87,95%CI 0.81~0.94)并使肺炎患病率降低41%(HR=0.59,95%CI 0.35~0.99)	降低疾病的发病和患病风险
Yuan, 2016[19]	RCT	试验干预	总人数 96例	重症肺炎患儿,中国,1~12个月。试验组39人,对照组34人	年龄<6个月补锌10 mg/d,>6个月者补锌20 mg/d,连续治疗10~14天	锌试验组儿童水平在平均12(SD=2)天时恢复正常,但其重大疾病评分,肺部损伤评分和住院时间与对照组没有显著性差异	对疾病无辅助治疗作用
Shehzad, 2015[20]	RCT	试验干预	总人数 300例	肺炎患者,巴基斯坦,2~23个月。试验组和对照组各150例	在对照组综合治疗基础上加锌,40 mg/d,持续治疗到出院	试验组和对照组儿童肺炎症状缓解时间分别是44.62(SD=2.56)小时和48.73(SD=3.124)小时,住院时间分别是128.31(SD=3.71)小时和137.65(SD=2.56)小时,两组之间差异有显著性(P<0.05)	对疾病有辅助治疗作用
Qasemzadeh, 2014[21]	RCT	试验干预	总人数 120例	肺炎患者,伊朗,男性69人,女性51人,3~60个月。试验组和对照组各60例	在常规治疗的基础上加锌,10 ml/d,同时给予抗生素治疗,直到出院	试验组儿童临床症状持续时间(P=0.044)和住院时间(P=0.004)显著减少	对疾病有辅助治疗作用
Fataki, 2014[22]	RCT	试验干预	总人数 94例	肺炎患者,坦桑尼亚,6~36个月。观察组48例,男性26例,女性22例;对照组46例,男性30例,女性16例	在对照组综合治疗基础上加锌,25 mg/d,持续时间从入组到出院	补充锌不能减少住院时间(HR=0.69,95%CI 0.45~1.06)或儿童住院率(HR=0.85,95%CI 0.57~1.25)	对疾病无辅助治疗作用
Srinivasan, 2012[23]	RCT	试验干预	总人数 352例	肺炎患者,乌干达,6~59个月。观察组176例,男性78例,女性78例;对照组176例,男性100例,女性76例	在对照组综合治疗基础上加锌,年龄<12个月者补锌10 mg/d,≥12个月者补锌20 mg/d,持续治疗7天	锌补充组病死率(7/176,4.0%)比对照组病死率(21/176,11.9%)低	对疾病有辅助治疗作用

－18.13 mg/ml（95％CI－33.85～－2.41，$P<0.05$），锌补充组2小时餐后血糖也明显降低－34.87 mg/ml（95％CI－75.44～5.69，$P<0.05$），说明补充锌有益于控制糖尿病患者的血糖水平。所有纳入研究的详细信息见表10-7。

（四）锌补充与血脂异常

锌补充与血脂异常关系的研究共有3篇文献，均为meta分析。2篇文献显示，补充锌与血脂异常的改善有关。

综合研究结果显示，锌补充（9～266 mg/d）可能改善血脂异常，降低血脂中的总胆固醇、低密度脂蛋白和甘油三酯，综合评价等级为C级。具体研究证据的质量及价值评价结果见表10-8。

表 10-8　锌补充与血脂异常关系证据分析

内容	评级	备注
证据等级	良	3项meta分析
一致性	中	2项研究发现锌补充与改善血脂异常有关，1项研究发现锌补充与改善血脂异常无关
健康影响	中	补充锌可以改善血脂异常
研究人群	良	伊朗、美国、韩国、中国等国家的儿童和成年人
适用性	中	适用，但有许多注意事项

Ranasinghe等[28]于2015年综合24篇文献的研究成果，其中有20项研究是RCT，该研究中总观察人数为14 515例。结果显示，锌补充组（15～266 mg/d）和对照组总胆固醇、高密度脂蛋白、低密度脂蛋白的平均差值有统计学意义（$P<0.05$），说明锌补充可显著降低总胆固醇、低密度脂蛋白和甘油三酯，提示锌补充有助于降低血脂指标。在锌补充与血脂异常关系的研究中，El Dib等[24]于2015年综合了3项RCT中关于锌补充与糖尿病关系的研究成果，同时也关注了糖尿患者的血脂指标，该研究中涉及的总观察人数有128例。结果显示，锌补充（30～50 mg/d）对糖尿病患者的各项血脂指标没有显著影响。Jayawardena等[26]于2012年综合了25项关于锌补充与糖尿病关系的研究成果，其中有8项研究也关注了糖尿患者的血脂指标，观察人数共有373例。结果显示，锌补充组（9～266 mg/d）和对照组总胆固醇和低密度脂蛋白的平均差值有统计学意义（$P<0.05$），说明补充锌有益于改善血脂指标。所有纳入研究的详细信息见表10-9。

（五）锌补充与抑郁症

锌补充与抑郁症关系的研究共有3篇文献，包括2项meta分析和1项RCT研究。3项研究的分析结果均显示，补充锌与抑郁症状的改善有关。

综合研究结果显示，锌补充（7～25 mg/d）很可能有助于减轻抑郁症状，降低抑郁患者的抑郁症状评分，综合评价等级为B级。具体研究证据的质量及价值评价结果见表10-10。

表10-7　锌补充与糖尿病的研究

作者,年度	研究类型	调查方法	例数	研究对象及年龄	摄入情况	结果	对疾病的影响
El Dib, 2015[24]	meta分析(2项RCT和1项非RCT)	试验干预	总人数128例	墨西哥男性14例,21~30岁,糖尿病前期;巴西糖耐量正常的肥胖女性56例,年龄25~45岁;伊朗糖尿病患者一级亲属58人,超重和肥胖者,平均年龄37.6(SD=7.4)岁	锌40 mg/d持续4周,30 mg/d持续4周,50 mg/d持续12周	锌补充组的胰岛素抵抗以及血脂指标如总胆固醇、高密度脂蛋白、低密度脂蛋白、甘油三酯与对照组比较没有明显差别	对疾病无辅助治疗作用
Capdor, 2013[25]	meta分析(14项RCT)	试验干预	总人数3978例	新加坡、叙利亚、伊朗、韩国、秘鲁、巴西、法国、墨西哥、伊拉克、捷克、印度、泰国、1型和2型糖尿病患儿至64岁成人	锌10~240 mg/d,持续1.4~16周	补充锌后餐后血糖浓度明显降低(-0.19 mmol±0.08 mmol/L,$P=0.013$),糖化血红蛋白有降低趋势($-0.64\%\pm0.36\%$,$P=0.072$),胰岛素浓度没有显著改变	对疾病有辅助治疗作用
Jayawardena, 2012[26]	meta分析(25项RCT)	试验干预	总人数1362例	伊朗、突尼斯、美国、墨西哥、巴西、法国、印度、孟加拉、叙利亚、以色列、新加坡,1型糖尿病患者103例,2型糖尿病患者1259例	锌9~266 mg/d,持续3周至6个月	锌补充组和对照组的空腹血糖均值差为-18.13 mg/dl($95\%CI-33.85\sim-2.41$,$P<0.05$);锌补充组餐后2小时血糖有显著降低(-34.87 mg/dl,$95\%CI-75.44\sim5.69$);糖化血红蛋白显著降低(-0.54%,$95\%CI-0.86\%\sim-0.21\%$);总胆固醇和低密度脂蛋白也明显降低($P<0.05$)	对疾病有辅助治疗作用
Foroozanfard, 2015[27]	RCT	试验干预	总人数52例	伊朗多囊卵巢综合征女性,14~40岁	锌50 mg/d,持续8周	锌补充组餐后血糖(-4.3 ± 9.6 mg/dl)、血清胰岛素(-3.0 ± 2.9 μIU/ml)、稳态模型评估胰岛素抵抗指数(-0.8 ± 0.8)、稳态模型评估β细胞功能和定量胰岛素敏感性检测指数均明显降低	对疾病有辅助治疗作用

表 10-9 锌补充与血脂异常的研究

作者,年度	研究类型	调查方法	例数	研究对象及年龄	摄入情况	结果	对疾病的影响
Ranasinghe, 2015[28]	meta 分析（22 项 RCT 和 2 项队列研究）	试验干预	总人数 14 515 例	伊朗,美国,法国,澳大利亚,叙利亚,伊拉克,印度,韩国,中国,墨西哥,新加坡,健康者,2 型糖尿病患者,肥胖者,肾功能衰竭血液透析患者和缺血性心脏病患者,年龄 6~106 岁	锌 15~266 mg/d,持续时间 1 个月至 7.5 年	锌补充组和对照组总胆固醇的平均差值为 -10.92 mg/dl (95% CI -15.33~-6.52,P<0.0001),高密度脂蛋白的平均差值为 2.12 mg/dl(95%CI 0.74~4.98,P=0.15),低密度脂蛋白的平均差值为 -6.87 mg/dl(95%CI -11.16~-2.58,P<0.001),甘油三酯的平均差值为 -10.92 mg/dl (95%CI -18.56~-3.28,P<0.01)	对疾病有辅助治疗作用
El Dib, 2015[24]	meta 分析（2 项 RCT 和 1 项非 RCT）	试验干预	总人数 128 例	墨西哥糖尿病前期男性 14 例,21~30 岁;巴西葡萄糖耐量正常的肥胖女性 56 例,年龄 25~45 岁;伊朗糖尿病者一级亲属 58 人,超重和肥胖者,平均年龄 37.6(SD=7.4)岁	锌 40 mg/d 持续 4 周,30 mg/d 持续 4 周,50 mg/d 持续 12 周	锌补充组血脂指标如总胆固醇,高密度脂蛋白,低密度脂蛋白,甘油三酯与对照组比较没有显著性差异	对疾病无辅助治疗作用
Jayawardena, 2012[26]	meta 分析（8 项 RCT）	试验干预	总人数 373 例	伊朗,斯里兰卡,伊拉克,墨西哥,新加坡,2 型糖尿病患者	锌 9~266 mg/d,持续 1.5~6 个月	锌补充组和对照组总胆固醇的平均差值为 -32.37 mg/dl(95%CI -57.39~-7.35,P<0.05),低密度脂蛋白的平均差值为 -11.19 mg/dl(95%CI -21.14~-1.25,P<0.05)	对疾病有辅助治疗作用

表 10-10　锌补充与抑郁症关系证据分析

内容	评级	备注
证据等级	良	2 项 meta 分析，1 项 RCT 研究
一致性	优	3 项研究发现补充锌与抑郁症状的改善有关
健康影响	优	补充锌有助于减轻抑郁症状，降低抑郁患者的抑郁症状评分
研究人群	良	伊朗、美国、韩国、中国等国家成年人
适用性	良	适用，但有个别注意事项

　　Lomagno 等[29]于 2014 年综合了 3 项 RCT 的研究成果，该研究涉及的观察人数有 140 例，年龄 18～57 岁。结果显示，锌补充（7～25 mg/d）有助于治疗抑郁症状。Lai 等[30]于 2012 年综合了 4 项 RCT 的研究成果，该研究中涉及的总观察人数有 479 例。结果显示，锌补充（7～25 mg/d）可显著降低抑郁患者的抑郁症状评分（$P<0.05$），说明锌补充作为抗抑郁的干预方法或传统抗抑郁药物治疗的辅助用药对治疗抑郁症都有潜在的效用。Ranjbar 等[31]于 2013 年在伊朗对 44 例重症抑郁患者开展了一项随机对照研究，研究对象年龄 18～55 岁；治疗组在抗抑郁治疗同时补充锌 25 mg/d，持续治疗 12 周。结果显示，与对照组相比锌补充组研究对象在第 6 周和第 12 周的贝克（Beck）测试平均评分显著减少（$P<0.01$），Beck 抑郁自评量表的平均评分也显著降低（$P<0.05$），提示锌补充联合抗抑郁药改善抑郁症状的效果比安慰剂加抗抑郁药的效果更好。所有纳入研究的详细信息见表 10-11。

（六）锌补充与其他疾病

　　以下锌补充与疾病关系的研究报道较少，不再一一列表说明。

1. 锌补充与婴儿低出生体重

　　锌补充与婴儿低出生体重关系的研究共有 2 篇文献，均为 RCT 研究。Ram Kumar 等[32]于 2012 年进行了 1 项 RCT 研究，该研究中总观察人数为 91 例，极低出生体重婴儿每天服用 1 ml 硫酸锌口服液（按锌计 10 mg/d），持续 60 天。研究结果显示，与对照组相比，锌补充（10 mg/kg）3 个月后，婴儿线性生长速度显著加快（0.98±0.12 cm/w，$P<0.001$）。结果提示，锌补充 10 mg/kg 有助于加快极低出生体重婴儿婴儿期的线性生长速度。El-Farghali 等[33]于 2012 年进行了 1 项 RCT 研究，该研究中总观察人数为 200 例。低出生体重婴儿每天服用 2% 锌口服液（按锌计 10 mg/d），持续 6 个月。研究结果显示，补充锌（10 mg/kg）6 个月和 12 个月后，除了肩胛下皮褶厚度，婴儿体重、身长、臀围、腰围、胸围、上臂围、肱三头肌皮褶厚度显著高于安慰剂对照组。锌补充 6 个月后，婴儿胰岛素样生长因子-1 水平显著升高。锌补充 12 个月后，与较小年龄孕妇的婴儿相比，适龄期孕妇的婴儿赶上生长效应显著更优。结果提示，低出生体重婴儿在早期口服锌补充剂有助于赶上生长。

2. 锌补充与男性不育

　　锌补充与男性不育关系的研究有 1 篇文献，为 meta 分析。Zhao 等[34]于 2016 年综合

表 10-11 锌补充与抑郁症的研究

作者,年度	研究类型	调查方法	例数	研究对象及年龄	摄入情况	结果	对疾病的影响
Lomagno, 2014[29]	meta分析 (3项RCT)	试验干预	总人数 140例	波兰,日本的成年男性和女性,年龄范围18~57岁	在抗抑郁药物治疗的基础上或只在补充复合维生素的基础上,补充锌7~25 mg/d,持续10~12周	锌补充组显著降低汉密尔顿(Hamilton)抑郁量表和Beck抑郁量表评分数(P<0.05)	对疾病有辅助治疗作用
Lai, 2012[30]	meta分析 (4项RCT)	试验干预	总人数 479例	波兰,日本和危地马拉等国家的青少年和成年人,年龄范围15~49岁	在抗抑郁药物治疗的基础上补锌或锌单独治疗,补充锌7~25 mg/d,持续10~12周	锌补充组显著降低Hamilton抑郁量表、POMSD抑郁量表等量表的评分数(P<0.05)	对疾病有辅助治疗作用
Ranjbar, 2013[31]	RCT	试验干预	总人数 44例	伊朗成年男性和女性,年龄18~55岁	在抗抑郁药物治疗同时,补充锌25 mg/d,持续时间12周	锌补充组的Beck抑郁量表评分数在第6周和第1周比对照组显著降低(P<0.01)	对疾病有辅助治疗作用

了 20 项研究的结果，其中有 17 项研究比较了不育男性和正常男性精液中的锌浓度，有 6 项为病例对照研究，涉及的观察人数有 3527 例。结果显示，不育男性精液中的锌浓度显著低于正常对照组（SMD＝－0.64，95％CI －1.01～－0.28），锌补充显著增加精子容量（SMD＝－0.99，95％CI －1.60～－0.38）、精子活动力（SMD＝－1.82，95％CI －2.63～－1.01）和正常精子形态的百分比（SMD＝－0.75，95％CI －1.37～－0.14），说明锌补充可显著优化不育男性的精子质量，改善生育功能。

3. 锌补充与儿童反复呼吸道感染

锌补充与儿童反复呼吸道感染关系的研究有 1 篇文献，为 RCT 研究。蔡东黎等[35]于 2015 年进行了 1 项 RCT 研究，该研究中总观察人数为 76 例，反复呼吸道感染患儿在对照组治疗的基础上加甘草锌颗粒，锌元素 0.5～1.0 mg/（kg·d），持续治疗 2～3 个月。研究结果显示，试验组患儿的呼吸道感染次数、哮喘发作天数及抗菌药物使用天数均低于对照组（$P < 0.05$）；干预后，试验组与对照组患儿 IgA 和 IgG 浓度比较，差异均有统计学意义。

4. 锌补充与厌食

锌补充与厌食关系的研究共 1 篇文献，为 RCT 研究。Khademian 等[36]于 2017 年对伊朗 77 例 2～6 岁厌食儿童进行了一项随机对照研究，锌补充组每天口服锌 10 mg，持续 12 周。结果显示，儿童补充锌后，儿童饮食行为量表（CEBQ）得分增加，能量摄入量显著增加。该研究表明，锌补充对改善能量摄入和厌食评分有明显效果。

四、结论

综合评价的结果显示，锌补充（2.5～45 mg/d）很可能对儿童腹泻有辅助治疗的作用，可改善腹泻症状、缩短腹泻时间，综合评价等级为 B 级；锌补充（10～40 mg/d）很可能对儿童肺炎有辅助治疗的作用，可改善肺炎症状、缩短肺炎康复时间，综合评价等级为 B 级；锌补充（9～266 mg/d）很可能降低糖尿病患者的血糖和糖化血红蛋白水平，综合评价等级为 B 级；锌补充（9～266 mg/d）可能改善血脂异常，降低总胆固醇、低密度脂蛋白和甘油三酯，综合评价等级为 C 级；锌补充（7～25 mg/d）很可能减轻抑郁症状、降低抑郁患者的抑郁症状评分，综合评价等级为 B 级；对于其他疾病，如婴儿低出生体重、男性不育、儿童反复呼吸道感染和厌食等，研究报道较少，未进行证据体综合评价。

本次锌补充与疾病关系的研究存在一定的局限性：①参考的文献为 2012 年 1 月至 2017 年 11 月期间发表的文献，查阅范围有限，相关疾病的文献数量不足，证据不够充分。为得到更确切的结论，还需依据更多的研究进一步评估锌补充与疾病的关系。②锌补充与糖尿病和抑郁症关系的研究中文文献较少，限制了研究结果在中国人群中的适用性。③锌补充与各个疾病关系的研究中，锌多数作为辅助性治疗，单独作为药物治疗疾病较少。因此，此研究结果在实际应用时仍应根据具体情况加以分析对待。

（杨丽琛　吴景欢）

参考文献

［1］中国营养学会. 中国居民膳食营养素参考摄入量（2013 版）［M］. 北京：科学出版社，2014.

［2］Black R E，Allen L H，Bhutta Z A，et al. Maternal and child undernutrition：global and regional exposures and health consequences［J］. Lancet，2008，371：243-260.

［3］葛可佑. 中国营养科学全书［M］. 北京：人民卫生出版社，2004.

［4］国家卫生计生委疾病控制局. 中国居民营养与慢性病状况报告（2015 年）［M］. 北京：人民卫生出版社，2016.

［5］World Health Organization. WHO handbook for guideline development［M］. 2012.

［6］Zou T T，Mou J，Zhan X. Zinc supplementation in acute diarrhea［J］. Indian J Pediatr，2015，82（5）：415-420.

［7］Lazzerini M，Wanzira H. Oral zinc for treating diarrhoea in children［J］. Cochrane Db Syst Rev，2016，20（12）：1-130.

［8］Lamberti L M，Walker C L，Chan K Y，et al. Oral zinc supplementation for the treatment of acute diarrhea in children：a systematic review and meta-analysis［J］. Nutrients，2013，5（11）：4715-4740.

［9］Galvao T F，Thees M F，Pontes R F，et al. Zinc supplementation for treating diarrhea in children：a systematic review and meta-analysis［J］. Rev Panam Salud Publica，2013，33（5）：370-377.

［10］Yazar A S，Güven Ş，Dinleyici E C. Effects of zinc or synbiotic on the duration of diarrhea in children with acute infectious diarrhea［J］. Turk J Gastroenterol，2016，27（6）：537-540.

［11］Negi R，Dewan P，Shah D，et al. Oral zinc supplements are ineffective for treating acute dehydrating diarrhoea in 5-12-year-olds［J］. Acta Paediatr，2015，104（8）：e367-e371.

［12］McDonald C M，Manji K P，Kisenge R，et al. Daily zinc but not multivitamin supplementation reduces diarrhea and upper respiratory infections in Tanzanian infants：a randomized，double-blind，placebo-controlled clinical trial［J］. J Nutr，2015，145（9）：2153-2160.

［13］姚良爱，杨新兰. 葡萄糖酸锌治疗小儿冬季腹泻疗效观察［J］. 中国医学工程，2014，22（7）：7-8.

［14］张晓杰，李玥. 婴幼儿腹泻血清锌含量变化及补锌治疗临床疗效观察［J］. 中国妇幼保健，2014，29（29）：4772-4773.

［15］Malik A，Taneja D K，Devasenapathy N，et al. Short-course prophylactic zinc supplementation for diarrhea morbidity in infants of 6 to 11months［J］. Pediatrics，2013，132（1）：46-52.

［16］罗佳，陈琪玮，曲华，等. 葡萄糖酸锌治疗支气管肺炎继发腹泻临床意义［J］. 中国全科医学，2012，15（15）：1748-1749.

［17］Tie H T，Tan Q，Luo M Z，et al. Zinc as an adjunct to antibiotics for the treatment of severe pneumonia in children ＜5 years：meta-analysis of randomized-controlled trials［J］. Br J Nutr，2016，14，115（5）：807-816.

［18］Lassi Z S，Moin A，Bhutta Z A. Zinc supplementation for the prevention of pneumonia in children aged 2 months to 59 months［J］. Cochrane Db Syst Rev，2016，4（12）：1-39.

［19］Yuan X，Qian S Y，Li Z，et al. Effect of zinc supplementation on infants with severe pneumonia［J］. World J Pediatr，2016，12（2）：166-169.

［20］Shehzad N，Anwar M I，Muqaddas T. Zinc supplementation for the treatment of severe pneumonia in hospitalized children：a randomized controlled trial［J］. Sudan J Paediatr，2015，15（1）：37-41.

［21］Qasemzadeh M J，Fathi M，Tashvighi M，et al. The effect of adjuvant zinc therapy on recovery from pneumonia in hospitalized children：a double-blind randomized controlled trial［J］. Scientifica，

2014，5（1）：1-4.

［22］Fataki M R，Kisenge R R，Sudfeld C R，et al. Effect of zinc supplementation on duration of hospitalization in Tanzanian children resenting with acute pneumonia［J］. J Trop Pediatr，2014，60（2）：104-111.

［23］Srinivasan M G，Ndeezi G，Mboijana C K，et al. Zinc adjunct therapy reduces case fatality in severe childhood pneumonia：a randomized double blind placebo-controlled trial［J］. BMC Med，2012，8（10）：14.

［24］El Dib R，Gameiro O L，Ogata M S，et al. Zinc supplementation for the prevention of type 2 diabetes mellitus in adults with insulin resistance［J］. Cochrane Db Syst Rev，2015，28（5）：1-42.

［25］Capdor J，Foster M，Petocz P，et al. Zinc and glycemic control：meta-analysis of randomised placebo controlled supplementation trials in humans［J］. J Trace Elem Med Biol，2013，27（2）：137-142.

［26］Jayawardena R，Ranasinghe P，Galappatthy P，et al. Effects of zinc supplementation on diabetes mellitus：a systematic review and meta-analysis［J］. Diabetol Metab Syndr，2012，194（1）：1-12.

［27］Foroozanfard F，Jamilian M，Jafari Z，et al. Effects of zinc supplementation on markers of insulin resistance and lipid profiles in women with polycystic ovary syndrome：a randomized，double-blind，placebo-controlled trial［J］. Exp Clin Endocr Diab，2015，123（4）：215-220.

［28］Ranasinghe P，Wathurapatha W S，Ishara M H，et al. Effects of zinc supplementation on serum lipids：a systematic review and meta-analysis［J］. Nutr Metab，2015，4（12）：1-16.

［29］Lomagno K A，Hu F，Riddell L J，et al. Increasing iron and zinc in pre-menopausal women and its effects on mood and cognition：a systematic review［J］. Nutrients，2014，6（11）：5117-5141.

［30］Lai J，Moxey A，Nowak G，et al. The efficacy of zinc supplementation in depression：systematic review of randomised controlled trials［J］. J Affect Disord，2012，136（1-2）：e31-39.

［31］Ranjbar E，Kasaei M S，Mohammad-Shirazi M，et al. Effects of zinc supplementation in patients with major depression：a randomized clinical trial［J］. Iran J Psychiatry，2013，8（2）：73-79.

［32］Ram Kumar T V，Ramji S. Effect of zinc supplementation on growth in very low birth weight infants［J］. J Trop Pediatr，2012，58（1）：50-54.

［33］El-Farghali O，El-Wahed M A，Hassan N E，et al. Early zinc supplementation and enhanced growth of the low-birth weight neonate［J］. Open Access Maced J Med Sci，2015，3（1）：63-68.

［34］Zhao J，Dong X，Hu X，et al. Zinc levels in seminal plasma and their correlation with male infertility：a systematic review and meta-analysis［J］. Sci Rep，2016，2（6）：22386.

［35］蔡东黎，王雅丽，龚敏莉. 支气管哮喘反复呼吸道感染患儿补锌治疗的临床疗效评价［J］. 中华医院感染学杂志，2015，25（16）：3819-3820.

［36］Khademian M，Farhangpajouh N，Shahsanaee A，et al. Effects of zinc supplementation on subscales of anorexia in children：a randomized controlled trial［J］. Pak J Med Sci，2014，30（6）：1213-1217.

第十一章　硒补充与疾病改善

一、引言

1918年，瑞典化学家发现并且命名了元素硒（Se）。直至20世纪60年代，硒被明确列入人体必需微量元素。人体硒总量受到膳食硒摄入量的影响，范围为2.3～20.3 mg。人体内大部分硒主要以两种形式存在。一方面来自膳食硒蛋氨酸，其在机体内不能合成，作为一种非调节性储存形式存在，当膳食中硒供给中断时，硒蛋氨酸可向机体提供硒。另一形式是硒蛋白中的硒半胱氨酸，为具有生物活性的化合物。硒在人体各组织器官分布不均匀，肌肉、肝、肾和血浆含硒量丰富，硒含量占总硒量的60%以上，脾、胰和其他组织含硒量较少[1]。小肠是硒的主要吸收部位。硒经过肠道吸收后很快被血中红细胞摄取，通过谷胱甘肽和谷胱甘肽还原酶参与的一系列还原反应，将硒还原为硒化氢，成为硒蛋白合成中的活性硒源[2]。人体吸收的大部分硒代谢后通过尿液排出，肾排泄的硒占总排硒量的55%～60%，且相当稳定，另外有少量经粪便、汗液和毛发排泄至体外。硒的吸收、代谢和排泄共同维持了人体内部的硒稳态。

硒在人体内具有多种生理功能[3]。硒和碘一样对甲状腺素的分泌和代谢具有重要作用，存在于甲状腺素中的硒蛋白对维持其氧化还原反应和甲状腺激素合成两个代谢活动至关重要。硒元素是谷胱甘肽过氧化物酶、硫氧还原酶的活性成分，可以缓解糖尿病患者胰岛的氧化应激。硒能促进淋巴细胞的转化和提高巨噬细胞的吞噬能力，使自然杀伤细胞活性增强，从而使机体的抗体形成增多，提高机体的细胞免疫功能。硒可以提高谷胱甘肽过氧化物酶与超氧化物歧化酶活性，直接限制了活性氧、脂质过氧化物和氧自由基的水平，从而保护心肌细胞。硒能够保护软骨细胞，维持软骨细胞基质的正常代谢。此外，硒还能影响癌基因的表达，降低癌症的发病风险。

人体内的硒全部来自膳食摄入，食物中有20多种有机或无机硒化合物，主要是硒蛋氨酸和硒半胱氨酸。总体看来，我国约2/3的地区、近7亿人口缺硒，共有22个省、72%的县处于缺硒状态（土壤硒水平低于0.1 mg/kg）。因此，我国硒的平均摄入量远没有达到《中国居民膳食营养素参考摄入量（2013版）》中每天每人60 μg的膳食推荐量。国内外研究结果表明，人体低硒水平与多种疾病相关，包括2型糖尿病、心血管疾病、癌症等疾病。同时，硒缺乏还是克山病、大骨节病等疾病的明确危险因素。由于食物来源的硒受到地理环境的限制，硒补充剂是目前解决硒缺乏问题的有效方法之一。

目前，硒补充剂可以分为两类：一类是无机硒，如亚硒酸钠、硒酸钠；另一类是有机硒，包括有机硒制剂、富硒地区出产的天然产物，以及人工生物转化的各种动、植物和微生物产品，如硒代蛋氨酸、富硒鸡蛋、富硒茶叶、富硒水稻、富硒酵母、富硒灵芝、富硒螺旋藻等。有机硒补充剂，特别是富含硒代氨基酸的产品，在毒理安全性、生理活性和吸收率上更具优势。有机硒补充剂代替无机硒补充剂已经成为一种趋势，因此，这类产品的开发与研究一直广为关注。常用的补硒方法有 3 种：第一，富硒植物与富硒动物食品，前者的获得是通过施加无机硒肥料或者植物在天然富硒环境中生长，后者的获得是通过饲喂含硒饲料或动物在天然富硒环境中生长；第二，药物或膳食补充剂，这些补充剂添加了有机硒或无机硒；第三，富硒微生物，主要包括富硒酵母和富硒乳酸菌，富硒酵母是当前使用最广泛的补硒形式之一。但值得注意的是，硒缺乏和硒中毒之间硒的摄入范围比较窄，硒摄入量超过 $400\sim450\ \mu g/d$ 或血液中硒浓度超过 $1000\ ng/mL$ 时即对机体具有潜在的毒性作用。硒摄入过量会导致中毒症状或疾病，包括恶心、呕吐、指甲变色或变脆甚至脱落、脱发、疲劳、烦躁、皮肤或呼吸有大蒜气味。因此，如何科学补硒已然成为补硒过程中面临的重大问题。

本章通过检索国内外相关文献，探究硒补充与自身免疫性甲状腺疾病、败血症、2 型糖尿病、心血管疾病、前列腺癌、全因死亡、大骨节病之间的关系，为硒补充剂的科学使用奠定基础。

二、证据收集方法

本研究围绕硒补充与自身免疫性甲状腺疾病、败血症、2 型糖尿病、心血管疾病、前列腺癌、全因死亡、大骨节病的关系进行系统性文献检索，检索数据库包括外文数据库（PubMed 等）和中文数据库（中国知网等），起止时间为 2012 年 1 月 1 日至 2017 年 11 月 30 日。根据检索词和起止时间范围，共检索出 8339 篇文献，其中中文文献 7230 篇，外文文献 1109 篇。

根据总体要求和排除标准，排除动物实验、细胞实验、纯膳食硒摄入、仅直接供给自然食物的肠内营养、滴眼液或局部外敷等非肠外营养接触途径、质量较低的文献后，共有 52 篇文献作为本次研究的主要证据，其中中文文献 5 篇，英文文献 47 篇。硒补充与相关疾病，如自身免疫性甲状腺疾病、败血症、2 型糖尿病、心血管疾病、前列腺癌、全因死亡、大骨节病的中英文检索词、文献数量见表 11-1。

三、硒补充与疾病的关系

参照世界卫生组织（WHO）推荐的证据评价方法和标准[4]，对硒补充与自身免疫性甲状腺疾病、败血症、2 型糖尿病、心血管疾病、前列腺癌、全因死亡、大骨节病关联的文献进行综合评价，其结果如下。

（一）硒补充与自身免疫性甲状腺疾病

硒补充与自身免疫性疾病关系的研究共有 18 篇文献，包括 2 项系统综述、1 项 meta 分析和 15 项 RCT 研究。11 篇文献显示硒补充可以辅助治疗自身免疫性甲状腺疾病，7 篇文献显示硒补充对自身免疫性甲状腺疾病无辅助治疗作用。

表 11-1 硒补充与相关疾病检索情况

| 疾病 | 检索词 | | 文献数（纳入/总） | | |
	中文检索词	英文检索词	中文	英文	合计
自身免疫性甲状腺疾病	硒，补充，强化，自身免疫性甲状腺疾病，桥本甲状腺炎，Graves	selenium,supplement,fortified,fortification,intervention,effect,thyroiditis,thyroid,Graves,Hashimoto's	3/372	15/171	18/543
败血症	硒，补充，强化，败血症	selenium,supplement,fortified,fortification,intervention,effect,sepsis	0/205	9/50	9/255
2型糖尿病	硒，补充，强化，2型糖尿病，非胰岛素依赖型糖尿病	selenium,supplement,fortified,fortification,intervention,effect,diabetes	0/912	8/204	8/1116
心血管疾病	硒，补充，强化，心血管疾病，冠心病	selenium, supplement, fortified, fortification, intervention, effect, cardiovascular,coronary	0/1865	6/275	6/2140
前列腺癌	硒，补充，强化，前列腺癌，前列腺肿瘤	selenium,supplement,fortified,fortification,intervention,effect,prostate cancer, prostate carcinoma, prostate tumors,prostate neoplasm	0/609	5/117	5/726
全因死亡	硒，补充，强化，死亡	selenium, supplement, fortified, fortification, intervention, effect, death,mortality	0/3049	5/270	5/3319
大骨节病	硒，补充，强化，大骨节病	selenium, supplement, fortified, fortification, intervention, effect, Kashin-Beck	2/218	3/26	5/244
文献总合计			5/7230	47/1109	52/8339

注：纳入的前列腺癌相关文献中1篇英文文献与心血管疾病的文献重复，全因死亡相关文献中有2篇英文文献与心血管疾病的文献重复、有1篇英文文献与前列腺癌的文献重复，故纳入的英文文献总计47篇，英文文献总数为1109篇。

综合研究结果显示，硒补充（60～300 μg/d）很可能对自身免疫性甲状腺疾病有辅助治疗作用，综合评价等级为B级。具体研究证据的质量及价值评价结果见表11-2。

表 11-2 硒补充与自身免疫性甲状腺疾病关系证据分析

内容	评级	备注
证据等级	良	18篇文献的平均评分为10.1分
一致性	中	61.1%（11篇）的文献研究结果一致
健康影响	中	61.6%（11篇）的文献研究表明硒补充可以辅助性治疗自身免疫性甲状腺疾病，38.4%（7篇）的文献研究表明硒补充对自身免疫性甲状腺疾病无辅助性治疗作用
研究人群	良	27.8%（5篇）的文献研究为中国人群
适用性	良	适用，但有个别注意事项

在硒补充与自身免疫性甲状腺疾病关系的研究中，Wichman等[5]进行的系统综述纳入16项RCT研究，包括奥地利、巴西、波兰、德国、荷兰、捷克、土耳其、希腊、匈牙利、意

大利、印度的 1496 例研究对象。研究结果表明，在左甲状腺素治疗人群中，3、6、12 个月的硒补充显著降低了血清甲状腺过氧化物酶抗体（TPOAb，$P<0.0001$）；在未给予左甲状腺素治疗人群中，只有 3 个月的硒补充显著降低了血清 TPOAb（$P<0.0001$）。结果表明，硒补充对自身免疫性甲状腺疾病具有辅助治疗作用。Pirola 等[6]对 196 例意大利自身免疫性甲状腺患者进行 RCT 研究，98 例患者给予 83 μg/d 硒补充（硒代蛋氨酸），98 例患者未给予硒补充。相比于对照组，3 个月的硒补充显著增加了患者甲状腺功能恢复至正常的概率（$P<0.0001$），结果表明硒补充对自身免疫性甲状腺炎具有辅助治疗作用。贾克宝等[7]对 118 例中国桥本甲状腺炎患者进行 RCT 研究，59 例患者给予 200 μg/d 硒补充（硒酵母），59 例患者未给予硒补充。相比于对照组，6 个月硒补充显著降低患者 TPOAb、抗甲状腺球蛋白抗体（TGAb）水平（$P<0.01$），但是对甲状腺功能改善无明显影响，表明硒补充对自身免疫性甲状腺炎具有辅助治疗作用。所有纳入研究的详细信息见表 11-3。

（二）硒补充与败血症

硒补充与败血症关系的研究共有 9 篇文献，包括 3 项 meta 分析、5 项 RCT 研究和 1 项回顾性队列研究。2 篇文献显示硒补充可以降低败血症的死亡风险，1 篇文献显示硒补充可以降低新生儿败血症的发病风险，2 篇文献显示硒补充对败血症具有辅助治疗作用，4 篇文献显示硒补充对败血症无辅助治疗作用。

综合研究结果显示，硒补充（新生儿 10 μg/d，成人 30～2000 μg/d）可能降低败血症死亡风险、预防新生儿败血症的发生和辅助治疗败血症，综合评价等级为 C 级。具体研究证据的质量及价值评价结果见表 11-4。

表 11-4　硒补充与败血症关系证据分析

内容	评级	备注
证据等级	良	9 篇文献的平均评分为 10.11 分
一致性	中	55.6%（5 篇）的文献研究结果一致
健康影响	中	55.6%（5 篇）的文献研究结果表明硒补充对败血症具有保护性作用，44.4%（4 篇）的文献表明硒补充对败血症无辅助治疗作用
研究人群	中	33.3%（3 篇）的文献为亚洲人群
适用性	中	适用，但有许多注意事项

在硒补充与败血症关系的研究中，Huang 等[23]进行的 meta 分析纳入 9 项 RCT 研究，包括德国、法国、捷克、墨西哥、瑞士、乌拉圭、英国的 965 例研究对象。相对于对照组，硒补充组的败血症患者死亡风险为 0.83（95%CI 0.70～0.99），表明硒补充显著降低了败血症患者的死亡风险。Chelkeba 等[24]对 54 例伊朗机械通气的败血症患者开展 RCT 研究，29 例给予硒补充（6 小时内补充 2000 μg 亚硒酸钠，之后的 13 天按 1500 μg/d 亚硒酸钠进行补充），25 例不给予硒补充。相对于对照组，硒补充降低了机械通气相关肺炎的发生率（$P=0.023$），增加了谷胱甘肽还原酶活性，因此，硒补充可以辅助治疗败血症。Sakr 等[25]进行了一项回顾性队列研究，队列包括 1047 例严重的德国败血症患者。硒补充组给予 1000 μg/d 的硒，对照组未补充硒。相对于对照组，硒补充组的院内死亡风险为

表11-3　硒补充与自身免疫性甲状腺疾病关系证据分析

作者，年度	研究类型	调查方法	例数	研究对象及年龄	摄入情况	结果	对疾病的影响
Winther, 2016[8]	系统综述，纳入11项RCT研究	—	总人数679例	奥地利、巴西、波兰、意大利、德国、荷兰、希腊，自身免疫性甲状腺炎患者，平均40~48岁	对照组:0 μg/d 试验组:80~200 μg/d 亚硒酸钠或硒代蛋氨酸	3,6和12个月的硒补充对促甲状腺激素、健康相关的生活质量以及甲状腺超声的影响无统计学意义	对自身免疫性甲状腺病无辅助治疗作用
Wichman, 2016[5]	系统综述，纳入16项RCT研究	—	总人数1496例	奥地利、巴西、波兰、德国、荷兰、捷克、土耳其、希腊、匈牙利、印度、慢性自身免疫性甲状腺炎患者，平均37~48岁	对照组:0 μg/d 试验组:80~200 μg/d 亚硒酸钠或硒代蛋氨酸	在左旋甲状腺素治疗人群中,3,6,12个月的硒补充显著降低了血清TPOAb($P<0.0001$);在未给予左旋甲状腺素治疗人群中,只有3个月的硒补充显著降低了血清TPOAb($P<0.0001$)	对自身免疫性甲状腺疾病有辅助治疗作用
Fan, 2014[9]	meta分析，纳入9项RCT研究	—	总人数787例	奥地利、土耳其、希腊、匈牙利、中国,慢性自身免疫性甲状腺炎患者,19~85岁	对照组:0 μg/d 试验组:200 μg/d 亚硒酸钠或硒代蛋氨酸	6个月和12个月的硒补充显著降低了TPOAb滴度($P=0.023$),12个月的硒补充显著降低了TGAb滴度($P<0.001$);硒补充可能改善患者的情绪或幸福感($P=0.045$)	对自身免疫性甲状腺病有辅助治疗作用
Yu, 2017[10]	RCT	试验干预	总人数60例	中国,慢性淋巴性甲状腺炎患者,对照组39.50±15.12岁,试验组34.12±12.70岁	对照组:0 μg/d 试验组:200 μg/d 硒酵母	与对照组相比,3个月的硒补充显著降低了TPOAb($P=0.002$)、TGAb($P=0.015$)和白介素-2(IL-2,$P<0.001$)水平	对自身免疫性甲状腺病有辅助治疗作用
Leo, 2017[11]	RCT	试验干预	总人数30例	意大利,Graves病患者,19~65岁	对照组:0 μg/d 试验组:166 μg/d 硒代蛋氨酸	与对照组相比,3个月硒补充未显著改变丙二醛(MDA)、游离型T3(FT3)水平,而且未显著改变心率和甲状腺功能亢进症状	对自身免疫性甲状腺病无辅助治疗作用
Kahaly, 2017[12]	RCT	试验干预	总人数70例	德国,甲状腺功能亢进的Graves病患者,对照组44.5±13.4岁,试验组44.5±13.8岁	对照组:0 μg/d 试验组:300 μg/d 亚硒酸钠	与对照组相比,24周硒补充未显著改变促甲状腺激素(TSH)、FT4、FT3以及Graves病的复发率	对自身免疫性甲状腺病无辅助治疗作用
Esposito, 2016[13]	RCT	试验干预	总人数76例	意大利,桥本甲状腺炎男性患者,17~64岁	对照组:0 μg/d 试验组:166 μg/d 硒代蛋氨酸	与对照组相比,6个月的硒补充对TSH、FT4、FT3、TPOAb、CXCL10以及甲状腺回声反射的影响无统计学意义	对自身免疫性甲状腺病无辅助治疗作用

续表

作者，年度	研究类型	调查方法	例数	研究对象及年龄	摄入情况	结果	对疾病的影响
Wang, 2016[14]	RCT	试验干预	总人数41例	中国，复发性Graves病，试验组38.9±14.3岁，对照组37.4±15.0岁	对照组：0 μg/d 试验组：200 μg/d 亚硒酸钠	与对照组相比，2个月的硒补充显著降低血清FT4,FT3浓度($P<0.05$)；硒补充还原降低了TRAb水平($P=0.04$)；6个月时硒补充组恢复至正常TRAb水平的比例更高($P=0.016$)	对自身免疫性甲状腺疾病有辅助治疗作用
Pirola, 2016[6]	RCT	试验干预	总人数196例	意大利，自身免疫性甲状腺炎患者，18~65岁	对照组：0 μg/d 试验组：83 μg/d 硒代蛋氨酸	与对照组相比，4个月的硒补充增加了甲状腺功能恢复至正常的概率($P<0.0001$)	对自身免疫性甲状腺疾病有辅助治疗作用
Pilli, 2015[15]	RCT	试验干预	总人数60例	意大利，甲状腺功能正常的自身免疫性甲状腺炎女性患者，21~65岁	对照组：0 μg/d 试验组：80 μg/d 硒代蛋氨酸，160 μg/d 硒代蛋氨酸	与对照组相比，12个月的硒补充对血清TPOAb水平以及甲状腺回声反射的影响无统计学意义	对自身免疫性甲状腺疾病无辅助治疗作用
de Farias, 2015[16]	RCT	试验干预	总人数55例	巴西，慢性自身免疫性甲状腺炎患者，20~58岁	对照组：0 μg/d 试验组：200 μg/d 硒代蛋氨酸	对照组未出现明显的TPOAb水平改变，3个月和6个月的硒补充使血清TPOAb水平降低了5%和20%	对自身免疫性甲状腺疾病有辅助治疗作用
Eskes, 2014[17]	RCT	试验干预	总人数61例	荷兰，甲状腺功能正常的自身免疫性甲状腺炎女性患者，20~74岁	对照组：0 μg/d 试验组：200 μg/d 亚硒酸钠	6个月的硒补充对血清TPOAb, TSH水平和生活质量的影响无统计学意义	对自身免疫性甲状腺疾病无辅助治疗作用
Anastasilakis, 2012[18]	RCT	试验干预	总人数86例	希腊，桥本甲状腺炎患者，18~80岁	对照组：0 μg/d 试验组：200 μg/d 硒代蛋氨酸	与对照组相比，3个月和6个月的硒补充对血清TPOAb水平和甲状腺淋巴渗透液的影响无统计学意义	对自身免疫性甲状腺疾病无辅助治疗作用
Bhuyan, 2012[19]	RCT	试验干预	总人数60例	印度，自身免疫性甲状腺疾病患者，对照组34±2.5岁，试验组31±3.4岁	对照组：0 μg/d 试验组：200 μg/d 亚硒酸钠	3个月的试验干预后，对照组血清TPOAb水平下降10.1%，硒补充组血清TPOAb水平下降49.5%($P<0.013$)	对自身免疫性甲状腺疾病有辅助治疗作用
Krysiak, 2012[20]	RCT	试验干预	总人数155例	波兰，桥本甲状腺炎患者	对照组：0 μg/d 试验组：200 μg/d 硒代蛋氨酸	与对照组相比，硒补充显著降低了桥本甲状腺炎患者的血清TPOAb水平	对自身免疫性甲状腺疾病有辅助治疗作用

续表

作者,年度	研究类型	调查方法	例数	研究对象及年龄	摄入情况	结果	对疾病的影响
贾克宝,2016[7]	RCT	试验干预	总人数118例	中国,桥本甲状腺炎患者,试验组37.8±7.5岁,对照组38.4±7.3岁	对照组:0 μg/d 试验组:200 μg/d 硒酵母	与对照组相比,6个月的硒补充显著降低TPOAb,TGAb水平($P<0.01$),但是对甲状腺功能改善无明显影响	对自身免疫性甲状腺疾病有辅助治疗作用
王超,2014[21]	RCT	试验干预	总人数97例	中国,桥本甲状腺炎患者,19~70岁	对照组:0 μg/d 试验组:100 μg/d 亚硒酸钠,200 μg/d 亚硒酸钠	与对照组相比,2个月、4个月和6个月的低剂量和高剂量硒补充显著降低TPOAb滴度($P<0.05$)	对自身免疫性甲状腺疾病有辅助治疗作用
邓顺有,2013[22]	RCT	试验干预	总人数94例	中国,甲状腺功能正常的桥本甲状腺炎患者,对照组40±12岁,试验组39±12岁	对照组:0 μg/d 试验组:200 μg/d 硒酵母	与对照组相比,6个月的硒补充显著降低TGAb和TPOAb水平,缩小甲状腺各径线及结节大小($P<0.05$)	对自身免疫性甲状腺疾病有辅助治疗作用

注:"—"表示文献未描述。TPOAb,甲状腺过氧化物酶抗体;TGAb,抗甲状腺球蛋白抗体;TRAb,促甲状腺激动受体自身抗体。

1.19（95％CI 0.86～1.65），提示硒补充与败血症死亡风险无关。所有纳入研究的详细信息见表 11-5。

（三）硒补充与 2 型糖尿病

硒补充与 2 型糖尿病关系的研究共有 8 篇文献，包括 1 项 meta 分析和 7 项 RCT 研究。4 篇文献显示硒补充对 2 型糖尿病具有辅助治疗作用，4 篇文献显示硒补充与 2 型糖尿病的发病风险无关。

综合研究结果显示，硒补充（200～400 μg/d）可能对糖尿病有辅助治疗作用，可辅助降低 2 型糖尿病患者的血清胰岛素水平以及改善胰岛素抵抗状态，综合评价等级为 C 级。具体研究证据的质量及价值评价结果见表 11-6。

表 11-6　硒补充与 2 型糖尿病关系证据分析

内容	评级	备注
证据等级	良	8 篇文献平均得分为 11.6 分
一致性	中	50％（4 篇）的文献研究结果一致
健康影响	中	50％（4 篇）的文献表明硒补充可辅助治疗 2 型糖尿病，50％（4 篇）的文献显示硒补充与 2 型糖尿病发病风险无关
研究人群	中	50％（4 篇）的研究为亚洲人群
适用性	良	适用，但有个别注意事项

在硒补充与 2 型糖尿病关系的研究中，Mao 等[32]进行的系统综述纳入了 4 项 RCT 研究，包括波多黎各、加拿大、美国、新西兰的 20 294 例研究对象，有 1531 例 2 型糖尿病新发病例。相比于对照组，硒补充组 2 型糖尿病的发病风险没有显著性差异（RR＝1.09，95％CI 0.99～1.20），表明硒补充与 2 型糖尿病的发病风险无关。Far-rokhian 等[33]对伊朗 60 例 2 型糖尿病合并冠心病的患者进行了一项 RCT 研究，试验组（30 例）给予 200 μg/d 的硒补充，对照组（30 例）给予安慰剂。研究结果表明，硒补充显著降低了血胰岛素水平（$P＝0.001$）、稳态模型评估胰岛素抵抗指数（HOMA-IR，$P＝0.004$）、稳态模型评估 β 细胞功能（HOMA-B，$P＝0.002$）、高敏 C 反应蛋白（hs-CRP，$P＝0.01$），升高了定量胰岛素敏感性检查指数（QUICKI，$P＝0.02$）、总抗氧化能力（TAC，$P＜0.001$），说明硒补充可改善 2 型糖尿病患者的血清胰岛素水平和胰岛素抵抗状态。Faghihi 等[34]对伊朗 60 例 2 型糖尿病患者开展 RCT 研究，试验组（33 例）给予 200 μg/d 的硒补充，对照组（27 例）给予安慰剂处理。与对照组相比，3 个月的硒补充升高了空腹血糖（FPG）、糖化血红蛋白 A1c（HbA1c）和高密度脂蛋白胆固醇水平，表明硒补充对 2 型糖尿病有辅助治疗作用。所有纳入研究的详细信息见表 11-7。

（四）硒补充与心血管疾病

硒补充与心血管疾病关系的研究共有 6 篇文献，包括 3 项 meta 分析、1 项系统综述、1 项 RCT 研究和 1 项队列研究。2 篇文献显示硒补充可以降低心血管疾病死亡风险，4 篇文献显示硒补充与心血管疾病发病和死亡风险无关。

表 11-5 硒补充与败血症的研究

作者、年度	研究类型	调查方法	例数	研究对象及年龄	摄入情况	结果	对疾病的影响
Kong, 2013[26]	meta 分析，纳入 5 项 RCT	—	总人数 530 例	德国、法国、捷克、英国，脓毒血症患者，34~83 岁	对照组：0~31.6 μg/d；试验组：31.6~1500 μg/d	硒补充对败血症患者的死亡率，院内肺炎感染率以及 ICU 监护时间的影响无统计学意义	对败血症无辅助治疗作用
Huang, 2013[23]	meta 分析，纳入 9 项 RCT	—	总人数 965 例	德国、法国、捷克、墨西哥、瑞士、乌拉圭、英国，败血症患者，50~70 岁	对照组：0~30 μg/d；试验组：30~2000 μg/d	胃肠外的硒补充降低了败血症患者的死亡风险（RR = 0.83，95% CI 0.70~0.99）	对败血症有辅助治疗作用
Al-hazzani, 2013[27]	meta 分析，纳入 9 项 RCT	—	总人数 792 例	德国、法国、捷克、墨西哥、乌拉圭、英国，脓毒血症患者，56~66 岁	对照组：0~35 μg/d；试验组：31.6~1200 μg/d	硒补充降低了败血症患者的死亡风险（RR=0.73,95%CI 0.54~0.98),(但是不影响败血症患者的 ICU 监护时间和院内肺炎发病风险）	对败血症有辅助治疗作用
Chelkeba, 2017[28]	RCT	试验干预	总人数 54 例	伊朗，败血症患者，≥17 岁	对照组：0 μg/d；试验组：2000 μg 亚硒酸钠（6 小时内）,1500 μg/d 亚硒酸钠（随后的 14 天）	与对照组相比，14 天死亡率，同时未改变 HMGB-1 蛋白和 SOD 水平	对败血症无辅助治疗作用
Aggarwal, 2016[29]	RCT	试验干预	总人数 90 例	印度，新生儿	对照组：0 μg/d；试验组：10 μg/d	与对照组相比，28 天的硒补充降低了确定的晚发性败血症发病风险（P=0.033），可能的晚发性败血症发病风险（P=0.02）以及总晚发性败血症发病风险（P=0.001）	降低败血症的发病风险
Chelkeba, 2015[24]	RCT	试验干预	总人数 54 例	伊朗，机械通气的败血症患者，≥17 岁	对照组：0 μg/d；试验组：2000 μg 亚硒酸钠（6 小时内）,1500 μg/d 亚硒酸钠（随后的 14 天）	与对照组相比，14 天的硒补充降低了机械通气相关肺炎的发生风险（P=0.023），增加了谷胱甘肽还原酶活性；但不影响 28 天死亡率以及血浆败血症因子水平	对败血症有辅助治疗作用
Brodska, 2015[30]	RCT	试验干预	总人数 124 例	捷克，败血症患者，≥18 岁	对照组：0 μg/d；试验组：1000 μg/d（第 1 天）+500 μg/d（随后的 13 天）	与对照组相比，14 天的硒补充对败血症患者 28 天死亡率的影响无统计学意义	对败血症无辅助治疗作用
Kočan, 2014[31]	RCT	试验干预	总人数 65 例	斯洛伐克，败血症患者，23~79 岁	对照组：0 μg/d；试验组：750 μg/d	与对照组相比，6 天的硒补充升高了低氧合指数患者（Carrico 指数<200）的氧合指数（P<0.02），增加了谷胱甘肽过氧化物酶活性	对败血症有辅助治疗作用
Sakr, 2014[25]	回顾性队列研究	历史记录	总人数 1047 例	德国，严重的败血症患者，>18 岁	对照组：0 μg/d；试验组：1000 μg/d	与对照组相比，14 天硒补充对败血症死亡风险的影响无统计学意义（患者院内死亡率 RR=1.19,95%CI 0.86~1.65）	对败血症无辅助治疗作用

注："—"表示文献未描述。

表 11-7　硒补充与 2 型糖尿病的研究

作者，年度	研究类型	调查方法	例数	研究对象及年龄	摄入情况	结果	对疾病的影响
Mao, 2014[32]	meta 分析，纳入 4 项 RCT 研究	—	总人数 20 294 例	波多黎各，加拿大，美国，新西兰；49~79 岁	对照组：0 μg/d 试验组：200 μg/d	合并 4 个随机对照试验，结果表明硒补充对 2 型糖尿病发病风险的影响无统计学意义（RR=1.09,95%CI 0.99~1.20)	与糖尿病发病风险无关
Thompson, 2016[35]	RCT	试验干预	总人数 1640 例	美国，结直肠腺瘤切除者，40~80 岁	对照组：0 μg/d 试验组：200 μg/d	与对照组相比，33 个月的硒补充对 2 型糖尿病发病风险的影响无统计学意义（RR=1.25,95%CI 0.74~2.11)	与糖尿病的发病风险无关
Farrokhian, 2016[33]	RCT	试验干预	总人数 60 例	伊朗，2 型糖尿病合并冠心病患者，40~85 岁	对照组：0 μg/d 试验组：200 μg/d	与对照组相比，8 周的硒补充显著降低了血清胰岛素水平（HOMA-IR，$P=0.001$），稳态模型评估胰岛素抵抗指数（HOMA-B，$P=0.004$），稳态模型评估 β 细胞功能（HOMA-B，$P=0.002$），高敏 C 反应蛋白（hs-CRP，$P=0.01$），升高了定量胰岛素敏感性检查指数（QUICKI，$P=0.02$），总抗氧化能力（TAC，$P<0.001$），但是并未明显改变空腹血糖（FPG），脂质代谢水平，血浆一氧化氮（NO），谷胱甘肽（GSH）和丙二醛（MDA）水平	对糖尿病有辅助治疗作用
Bahmani, 2016[36]	RCT	试验干预	总人数 60 例	伊朗，2 型糖尿病肾病患者，40~85 岁	对照组：0 μg/d 试验组：200 μg/d	与对照组相比，12 周的硒补充显著降低了基质金属蛋白酶-2（MMP-2，$P<0.001$），NO（$P=0.04$），GSH（$P<0.001$）水平，增强了 TAC（$P=0.001$）；但未明显改变 hs-CRP、转化生长因子 β（TGF-β），晚期糖基化终末产物（AGE），蛋白羰基（PCO）和 MDA 水平	对糖尿病有辅助治疗作用
Bahmani, 2015[37]	RCT	试验干预	总人数 60 例	伊朗，2 型糖尿病患者，40~85 岁	对照组：0 μg/d 试验组：200 μg/d	与对照组相比，12 周的硒补充显著降低了血清胰岛素（$P=0.01$），HOMA-IR（$P=0.02$），HOMA-B（$P=0.009$），升高了谷胱甘肽过氧化物酶（GPx，$P=0.001$)；但并未影响 FPG，QUICKI 和脂质代谢水平	对糖尿病有辅助治疗作用
Faghihi, 2014[34]	RCT	试验干预	总人数 60 例	伊朗，2 型糖尿病患者，18~70 岁	对照组：0 μg/d 试验组：200 μg/d	与对照组相比，3 个月的硒补充增加了 FPG，HbA1c 和高密度脂蛋白胆固醇水平	对糖尿病有辅助治疗作用
Karp, 2013[38]	RCT	试验干预	总人数 1561 例	美国，非小细胞肺癌患者，24~93 岁	对照组：0 μg/d 试验组：200 μg/d	对照组发生 2 型糖尿病 12 例，48 个月硒补充组发生糖尿病 26 例，结果表明 200 μg/d 硒干预对 2 型糖尿病发病风险的影响无统计学意义	与糖尿病发病风险无关
Algotar, 2013[39]	RCT	试验干预	总人数 699 例	美国，新西兰，前列腺癌高危人群，男性，≤80 岁	对照组：0 μg/d 试验组：200 μg/d, 400 μg/d	对照组发生 2 型糖尿病 7 例，6 个月 200 μg/d 硒补充组发生糖尿病 12 例，400 μg/d 硒补充组发生糖尿病 12 例，结果表明 200 μg/d 和 400 μg/d 的硒补充对糖尿病发病率的影响无统计学意义（$P=0.44$)	与糖尿病发病风险无关

注："—"表示文献未描述。

综合研究结果显示，硒补充（12.5～200 μg/d）可能降低心血管疾病死亡风险，综合评价等级为 C 级。具体研究证据的质量及价值评价结果见表 11-8。

表 11-8 硒补充与心血管疾病关系证据分析

内容	评级	备注
证据等级	良	6 篇文献的平均评分为 11.7 分
一致性	中	66.7%（4 篇）的文献研究结果一致
健康影响	差	33.3%（2 篇）的文献结果表明硒补充可以降低心血管疾病死亡风险，66.7%（4 篇）的文献表明硒补充与心血管疾病的发病和死亡风险无关
研究人群	中	欧美人群为主
适用性	中	适用，但有许多注意事项

在硒补充与心血管疾病关系的研究中，Zhang 等[40]进行了 meta 分析，纳入 9 项 RCT 研究，包括波多黎各、德国、法国、芬兰、加拿大、美国、瑞典、中国的 36 511 例研究对象，有 2720 例心血管疾病患者。相对于对照组，100 μg/d 硒补充组发生心血管疾病的 RR 为 0.78（95%CI 0.49～1.26），200 μg/d 硒补充组的 RR 为 0.91（95%CI 0.69～1.21），显示硒补充与心血管疾病发病风险无关。Alehagen 等[41]对 668 例瑞典健康老年居民进行 RCT 研究，其中 219 例每天补充 200 μg 的硒和 200 mg 的辅酶 Q10，对照组给予安慰剂或不给予处理。相比于对照组，硒和辅酶 Q10 组低硒水平（<65 μg/L）和中硒水平（65～85 μg/L）的老年居民的心血管疾病死亡风险分别为 0.50（95%CI 0.26～0.95）和 0.38（95%CI 0.15～0.92），但是高硒水平（>85 μg/L）老年居民的心血管疾病死亡风险为 0.90（95%CI 0.25～3.27），提示硒和辅酶 Q10 补充可以降低低、中血硒水平老年居民的心血管疾病死亡风险。Kenfield 等[42]对美国 4459 例局部前列腺癌患者开展队列研究。人群硒补充量分为 0 μg/d、1～24 μg/d、25～139 μg/d 和 ≥140 μg/d。相对于零补充对照组，1～24 μg/d 硒补充组的心血管疾病死亡 RR 为 0.65（95%CI 0.43～0.99），25～139 μg/d 和 ≥140 μg/d 硒补充组的心血管疾病死亡 RR 为 0.78（95%CI 0.47～1.29），≥140 μg/d 硒补充组的心血管疾病死亡 RR 为 0.64（95% CI 0.32～1.28），提示 1～24 μg/d 硒补充可以降低心血管疾病死亡风险。所有纳入研究的详细信息见表 11-9。

（五）硒补充与前列腺癌

硒补充与前列腺癌关系的研究共有 5 篇文献，包括 1 项系统综述、2 项 RCT 研究、1 项队列研究和 1 项病例队列研究。其中 3 篇文献显示硒补充与前列腺癌发病风险无关，1 篇文献显示硒补充增加了前列腺癌患者的死亡风险，1 篇文献显示硒补充能够辅助治疗前列腺癌。

综合研究结果显示，硒补充（12.5～400 μg/d）可能与前列腺癌发病风险无关，综合评价等级为 C 级。具体研究证据的质量及价值评价结果见表 11-10。

在硒补充与前列腺癌关系的研究中，Vinceti 等[46]进行的综述研究纳入 4 项随机对照试验，包括波多黎各、加拿大、美国、新西兰的 19 110 例研究对象，有 969 例前列腺癌患

表 11-9　硒补充与心血管疾病的研究

作者,年度	研究类型	调查方法	例数	研究对象及年龄	摄入情况	结果	对疾病的影响
Schwing-shackl,2017[43]	meta分析,纳项6项RCT	—	总人数35 850例	波多黎各,法国,加拿大,美国,中国,平均37~69岁	对照组:0 μg/d 试验组:<120 μg/d,≥120 μg/d	与对照组相比,<120 μg/d 和 ≥120 μg/d 的硒补充对心血管疾病发病和死亡风险的影响无统计学意义	与心血管疾病的发病和死亡风险无关
Ju,2017[44]	meta分析,纳入8项RCT	—	总人数41 763例	波多黎各,德国,芬兰,美国,瑞典,中国,40~85岁	对照组:0~30 μg/d 试验组:75~200 μg/d	与对照组相比,硒补充对冠心病发病和死亡风险的影响无统计学意义	与心血管疾病的死亡风险无关
Zhang,2016[40]	meta分析,纳入9项RCT	—	总人数36 511例	波多黎各,德国,法国,芬兰,加拿大,美国,瑞典,中国,18~90岁	对照组:0 μg/d 试验组:100 μg/d,200 μg/d	与对照组相比,100 μg/d 和 200 μg/d 的硒补充对心血管疾病的影响无统计学意义	与心血管疾病的发病和死亡风险无关
Rees,2013[45]	系统综述,纳入2项最大的RCT	—	总人数18 452例	波多黎各,加拿大,美国,18~78岁	对照组:0 μg/d 试验组:200 μg/d	与对照组相比,硒补充对心血管疾病发病和死亡风险的影响无统计学意义	与心血管疾病死亡风险无关
Ale-hagen,2016[41]	RCT	试验干预	总人数668例	瑞典,老年居民,70~80岁	对照组:0 μg/d 试验组:200 μg/d 硒补充+200 mg/d 辅酶Q10补充	与对照组相比,48个月的硒和辅酶Q10补充降低了低硒水平(<65 μg/L)和中硒水平(65~85 μg/L)老年居民的心血管病死亡风险,RR分别为 0.50(95%CI 0.26~0.95)和 0.38(95%CI 0.15~0.92);但是对高硒水平(>85 μg/L)老年居民心血管疾病的影响无统计学意义	降低心血管疾病的死亡风险
Kenfield,2015[42]	膳食调查	队列研究	总人数4459例	美国,局部性前列腺癌男性患者,40~75岁	对照组:0 μg/d 试验组:1~24 μg/d,25~139 μg/d,≥140 μg/d	与对照组相比,1~24 μg/d 硒补充降低心血管疾病死亡风险(RR=0.65,95%CI 0.43~0.99),25~139 μg/d 和 ≥140 μg/d 的硒补充对心血管疾病死亡风险的影响无统计学意义	降低心血管疾病的死亡风险

注:"—"表示文献未描述。

表 11-10 硒补充与前列腺癌关系证据分析

内容	评级	备注
证据等级	良	5 篇文献的平均得分为 9.2 分
一致性	中	60%（3 篇）的文献研究结果一致
健康影响	差	60%（3 篇）的文献结果表明硒补充与前列腺癌发病风险无关，20%（1 篇）的文献表明硒补充增加前列腺癌死亡风险，20%（1 篇）的文献表明硒补充可以辅助治疗前列腺癌
研究人群	中	全部为欧美人群
适用性	中	适用，但有许多注意事项

者。合并数据后，相对于对照组，硒补充组发生前列腺癌的 RR 为 0.90（95%CI 0.71～1.14），表明硒补充与前列腺癌的发病风险无关。Algotar 等[47]对美国、新西兰的 699 例前列腺癌高危男性进行随机对照试验，其中 234 例给予 200 $\mu g/d$ 硒补充，233 例给予 400 $\mu g/d$ 硒补充，232 例给予安慰剂。相对于对照组，200 $\mu g/d$ 硒补充组发生前列腺癌的 RR 为 0.94（95%CI 0.52～1.70），400 $\mu g/d$ 硒补充组发生前列腺癌的 RR 为 0.90（95%CI 0.48～1.70），表明 200 $\mu g/d$ 和 400 $\mu g/d$ 的硒补充都与前列腺癌的发病风险无关。Kenfield 等[42]对美国 4459 例局部前列腺癌男性开展队列研究。人群硒补充量分别为 0 $\mu g/d$、1～24 $\mu g/d$、25～139 $\mu g/d$ 和 ≥140 $\mu g/d$。相比于零补充对照组，1～24 $\mu g/d$ 硒补充组前列腺癌死亡的 RR 为 1.18（95%CI 0.73～1.91），25～139 $\mu g/d$ 硒补充组前列腺癌死亡的 RR 为 1.33（95%CI 0.77～2.30），≥140 $\mu g/d$ 硒补充组前列腺癌死亡的 RR 为 2.60（95%CI 1.44～4.70），表明＜140 $\mu g/d$ 的硒补充与前列腺癌的死亡风险无关，≥140 $\mu g/d$ 的硒补充增加了前列腺癌患者的死亡风险。Kristal 等[48]开展病例队列研究，纳入 SELECT 的 1793 例前列腺癌患者和 3117 例健康男性，按脚趾甲硒水平由低至高分为 Q1～Q5。在各甲硒水平上，相比于对照组，200 $\mu g/d$ 硒补充组发生前列腺癌的 RR 分别为 0.83（95%CI 0.46～1.48）、1.09（95%CI 0.64～1.85）、0.86（95%CI 0.53～1.37）、1.19（95%CI 0.70～2.04）和 1.29（95%CI 0.76～2.19），表明在各甲硒水平上 200 $\mu g/d$ 的硒补充与前列腺癌的发病风险无关。所有纳入研究的详细信息见表 11-11。

（六）硒补充与全因死亡

硒补充与全因死亡关系的研究共有 5 篇文献，包括 1 项 meta 分析、1 项系统综述、2 项 RCT 研究和 1 项队列研究。2 篇文献显示硒补充能够降低全因死亡风险，3 篇文献显示硒补充与全因死亡风险无关。

综合研究结果显示，硒补充（12.5～400 $\mu g/d$）可能降低全因死亡风险，综合评价等级为 C 级。具体研究证据的质量及价值评价结果见表 11-12。

在硒补充与全因死亡关系的研究中，Schwingshackl 等[43]进行的系统综述纳入了 5 项随机对照试验，包括波多黎各、法国、加拿大、美国、中国的 35 850 例研究对象。相对于对照组，＜120 $\mu g/d$ 的硒补充组全因死亡 RR 为 0.81（95%CI 0.63～1.03），≥120 $\mu g/d$ 的硒补充组会因死亡 RR 为 0.94（95%CI 0.86～1.04），表明硒补充与全因死亡风险无

表 11-11 硒补充与前列腺癌的研究

作者，年度	研究类型	调查方法	例数	研究对象及年龄	摄入情况	结果	对疾病的影响
Vinceti, 2014[46]	系统综述；纳入 4 项 RCT 研究	—	总人数 19 110 例	波多黎各、加拿大、美国、新西兰 ≤80 岁	对照组:0 μg/d 试验组:200 μg/d	合并 4 个随机对照试验，结果表明硒补充对前列腺发病风险的影响无统计学意义（RR=0.90,95%CI 0.71~1.14）	与前列腺癌的发病风险无关
Kok, 2017[49]	RCT	试验干预	总人数 23 例	荷兰，前列腺癌患者，63~73 岁	对照组:0 μg/d 试验组:300 μg/d	与对照组相比,5 周 300 μg/d 的硒补充显著降低前列腺癌转移相关基因的表达	对前列腺癌有辅助治疗作用
Algotar, 2013[47]	RCT	试验干预	总人数 699 例	美国，新西兰，前列腺癌高危男性，≤80 岁	对照组:0 μg/d 试验组:200 μg/d,400 μg/d	与对照组相比,5 年 200 μg/d 和 400 μg/d 的硒补充对前列腺发病风险的影响无统计学意义（RR=0.94,95%CI 0.52~1.70;RR=0.90.95%CI 0.48~1.70）	与前列腺癌的发病风险无关
Kenfield, 2015[42]	膳食调查	队列研究	总人数 4459 例	美国，局部性前列腺癌患者,40~75 岁	对照组:0 μg/d 试验组:1~24 μg/d,25~139 μg/d,≥140 μg/d	与对照组相比,1~24 μg/d 25~139 μg/d 的硒发病的影响无统计学意义,≥140 μg/d 的硒补充增加前列腺癌的发病风险（RR=2.60,95% CI 1.44~4.70）	增加前列腺癌的死亡风险
Kristal, 2014[48]	病例队列研究	试验干预	总人数 4910 例	美国，前列腺癌患者和健康人群,≥50 岁	对照组:0 μg/d 试验组:200 μg/d	与对照组相比，在各脚趾甲硒水平组中 200 μg/d 的硒补充对前列腺癌发病风险的影响无统计学意义	与前列腺癌的发病风险无关

注:"—"表示文献未描述。

表 11-12　硒补充与全因死亡关系证据分析

内容	评级	备注
证据等级	良	5 篇文献的平均得分为 10.8 分
一致性	中	60％（3 篇）的文献研究结果一致
健康影响	差	40％（2 篇）的文献结果表明硒补充可以降低全因死亡风险，60％（3 篇）的文献表明硒补充与全因死亡风险无关
研究人群	中	欧美人群为主
适用性	中	适用，但有许多注意事项

关。Alehagen 等[50]对 443 例瑞典健康老年居民进行 RCT 研究，221 例给予 200 $\mu g/d$ 的硒补充和 200 mg/d 的辅酶 Q10，222 例给予安慰剂。对照组死亡人数为 120 例，硒和辅酶 Q10 补充组死亡人数为 98 例，硒和辅酶 Q10 补充明显降低全因死亡率（$P=0.041$），表明 200 $\mu g/d$ 的硒和 200 mg/d 的辅酶 Q10 联合补充能够降低全因死亡风险。Kenfield 等[42]对美国 4459 例局部前列腺癌患者开展队列研究。人群硒补充量分为 0 $\mu g/d$、$1\sim24$ $\mu g/d$、$25\sim139$ $\mu g/d$ 和≥140 $\mu g/d$。相对于零补充对照组，$1\sim24$ $\mu g/d$ 硒补充组全因死亡的 RR 为 0.79（95％CI 0.64～0.99），$25\sim139$ $\mu g/d$ 和≥140 $\mu g/d$ 硒补充组全因死亡的 RR 分别为 0.80（95％CI 0.61～1.04）和 0.88（95％CI 0.63～1.22），表明 $1\sim24$ $\mu g/d$ 的硒补充能够降低全因死亡风险，而≥25 $\mu g/d$ 的硒补充不影响全因死亡风险。所有纳入研究的详细信息见表 11-13。

（七）硒补充与大骨节病

硒补充与大骨节病关系的研究共有 5 篇文献，包括 2 项系统综述、2 项 meta 分析和 1 项干预试验。2 篇文献显示硒补充能够降低大骨节病发病风险和辅助治疗大骨节病，3 篇文献显示硒补充能够辅助治疗大骨节病。

综合研究结果显示，有确切的证据证明硒补充可降低大骨节病发病风险和辅助治疗大骨节病，综合评价等级为 A 级。具体研究证据的质量及价值评价结果见表 11-14。

硒补充与大骨节病关系的研究中，Yu 等[52]进行的 meta 分析纳入 11 项社区试验，包括 2652 例中国研究对象。硒补充组给予富硒盐（1∶60 000），对照组给予普通可食用盐。相比于对照组，硒补充组发生大骨节病的 OR 为 0.16（95％CI 0.08～0.33），大骨节病得到改善的 OR 为 6.57（95％CI 3.33～12.93），干骺端 X 线好转的 OR 为 5.53（95％CI 2.92～10.47），表明硒补充能够降低大骨节病的发病风险，且对大骨节病有治疗作用。Ji-rong 等[53]进行的系统综述纳入 10 项随机对照试验，包括 2244 例中国大骨节病患者。硒补充组每天给予亚硒酸钠（0.03～2 mg/d），对照组给予安慰剂或空白处理。相比于对照组，硒补充组干骺端和指骨末端 X 线检查结果好转的 RR 分别为 5.63（95％CI 3.67～8.63）和 2.98（95％CI 1.32～6.70），表明硒补充对大骨节病有治疗作用。Sun 等[54]对 280 例中国青海省儿童（6～11 岁）进行干预试验，103 例给予每人 150 kg 的非大骨节病地区大米，113 例给予每个家庭 7 kg 的富硒盐（3～5 mg/kg），64 例不给予干预。相比于对照组，12 个月硒补充明显减少大骨节病的发生和改善临床症状（$P<0.05$），表明硒补充可以降低大骨节病的发病风险，且对大骨节病有治疗作用。谢冬梅等[55]进行的 meta 分

表 11-13　硒补充与全因死亡的研究

作者,年度	研究类型	调查方法	例数	研究对象及年龄	摄入情况	结果	对疾病的影响
Schwing-shackl,2017[43]	meta分析,纳入6项RCT	—	总人数35 850例	波多黎各,法国,加拿大,美国,中国,平均37~69岁	对照组:0 μg/d 试验组:<120 μg/d、≥120 μg/d	与对照组相比,<120 μg/d 和≥120 μg/d 的硒补充对全因死亡风险的影响无统计学意义	与全因死亡风险无关
Fortmann,2013[51]	系统综述,纳入2项最大的RCT	—	总人数18 452例	波多黎各,加拿大,美国18~78岁	对照组:0 μg/d 试验组:200 μg/d	与对照组相比,200 μg/d 的硒补充对全因死亡风险的影响无统计学意义	与全因死亡风险无关
Alehagen,2015[50]	RCT	试验干预	总人数443例	瑞典,老年居民,70~88岁	对照组:0 μg/d 试验组:200 μg/d 硒补充+200 mg/d 辅酶Q10补充	对照组死亡120例,48个月的硒补充组死亡98例,硒补充显著降低全因死亡风险(P=0.041)	降低全因死亡风险
Algotar,2013[47]	RCT	试验干预	总人数699例	美国,新西兰,前列腺癌高危男性,≤80岁	对照组:0 μg/d 试验组:200 μg/d、400 μg/d	与对照组相比,5年200 μg/d 和400 μg/d 的硒补充对全因死亡风险的影响无统计学意义	与全因死亡风险无关
Kenfield,2015[42]	队列研究	膳食调查	总人数4459例	美国,局部前列腺癌患者,40~75岁	对照组:0 μg/d 试验组:1~24 μg/d、25~139 μg/d、≥140 μg/d	与对照组相比,1~24 μg/d 的硒补充显著降低全因死亡风险(RR=0.79,95%CI 0.64~0.99),25~139 μg/d 和≥140 μg/d 的硒补充对全因死亡风险的影响无统计学意义	降低全因死亡风险

注:"—"表示文献未描述。

表 11-14　硒补充与大骨节病关系证据分析

内容	评级	备注
证据等级	良	5篇文献的平均得分为13.8分
一致性	优	100%(5篇)的文献研究结果一致
健康影响	优	40%(2篇)的文献结果表明硒补充可以降低大骨节病发病风险和辅助治疗大骨节病,60%(3篇)的文献表明硒补充可以辅助治疗大骨节病
研究人群	优	全为中国人群
适用性	优	直接适用

析纳入 16 项随机对照研究，包括 2883 例中国大骨节病患者。硒补充组给予亚硒酸钠（0.03～2 mg/d）、富硒盐或者亚硒酸钠＋维生素 E 补充，对照组给予安慰剂或者空白处理。相比于对照组，给予亚硒酸钠、富硒盐和亚硒酸钠＋维生素 E 补充组的大骨节病临床症状改善的 RR 分别为 5.00（95％ CI 3.21～7.78）、7.60（95％ CI 2.34～24.67）和 11.05（95％ CI 2.61～46.80），表明硒补充对大骨节病有治疗作用。时春虎等[56]进行的系统综述纳入 14 项 RCT 和 12 项非随机对照研究，包括 12 626 例中国研究对象。硒补充组给予硒补充剂（硒酵母、亚硒酸钠）或者给予富硒农产品，对照组给予安慰剂或者不予处理。与安慰剂或空白对照相比，单独硒补充组新发大骨节病的 RR 为 0.18（95％ CI 0.09～0.36），硒补充组临床症状改善的 RR 为 3.28（95％ CI 2.06～5.22），硒酵母的有效率明显高于亚硒酸钠（$P < 0.05$），表明硒补充对大骨节病有治疗作用，而且维生素联合补硒和富硒酵母的效果优于单独补硒。所有纳入研究的详细信息见表 11-15。

(八) 硒补充与其他疾病

硒补充与其他疾病关系的研究报道较少，尚不能得出较为可靠的结论，不能给出推荐等级，均需进一步开展研究证实。

四、结论

综合评价结果显示，硒补充（60～300 μg/d）很可能对自身免疫性甲状腺疾病有辅助治疗作用，综合评价等级为 B 级；硒补充（新生儿 10 μg/d，成人 30～2000 μg/d）可能降低败血症死亡风险，预防新生儿败血症的发生和辅助治疗败血症，综合评价等级为 C 级；硒补充（200～400 μg/d）可能对 2 型糖尿病有辅助治疗作用，可辅助降低 2 型糖尿病患者的血清胰岛素水平以及改善胰岛素抵抗状态，综合评价等级为 C 级；硒补充（12.5～200 μg/d）可能降低心血管疾病死亡风险，综合评价等级为 C 级；硒补充（12.5～400 μg/d）可能与前列腺癌发病风险无关，综合评价等级为 C 级；硒补充（12.5～400 μg/d）可能降低全因死亡风险，综合评价等级为 C 级；有确切的证据证明，硒补充可降低大骨节病发病风险和辅助治疗大骨节病，综合评价等级为 A 级。硒补充与其他疾病关系的研究报道较少，尚不能得出较为可靠的结论，未进行证据体综合评价。

本次硒补充与疾病的关联性研究存在一定的局限性：①硒补充与败血症、2 型糖尿病、心血管疾病、前列腺癌以及全因死亡的关联性研究中，中文文献较少，限制了研究结果在中国人群的适用性；②硒补充与自身免疫性甲状腺疾病关系的中文 RCT 研究质量偏低；③硒补充与各个疾病的关联性研究中，研究目标多数为辅助性指标（免疫指标、氧化还原状态指标等），针对疾病本身发生率、死亡率或者治愈率的研究较少。因此，此研究结果在实际应用时仍应根据具体情况加以分析对待。

（刘烈刚　彭小波）

表11-15 硒补充与大骨节病的研究

作者,年度	研究类型	调查方法	例数	研究对象及年龄	摄入情况	结果	对疾病的影响
Yu, 2016[52]	meta分析,纳入11项社区干预实验	—	总人数2652例	中国,≤18岁	对照组:0 μg/d 试验组:富硒盐(1:60000)	与对照组相比,硒补充组发生大骨节病的OR为0.16(95%CI 0.08~0.33),大骨节病改善的OR为6.57(95%CI 3.33~12.93),干骺端X线检查结果好转的OR为5.53(95%CI 2.92~10.47)	降低大骨节病发病风险和辅助治疗大骨节病
Jirong, 2012[53]	系统综述,纳入10项RCT	—	总人数2244例	中国,≤18岁	对照组:0 μg/d 试验组:0.03~2 mg/d	与对照组相比,硒补充组指骨末端和掌骨末端X线检查结果好转的RR分别为5.63(95%CI 3.67~8.63)和2.98(95%CI 1.32~6.70)	辅助治疗大骨节病
Sun, 2014[54]	RCT	实验干预	总人数280例	中国,6~11岁	对照组:0 μg/d 试验组:每人150 kg 非大骨节病地区大米,每个家庭7 kg富硒盐(3~5 mg/kg)	与对照组相比,12个月硒补充组明显减少大骨节病的发生和改善临床症状(P<0.05)	辅助治疗大骨节病
谢冬梅, 2016[55]	meta分析,纳入16项RCT	—	总人数2883例	中国,2~19岁	对照组:0 μg/d 试验组:0.03~2 mg/d	与对照组相比,给予亚硒酸钠,富硒盐和亚硒酸钠+维生素E补充的大骨节病临床症状改善的RR分别为5.00(95%CI 3.21~7.78)、7.60(95%CI 2.34~24.67)和11.05(95%CI 2.61~46.80)	辅助治疗大骨节病
时曹虎, 2013[56]	系统综述,纳入14项RCT和12项非随机对照研究	—	总人数12 626例	中国,≤18岁	对照组:无法计算 试验组:高于亚硒酸钠	与对照组相比,单独硒补充组新发大骨节病的RR为0.18(95%CI 0.09~0.36),硒补充组临床症状改善的RR为3.28(95%CI 2.06~5.22),硒酵母高于亚硒酸钠率明显改善的有效(P<0.05)	降低大骨节病发病风险和辅助治疗大骨节病

注:"—"表示文献未描述。

参考文献

[1] 郭荣富，张曦，陈克嶙. 微量元素硒代谢及硒蛋白基因表达调控最新研究进展 [J]. 微量元素与健康研究，2000，17 (1)：62-65.

[2] Mehdi Y, Hornick J L, Istasse L, et al. Selenium in the environment, metabolism and involvement in body functions [J]. Molecules, 2013, 18 (3): 3292-3311.

[3] Rayman M P. The importance of selenium to human health [J]. Lancet, 2000, 356 (9225): 233-241.

[4] World Health Organization. WHO handbook for guideline development [M]. 2012.

[5] Wichman J, Winther K H, Bonnema S J, et al. Selenium supplementation significantly reduces thyroid autoantibody levels in patients with chronic autoimmune thyroiditis: a systematic review and meta-analysis [J]. Thyroid, 2016, 26 (12): 1681-1692.

[6] Pirola I, Gandossi E, Agosti B, et al. Selenium supplementation could restore euthyroidism in subclinical hypothyroid patients with autoimmune thyroiditis [J]. Endokrynol Pol, 2016, 67 (6): 567-571.

[7] 贾克宝. 硒酵母辅助优甲乐治疗桥本甲状腺炎甲状腺功能减退对甲状腺过氧化物酶抗体及甲状腺球蛋白抗体的影响 [J]. 中国慢性病预防与控制，2016，24 (2)：141-143.

[8] Winther K H, Wichman J E, Bonnema SJ, et al. Insufficient documentation for clinical efficacy of selenium supplementation in chronic autoimmune thyroiditis, based on a systematic review and meta-analysis [J]. Endocrine, 2017, 55 (2): 376-385.

[9] Fan Y, Xu S, Zhang H, et al. Selenium supplementation for autoimmune thyroiditis: a systematic review and meta-analysis [J]. Int J Endocrinol, 2014, 2014: 904573.

[10] Yu L, Zhou L, Xu E, et al. Levothyroxine monotherapy versus levothyroxine and selenium combination therapy in chronic lymphocytic thyroiditis [J]. J Endocrinol Invest, 2017, 40 (11): 1243-1250.

[11] Leo M, Bartalena L, Rotondo Dottore G, et al. Effects of selenium on short-term control of hyperthyroidism due to Graves' disease treated with methimazole: results of a randomized clinical trial [J]. J Endocrinol Invest, 2017, 40 (3): 281-287.

[12] Kahaly G J, Riedl M, Konig J, et al. Double-blind, placebo-controlled, randomized trial of selenium in Graves hyperthyroidism [J]. J Clin Endocrinol Metab, 2017, 102 (11): 4333-4341.

[13] Esposito D, Rotondi M, Accardo G, et al. Influence of short-term selenium supplementation on the natural course of Hashimoto's thyroiditis: clinical results of a blinded placebo-controlled randomized prospective trial [J]. J Endocrinol Invest, 2017, 40 (1): 83-89.

[14] Wang L, Wang B, Chen S R, et al. Effect of selenium supplementation on recurrent hyperthyroidism caused by Graves' disease: a prospective pilot study [J]. Horm Metab Res, 2016, 48 (9): 559-564.

[15] Pilli T, Cantara S, Schomburg L, et al. IFN gamma-inducible chemokines decrease upon selenomethionine supplementation in women with euthyroid autoimmune thyroiditis: comparison between two doses of selenomethionine (80 or 160 μg) versus placebo [J]. Eur Thyroid J, 2015, 4 (4): 226-233.

[16] de Farias C R, Cardoso B R, de Oliveira G M, et al. A randomized-controlled, double-blind study of the impact of selenium supplementation on thyroid autoimmunity and inflammation with focus on the GPx1 genotypes [J]. J Endocrinol Invest, 2015, 38 (10): 1065-1074.

[17] Eskes S A, Endert E, Fliers E, et al. Selenite supplementation in euthyroid subjects with thyroid peroxidase antibodies [J]. Clin Endocrinol, 2014, 80 (3): 444-451.

[18] Anastasilakis A D, Toulis K A, Nisianakis P, et al. Selenomethionine treatment in patients with au-

toimmune thyroiditis：a prospective，quasi-randomised trial［J］. Int J Clin Pract，2012，66（4）：378-383.

［19］ Bhuyan A K，Sarma D，Saikia U K. Selenium and the thyroid：a close-knit connection［J］. Indian J Endocrinol Metab，2012，16（Suppl 2）：S354-355.

［20］ Krysiak R，Okopien B. Haemostatic effects of levothyroxine and selenomethionine in euthyroid patients with Hashimoto's thyroiditis［J］. Thromb Haemost，2012，108（5）：973-980.

［21］ 王超，王国娟，吕芳，等. 硒对桥本甲状腺炎患者甲状腺过氧化物酶抗体的影响［J］. 广东医学，2015，36（20）：3226-3228.

［22］ 邓顺有，陈小燕，吴琳英，等. 硒对甲状腺功能正常的桥本甲状腺炎的影响研究［J］. 中国全科医学，2013，16（27C）：2483-2485.

［23］ Huang T S，Shyu Y C，Chen H Y，et al. Effect of parenteral selenium supplementation in critically ill patients：a systematic review and meta-analysis［J］. PLoS One，2013，8（1）：e54431.

［24］ Chelkeba L，Ahmadi A，Abdollahi M，et al. The effect of parenteral selenium on outcomes of mechanically ventilated patients following sepsis：a prospective randomized clinical trial［J］. Ann Intensive Care，2015，5（1）：29.

［25］ Sakr Y，Maia V P，Santos C，et al. Adjuvant selenium supplementation in the form of sodium selenite in postoperative critically ill patients with severe sepsis［J］. Crit Care，2014，18（2）：R68.

［26］ Kong Z，Wang F，Ji S，et al. Selenium supplementation for sepsis：a meta-analysis of randomized controlled trials［J］. Am J Emerg Med，2013，31（8）：1170-1175.

［27］ Alhazzani W，Jacobi J，Sindi A，et al. The effect of selenium therapy on mortality in patients with sepsis syndrome：a systematic review and meta-analysis of randomized controlled trials［J］. Crit Care Med，2013，41（6）：1555-1564.

［28］ Chelkeba L，Ahmadi A，Abdollahi M，et al. The effect of high-dose parenteral sodium selenite in critically ill patients following sepsis：a clinical and mechanistic study［J］. Indian J Crit Care Med，2017，21（5）：287-293.

［29］ Aggarwal R，Gathwala G，Yadav S，et al. Selenium supplementation for prevention of late-onset sepsis in very low birth weight preterm neonates［J］. J Trop Pediatr，2016，62（3）：185-193.

［30］ Brodska H，Valenta J，Malickova K，et al. Biomarkers in critically ill patients with systemic inflammatory response syndrome or sepsis supplemented with high-dose selenium［J］. J Trace Elem Med Biol，2015，31：25-32.

［31］ Kocan L，Vaskova J，Vasko L，et al. Selenium adjuvant therapy in septic patients selected according to Carrico index［J］. Clin Biochem，2014，47（15）：44-50.

［32］ Mao S，Zhang A，Huang S. Selenium supplementation and the risk of type 2 diabetes mellitus：a meta-analysis of randomized controlled trials［J］. Endocrine，2014，47（3）：758-763.

［33］ Farrokhian A，Bahmani F，Taghizadeh M，et al. Selenium supplementation affects insulin resistance and serum hs-CRP in patients with type 2 diabetes and coronary heart disease［J］. Horm Metab Res，2016，48（4）：263-268.

［34］ Faghihi T，Radfar M，Barmal M，et al. A randomized，placebo-controlled trial of selenium supplementation in patients with type 2 diabetes：effects on glucose homeostasis，oxidative stress，and lipid profile［J］. Am J Ther，2014，21（6）：491-495.

［35］ Thompson P A，Ashbeck E L，Roe D J，et al. Selenium supplementation for prevention of colorectal adenomas and risk of associated type 2 diabetes［J］. J Natl Cancer Inst，2016，108（12）：djw152.

［36］ Bahmani F，Kia M，Soleimani A，et al. The effects of selenium supplementation on biomarkers of inflammation and oxidative stress in patients with diabetic nephropathy：a randomised，double-blind， placebo-controlled trial [J]. Br J Nutr, 2016, 116 (7): 1222-1228.

[37] Bahmani F, Kia M, Soleimani A, et al. Effect of selenium supplementation on glycemic control and lipid profiles in patients with diabetic nephropathy [J]. Biol Trace Elem Res, 2016, 172 (2): 282-289.

[38] Karp D D, Lee S J, Keller S M, et al. Randomized, double-blind, placebo-controlled, phase III chemoprevention trial of selenium supplementation in patients with resected stage I non-small-cell lung cancer: ECOG 5597 [J]. J Clin Oncol, 2013, 31 (33): 4179-4187.

[39] Algotar A M, Hsu C H, Singh P, et al. Selenium supplementation has no effect on serum glucose levels in men at high risk of prostate cancer [J]. J Diabetes, 2013, 5 (4): 465-470.

[40] Zhang X, Liu C, Guo J, et al. Selenium status and cardiovascular diseases: meta-analysis of prospective observational studies and randomized controlled trials [J]. Eur J Clin Nutr, 2016, 70 (2): 162-169.

[41] Alehagen U, Alexander J, Aaseth J. Supplementation with selenium and coenzyme Q10 reduces cardiovascular mortality in elderly with low selenium status: a secondary analysis of a randomised clinical trial [J]. PLoS One, 2016, 11 (7): e0157541.

[42] Kenfield S A, Van Blarigan E L, DuPre N, et al. Selenium supplementation and prostate cancer mortality [J]. J Natl Cancer Inst, 2015, 107 (1): 360.

[43] Schwingshackl L, Boeing H, Stelmach-Mardas M, et al. Dietary supplements and risk of cause-specific death, cardiovascular disease, and cancer: a systematic review and meta-analysis of primary prevention trials [J]. Adv Nutr, 2017, 8 (1): 27-39.

[44] Ju W, Li X, Li Z, et al. The effect of selenium supplementation on coronary heart disease: a systematic review and meta-analysis of randomized controlled trials [J]. J Trace Elem Med Biol, 2017, 44: 8-16.

[45] Rees K, Hartley L, Day C, et al. Selenium supplementation for the primary prevention of cardiovascular disease [J]. Cochrane Db Syst Rev, 2013 (1): Cd009671.

[46] Vinceti M, Dennert G, Crespi C M, et al. Selenium for preventing cancer [J]. Cochrane Db Syst Rev, 2014 (3): Cd005195.

[47] Algotar A M, Stratton M S, Ahmann F R, et al. Phase 3 clinical trial investigating the effect of selenium supplementation in men at high-risk for prostate cancer [J]. Prostate, 2013, 73 (3): 328-335.

[48] Kristal A R, Darke A K, Morris J S, et al. Baseline selenium status and effects of selenium and vitamin E supplementation on prostate cancer risk [J]. J Natl Cancer Inst, 2014, 106 (3): djt456.

[49] Kok D E, Kiemeney L A, Verhaegh G W, et al. A short-term intervention with selenium affects expression of genes implicated in the epithelial-to-mesenchymal transition in the prostate [J]. Oncotarget, 2017, 8 (6): 10565-10579.

[50] Alehagen U, Aaseth J, Johansson P. Reduced cardiovascular mortality 10 years after supplementation with selenium and coenzyme Q10 for four years: follow-up results of a prospective randomized double-blind placebo-controlled trial in elderly citizens [J]. PLoS One, 2015, 10 (12): e0141641.

[51] Fortmann S P, Burda B U, Senger C A, et al. Vitamin and mineral supplements in the primary prevention of cardiovascular disease and cancer: an updated systematic evidence review for the U. S. Preventive Services Task Force [J]. Ann Intern Med, 2013, 159 (12): 824-834.

[52] Yu FF, Han J, Wang X, et al. Salt-rich selenium for prevention and control children with Kashin-Beck disease: a meta-analysis of community-based trial [J]. Biol Trace Elem Res, 2016, 170 (1): 25-32.

[53] Jirong Y, Huiyun P, Zhongzhe Y, et al. Sodium selenite for treatment of Kashin-Beck disease in

children: a systematic review of randomised controlled trials [J]. Osteoarthr Cartilage, 2012, 20 (7): 605-613.

[54] Sun L Y, Meng F G, Li Q, et al. Effects of the consumption of rice from non-KBD areas and selenium supplementation on the prevention and treatment of paediatric Kaschin-Beck disease: an epidemiological intervention trial in the Qinghai Province [J]. Osteoarthr Cartilage, 2014, 22 (12): 2033-2040.

[55] 谢冬梅, 王荣海, 廖玉麟, 等. 补硒治疗大骨节病疗效的网状 meta 分析 [J]. 中国循证医学杂志, 2016, 16 (11): 1284-1290.

[56] 时春虎, 田宏亮, 田金徽, 等. 不同补硒方式防治大骨节病的系统评价 [J]. 中华流行病学杂志, 2013, 34 (5): 507-514.